U0732277

前　言

随着医学科学技术的迅猛发展，专科诊疗新业务、新技术不断应用于临床。同时，随着护理模式的转变和整体护理观的确立，对护士的专科知识和技术水平、业务素质、人文素养等提出了更高的要求。本书在编写中本着科学、严谨、创新的态度，融入了长期临床实践的经验积累及研究成果，阐述了先进的以人为本的护理理念。在引用各系统疾病诊断、治疗等现代医学理论的基础上，着重介绍了疾病的护理问题，针对护理问题提出心理、生理、治疗、康复等系统的护理措施。

本书主要阐述了临床护理新技术、神经系统疾病护理、呼吸系统疾病护理、循环系统疾病护理、消化系统疾病护理、泌尿系统疾病护理等临床疾病的护理内容，内容丰富，实用性强。本书的作者，均从事护理专业多年，具有丰富的临床经验和深厚的理论功底。希望本书能为护理医务工作者处理相关问题提供参考，也可作为医学院校学生学习之用。

本书系多人执笔，写作风格迥异，在格式与内容方面难免有不统一之处，敬请谅解。由于编写时间仓促，书中难免有不妥之处，敬请广大读者批评指正。同时也建议读者在临床使用过程中，参考本书时应根据临床实际情况判断，以避免产生疏漏。

编　者
2018 年 2 月

各科护理操作规范与实践

主 编 仇中叶 蒋秀琳 杨宜萍 王秋苓 郑 玲 张建璞

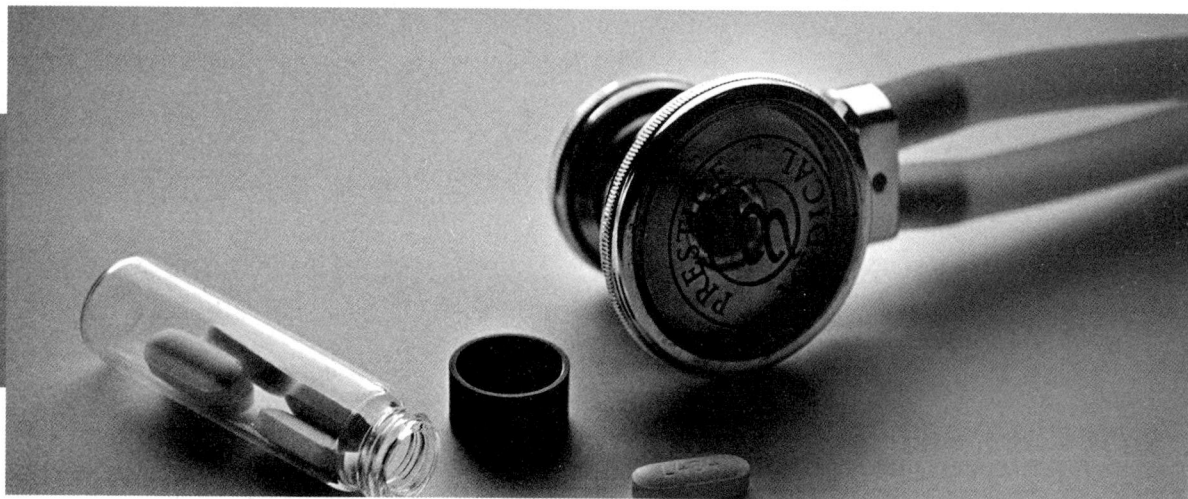

GEKE HULI CAOZUO GUIFAN
YU SHIJIAN

黑龙江科学技术出版社

图书在版编目（CIP）数据

各科护理操作规范与实践 / 仇中叶等主编. -- 哈尔
滨 : 黑龙江科学技术出版社, 2018.2
ISBN 978-7-5388-9648-0

Ⅰ.①各… Ⅱ.①仇… Ⅲ.①护理—技术操作规程
Ⅳ.①R47-65

中国版本图书馆CIP数据核字(2018)第061366号

各科护理操作规范与实践
GEKE HULI CAOZUO GUIFAN YU SHIJIAN

主　　编　仇中叶　蒋秀琳　杨宜萍　王秋苓　郑　玲　张建璞
副主编　熊　芹　梁　倩　解红娟　张秋蓉
　　　　　李亚娟　姜　颖　张东梅　阴　莹
责任编辑　李欣育
装帧设计　雅卓图书
出　　版　黑龙江科学技术出版社
　　　　　地址：哈尔滨市南岗区公安街70-2号　邮编：150001
　　　　　电话：（0451）53642106　传真：（0451）53642143
　　　　　网址：www.lkcbs.cn　www.lkpub.cn
发　　行　全国新华书店
印　　刷　济南大地图文快印有限公司
开　　本　880 mm×1 230 mm　1/16
印　　张　12
字　　数　374 千字
版　　次　2018年2月第1版
印　　次　2018年2月第1次印刷
书　　号　ISBN 978-7-5388-9648-0
定　　价　88.00元

目　录

第一章　常规护理新技术·· 1

　　第一节　新型采血法··· 1

　　第二节　注射新方法··· 4

　　第三节　输血新技术··· 9

　　第四节　高压蒸汽灭菌技术·· 10

　　第五节　低温等离子灭菌技术·· 12

第二章　神经内科常见症状、体征护理··· 16

　　第一节　意识障碍·· 16

　　第二节　吞咽困难·· 20

　　第三节　排尿障碍·· 22

　　第四节　排便困难·· 25

　　第五节　睡眠障碍·· 27

　　第六节　语言障碍·· 30

第三章　神经内科疾病护理··· 33

　　第一节　病情观察与护理评估·· 33

　　第二节　神经系统疾病的监护护理··· 34

　　第三节　脑血管疾病的护理·· 37

　　第四节　中枢神经系统感染性疾病的护理·· 46

第四章　呼吸系统疾病护理··· 52

　　第一节　慢性支气管炎·· 52

　　第二节　支气管哮喘··· 54

　　第三节　支气管扩张··· 58

　　第四节　肺炎·· 60

　　第五节　肺脓肿·· 65

　　第六节　慢性阻塞性肺疾病·· 67

第五章　循环系统常见症状的护理·· 72

　　第一节　心悸·· 72

　　第二节　心源性呼吸困难··· 74

　　第三节　心源性水肿··· 75

　　第四节　心源性晕厥··· 76

第六章　循环系统常见疾病护理··· 78

　　第一节　心力衰竭·· 78

　　第二节　高血压·· 86

　　第三节　心绞痛·· 95

　　第四节　心肌梗死··· 100

第五节　感染性心内膜炎 …… 106
第六节　心脏瓣膜病 …… 111
第七节　心包炎 …… 118
第八节　心肌疾病 …… 121
第九节　病毒性心肌炎 …… 123
第十节　心律失常 …… 125

第七章　消化系统疾病护理 …… 135
第一节　消化系统疾病常见症状体征的护理 …… 135
第二节　急性胃炎 …… 138
第三节　慢性胃炎 …… 141
第四节　假膜性肠炎 …… 143
第五节　上消化道大出血 …… 146
第六节　肠结核 …… 153
第七节　内镜下静脉曲张破裂出血治疗的护理配合 …… 157
第八节　内镜下消化道狭窄扩张术的护理配合 …… 162
第九节　内镜下消化道支架置入术的护理配合 …… 168

第八章　泌尿系统疾病护理 …… 174
第一节　常见症状护理 …… 174
第二节　急性肾小球肾炎 …… 180
第三节　急进性肾小球肾炎 …… 181
第四节　慢性肾小球肾炎 …… 183
第五节　肾病综合征 …… 184
第六节　IgA 肾病 …… 187

参考文献 …… 189

第一章

常规护理新技术

第一节 新型采血法

一、一次性定量自动静脉采血器采血法

一次性定量自动静脉采血器用于护理和医疗检测工作，与注射器采血相比较，可预防交叉感染，特别是有各种已配好试剂的采血管，这不仅减少了化验和护理人员配剂加药工作量，而且可避免差错发生。

（一）特点

1. 专用性 专供采集静脉血样标本用。血液可直接通过胶管吸入负压贮血管内。血液完全与外界隔离，避免了溶血和交叉感染，提高了检测的准确度。

2. 多功能 已配备各种抗凝剂、促凝剂，分别适用于各种检验工作。改变了长期以来存在的由于检验、护理人员相关知识不协调，导致试剂成分与剂量不规范，影响检测效果的现状。

3. 高效率 一次性定量自动静脉采血器不需人力拉引，不需另配试管、试剂和注射器，可一针多管采取血样标本，还可一针多用，采完血不必拔出针头又可输液，是注射器采血时间的 2/3，从而大大减轻了护理、检验人员的劳动强度和患者的痛苦，也不会因反复抽注造成溶血。

（二）系列采血管

1. 普通采血管 如下所述。

（1）适应检测项目：①血清电解质钾、钠、氯、钙、磷、镁、铁、铜离子测定。②肝功能、肾功能、总蛋白、A/G 比值、蛋白电泳、尿素氮、肌酐、尿酸、血脂、葡萄糖、心肌酶、风湿系列等生化测定。③各种血清学、免疫学等项目测定，如抗 "O"，RF，ALP，AFP，HCG，ANA，CEA，Ig，T_3，T_4，补体 C_3、肥达试验、外斐试验及狼疮细胞检查等。

（2）采集方法：在接通双针头后至采血完毕，将贮血管平置、送检。

2. 3.8% 枸橼酸钠抗凝采血管 如下所述。

（1）适用检测项目：魏氏法血细胞沉降率测定专用。

（2）在接通双针头后至采血完毕，将贮血管轻轻倒摇动 4~5 次，使抗凝剂充分与血液混匀，达到抗凝的目的后送检。

3. 肝素抗凝采血管 如下所述。

（1）适用检测项目：血流变学测定（采血量不少于 5ml），红细胞比，微量元素检测。

（2）采集方法：接通双针头后至采血完毕，将采血管轻轻抖动 4~5 次，使抗凝剂充分与血液混匀，达到抗凝的目的后送检。

注意：本采血管不适用做酶类测定。

4. EDTA（乙二胺四乙酸）抗凝采血管 如下所述。

（1）适用检测项目：温氏法血沉及血细胞比容检查，全血或血浆生化分析，纤维蛋白原测定，各

种血细胞计数、分类及形态观察，贫血及溶血，红细胞病理、血红蛋白检查分析。

（2）采集方法：同肝素抗凝采血管。

5. 草酸钠抗凝采血管　如下所述。

（1）适应检测项目：主要用于凝血现象的检查测定。

（2）采集方法：同肝素抗凝采血管。

（三）使用方法

（1）检查真空试管是否密封，观察试管密封胶塞的顶部是否凹平。如果凸出，则说明密封不合格，需更换试管。

（2）按常规扎上止血带，局部皮肤消毒。

（3）取出小包装内双针头，持有柄针头，取下针头保护套，刺入静脉。

（4）见到小胶管内有回血时，立即将另端针头（不需取下针头套）刺入贮血管上橡胶塞中心进针处，即自动采血。

（5）待达到采血量时，先拔出静脉上针头，再拔掉橡皮塞上的针头，即采血完毕（如果需多管采血时，不需拔掉静脉上针头，只需将橡胶塞上针头拔出并刺入另一贮血管即可）。

（6）如需采抗凝血，需将每支贮血管轻轻倒摇动 4~5 次，使血液与抗凝剂完全混匀后，平置送检。如不需采抗凝的血，则不必倒摇动，平置送检即可。

（四）注意事项

（1）包装破损严禁使用。

（2）一次性使用后销毁。

（3）环氧乙烷灭菌，有效期两年。

二、小静脉逆行穿刺采血法

常规静脉采血，进针的方向与血流方向一致。在静脉管腔较大的情况下，采血针的刺入对血流影响不明显。如果穿刺的是小静脉，血流就会被采血穿刺针阻滞，针头部位就没有血流或血流不畅，不容易采出血来。小静脉逆行穿刺采血法的关键是逆行穿刺，也就是针头指向远心端并迎着血流穿刺，针体阻止血液回流，恰好使针头部位血流充盈，更有利于采血。

1. 操作方法　如下所述。

（1）选择手腕、手背、足腕、足背或身体其他部位充盈好的小静脉。

（2）常规消毒，可以不扎止血带。

（3）根据采血量选用适宜的一次性注射器和针头。

（4）针头指向远心端，逆行穿刺。针头刺入小静脉管腔 3~5mm，固定针管，轻拉针栓即有血液进入针管。

（5）采足需要血量后，拔出针头，消毒棉球按压穿刺部位。

2. 注意事项　如下所述。

（1）尽可能选择充盈好的小静脉。

（2）可通过按压小静脉两端仔细鉴别血液流向。

（3）注射器不能漏气。

（4）固定针管要牢，拉动针栓要轻，动作不可过大。

（5）本方法特别适用于肥胖者及婴幼儿静脉采血。

三、细小静脉直接滴入采血法

在临床护理中，对一些慢性病患者特别是消耗性疾病的患者进行常规静脉抽血采集血标本时，常因针管漏气、小静脉管腔等原因导致标本溶血，抽血不成功，给护理工作带来很大麻烦。而细小静脉直接滴入采血法不仅能减轻患者的痛苦，而且还能为临床提供准确的检验数据。

1. 操作方法 如下所述。

（1）选择手指背静脉、足趾背浅静脉、掌侧指间小静脉。

（2）常规消毒。在所选用的细小静脉旁或上方缓慢进针，见回血后立即用胶布将针栓固定，暂不松开止血带。

（3）去掉与针栓相接的注射器，将试管接于针栓下方约 1cm 处，利用止血带的阻力和静脉本身的压力使血液自行缓缓沿试管壁滴入至所需量为止。

（4）为防止凝血，可边接边轻轻旋转试管，使抗凝剂和血液充分混匀。

（5）操作完毕，松止血带，迅速拔出针头，用棉签压住穿刺点。

2. 注意事项 如下所述。

（1）选血管时，不要过分拍挤静脉或扎止血带过久，以免造成局部淤血和缺氧，致使血液成分遭破坏而致溶血。

（2）进针深浅度适宜，见回血后不要再进针。

（3）固定头皮针时，动作要轻柔，嘱患者不要活动，以达到滴血通畅。

（4）此方法适用于急慢性白血病、肾病综合征和消化道肿瘤等患者。

四、新生儿后囟采血法

在临床护理中，给新生儿特别是早产儿抽血采集血标本时，常因血管细小、管腔内血液含量相对较少而造成操作失败，以致延误诊断和抢救时机。后囟采血法是将新生儿或 2～3 个月以内未闭合的后囟作为采集血标本的部位，操作简便，成功率高，安全可靠。

1. 操作方法 如下所述。

（1）穿刺部位在后囟中央点。此处为窦汇，是头颈部较大的静脉腔隙。

（2）患儿右侧卧位，面向操作者，右耳下方稍垫高，助手固定患儿头及肩部。

（3）将后囟毛发剃净，面积为 5～8cm^2，用 2.5% 碘酒消毒皮肤，75% 酒精脱碘。用同样的方法消毒操作者左手食指，并在后囟中央点固定皮肤。

（4）右手持注射器，中指固定针栓，针头斜面向上，手及腕部紧靠患儿头（作为固定支点），针头向患儿口鼻方向由后囟中央点垂直刺入进针约 0.5cm，略有落空感后松开左手，试抽注射器活塞见回血，抽取所需血量后拔针，用消毒干棉签按压 3～5min，不出血即可。

2. 注意事项 如下所述。

（1）严格无菌操作，消毒皮肤范围应广泛，避免细菌进入血液循环及颅内引起感染。

（2）对严重呼吸衰竭，有出血倾向，特别是颅内出血的患儿，禁用此方法。

（3）进针时右手及胸部应紧靠患儿头部以固定针头，避免用力过度进针太深而刺伤脑组织。

（4）进针后抽不到回血时，可将针头稍进或稍退，也可将针头退至皮下稍移位后再刺入，切忌针头反复穿刺，以防感染或损伤脑组织。

（5）操作过程中，严密观察患儿的面色、呼吸。如有变化，立即停止操作。

五、脐带血采集方法

人类脐带血含有丰富的造血细胞，具有不同于骨髓及外周血的许多特点，这种通常被废弃的血源可提供相当数量的造血细胞，用于造血细胞移植。脐带血还可提供免疫球蛋白，提高机体免疫力。因而近年来，人脐带血已开始应用于临床并显示出广泛的应用前景。

1. 操作方法 如下所述。

（1）在胎儿着冠前，按无菌操作规程的要求准备好血袋和回输器，同时做好采血的消毒准备。

（2）选择最佳采集时间，在避免胎儿窒迫的前提下，缩短第二产程时间，胎盘剥离之前是理想的采集时机。

（3）胎儿娩出后立即用碘酒、酒精消毒脐轮端以上脐带约10cm，然后用两把止血钳夹住脐带，其中一把止血钳用钳带圈套好，距脐轮1cm处夹住脐带，另一把钳与此相距2cm，并立即用脐带剪剪断脐带。

（4）迅速选择母体端脐带血管暴起处作为穿刺部位采血，收集脐带血适量后，再用常规消毒方法严格消毒回输器与血袋连接处，立即封口形成无菌血袋。

（5）采集后留好血交叉标本，立即送检、储存，冷藏温度为－4℃，保存期为10d。

2. 注意事项　如下所述。

（1）采集的对象应是各项检验和检查指标均在正常范围的产妇。

（2）凡甲肝、乙肝、丙肝患者，不得采集。羊水Ⅲ度污染及羊水中有胎粪者，脐带被胎粪污染者不采集。早产、胎盘早剥、前置胎盘、孕妇贫血或娩出呼吸窘迫新生儿的产妇不采集。

（3）脐带血的采集，应选择素质好、责任心强、操作技术熟练的护士专人负责，未经培训者不得上岗。

（4）严格把好使用检查关，脐带血收集后，须由检验科鉴定脐带血型。使用时须与受血者做交叉配血试验，血型相同者方可使用。

（仇中叶）

第二节　注射新方法

各种药物进行肌内注射时，都可采用乙型注射法。此法简便易行，可减少患者注射时疼痛，特别是可显著减轻其注射后疼痛，尤其适用于需长时间接受肌内注射者。

一、常规操作

1. 操作方法　如下所述。

（1）常规吸药后更换一无菌针头。

（2）选取注射部位，常规消毒皮肤，用左手将注射部位皮肤、皮下组织向一侧牵拉或向下牵拉，用左手拇指和食指拔掉针头帽，其余各指继续牵拉皮肤。

（3）右手将注射器内空气排尽后，刺入注射部位，抽吸无回血后注入药液，注射完毕立即拔针，放松皮肤，使得药液封闭在肌肉组织内。

2. 注意事项　如下所述。

（1）如注射右旋糖酐铁时，注药完毕后需停留10s后拔出针头，放松皮肤及皮下组织。

（2）禁止按摩注射部位，以避免药物进入皮下组织产生刺激而引起疼痛。

二、水肿患者的静脉穿刺方法

临床工作中，水肿患者由于明显的水肿，肢体肿胀，看不到也触不到静脉血管，患者需要静脉注射或滴注治疗时，就会遇到困难。

现介绍一种简便方法：用两条止血带，上下相距约15cm，捆扎患者的肢体，肢体远端一条最好选用较宽的止血带，捆在患者的腕部、肘部或踝部。捆扎1min后，松开下面一条止血带，便在此部位看到靛蓝色的静脉，行静脉穿刺。

该方法亦适用于因肥胖而难以进行静脉穿刺的患者。

三、小静脉穿刺新法

患者因长期输液或输入各种抗癌药物，血管壁弹性越来越差，血管充盈不良，给静脉穿刺带来很大困难。此时如能有效利用小静脉，既可减轻患者痛苦，又能使较大血管壁弹性逐渐恢复。

其方法是：用棉签蘸1%硝酸甘油均匀涂在患者手背上，然后用湿热小毛巾置于拟输液部位3min

左右，表浅小静脉迅速充盈，此时可进行静脉穿刺。因湿热毛巾外敷促使血管扩张，并可增加硝酸甘油的渗透作用，而硝酸甘油具有扩张局部静脉作用。

此方法适用于慢性衰竭及末梢循环不良者、静脉不清晰的小儿患者、长期静脉输液或输入刺激性药物后血管硬化者、休克患者、术前需紧急输入液体但静脉穿刺困难而局部热敷按摩无效者。

四、氦氖激光静脉穿刺新方法

氦氖激光治疗仪是采用特定波长的激光束，通过光导纤维置入人体血管内对血液进行净化照射的仪器。氦氖激光在治疗时是通过静脉穿刺来完成的。如采用激光套管针进行静脉穿刺，易造成穿刺失败。如改用 9 号头皮针进行静脉穿刺，取代套管针，不仅节省原材料，还能减轻患者痛苦。

1. 操作方法　如下所述。

（1）首先接通电源，打开机器开关，根据需要调节功率，一般在 1.5 ~ 2.2mW，每次照射 60 ~ 90min。

（2）将激光针用 2% 戊二醛溶液浸泡 30min 后取出，用 0.1% 肝素盐水冲洗，以免戊二醛溶液损伤组织细胞。

（3）将 9 号头皮针末端硅胶管部分拔掉，留下带有约 1cm 长塑料部分的针头。将激光针插入头皮针腔内，安置于纤维管前端的针柄上拧紧螺帽。

（4）选择较粗直的肘正中静脉、头静脉或手背静脉、大隐静脉，将脉枕放在穿刺部位下于穿刺点上方约 6cm 处，扎紧止血带。

（5）常规消毒，针尖斜面向上使穿刺针与皮肤呈 15°角，刺入皮下再沿静脉走向潜行刺入静脉将激光针稍向外拉，见头皮针末端的塑料腔内有回血后，再轻轻送回原处。

（6）松止血带，胶布固定，将复位键打开使定时键为 "0" 并计时。

2. 注意事项　如下所述。

（1）每次治疗应随时观察病情变化，如患者出现兴奋、烦躁不安、心慌等，可适当调节输出功率，缩短照射时间。

（2）为防止突然断电不能准确计时，应采用定时键与其他计时器同时计时。

（3）治疗结束后关闭电源，将头皮针和激光针一起拔出。将激光针用清水清洗干净后浸泡于 2% 戊二醛溶液中待用。

五、冷光乳腺检查仪用于小儿静脉穿刺

小儿静脉穿刺一直沿用着凭肉眼及手感来寻找静脉的方法。由于小儿皮下脂肪厚，皮下静脉细小，尤其伴有肥胖、水肿、脱水时常给静脉穿刺带来困难。冷光乳腺检查仪不仅能把乳腺肿物的大小、透光度显示出来，还能清晰地显示出小儿皮下静脉的分布走行。应用乳腺检查仪，可大大加快寻找静脉的速度，尤其能将肉眼看不到、手摸不清的静脉清晰地显示出来，提高了穿刺成功率。特别是为危重病儿赢得了抢救时间，提高了护士的工作效率，可减轻患儿不必要的痛苦，取得家长的信任和支持，密切护患关系。

1. 操作方法　如下所述。

（1）四肢静脉的选择：按常规选择好穿刺部位。以手背静脉为例，操作者左手固定患儿手部，右手将冷光乳腺检查仪探头垂直置于患儿掌心，让光束透射手掌，推动探头手柄上的滑动开关，调节光的强度，便可把手背部静脉清晰地显示出来，选择较大的静脉行常规消毒穿刺。

（2）头皮静脉的选择：按常用穿刺部位，以颞静脉为例，首先在颞部备皮，操作者以左手固定患儿头部，右手将探头垂直抵于颞部皮肤，移动探头并调节光的强度，可在探头周围形成的透射区内寻找较粗大的静脉，常规消毒穿刺。

2. 注意事项　如下所述。

（1）调节光的强度应由弱到强，直到显示清晰。

（2）四肢静脉以手背静脉、足背静脉效果最佳。

六、普通头皮针直接锁骨下静脉穿刺法

在临床危重患者的抢救中，静脉给药是抢救成功的最可靠的保证，特别是危重婴幼儿患者，静脉通道能否尽快建立成为抢救成功与否的关键。对于浅表静脉穿刺特别困难者，以往大多采用传统的静脉切开法或较为先进的锁骨下静脉穿刺法，但这两种方法难度较高，且又多用于成年患者，用普通头皮针直接锁骨下静脉穿刺，便可以解决这一难题。

1. 操作方法　如下所述。

（1）定位：①体位：患者取仰卧位，枕垫于肩下，使颈部充分暴露。②定点：取锁骨的肩峰端与胸锁关节连线的内1/3作为进针点。③定向：取胸骨上端与喉结连线的1/2处与进针点连线，此线为进针方向。

（2）进针：将穿刺部位做常规消毒，在定点上沿锁骨下缘进针，针尖朝进针方向，进针深度视患儿年龄的大小、体质的胖瘦而定，一般为2.0～2.5cm，见回血后再继续进针2～3mm即可。

（3）固定：针进入血管后保持45°角左右的斜度立于皮肤上，所以固定前应先在针柄下方支垫少许棉球，再将胶布交叉贴于针柄及皮肤上以防针头左右摆动，将部分输液管固定在皮肤上，以防牵拉输液管时引起针头移位或脱落。

2. 注意事项　如下所述。

（1）输液期间尽量减少活动，若行检查、治疗及护理时应注意保护穿刺部位。

（2）经常检查穿刺部位是否漏液，特别穿刺初期，按压穿刺部位周围有无皮下气肿及血肿。

（3）在排除原发性疾病引起的呼吸改变后，应注意观察患儿的呼吸频率、节律是否有改变，口唇是否有发绀现象。因锁骨下静脉的后壁与胸膜之间的距离仅为5～7mm，应防止针尖透过血管，穿破胸膜，造成血胸、气胸。

（4）拔针时，用无菌棉球用力按压局部3～5min以上，以免因局部渗血而形成皮下血肿，影响患儿的呼吸及再次注射。若需保留针头，其方法与常规浅表静脉穿刺保留法相同。

七、高压氧舱内静脉输液法

高压氧舱内静脉输液，必须保持输液瓶内外压力一致，如果产生压差，则会出现气体、液体均流向低压区，而发生气泡、液体外溢等严重后果。若将密闭式输液原通气方向改变，能较好地解决高压氧舱内静脉输液的排气，保持气体通畅，使输液瓶内与舱内压力一致，从而避免压差现象。

1. 操作方法　如下所述。

（1）患者静脉输液时，全部使用塑料瓶装（容量为500ml）的静脉用液体。

（2）取一次性输液器，按常规操作为患者静脉输液，操作完毕，将输液瓶倒挂于输液架上。

（3）用碘酒消毒该输液瓶底部或侧面（距液面5cm以上）。

（4）将密闭式输液瓶的通气针头从下面的瓶口处拔出，迅速插入输液瓶底部或侧面已消毒好的部位，使通气针头从瓶口移至瓶底，改变原来的通气方向。

（5）调节墨菲滴管内液面至1/2高度，全部操作完成，此时患者方可进入高压氧舱接受治疗。

2. 注意事项　如下所述。

（1）舱内禁止使用玻璃装密闭式静脉输液瓶。

（2）使用三通式静脉输液器时，需关闭通气孔，按上述操作方法，在瓶底或瓶侧插入一个18号粗针头即可。

（3）使用软塑料袋装静脉输液时，需夹闭原通气孔，按上述操作方法，在塑料袋顶端刺入一个18号粗针头，即可接受高压氧治疗。

八、静脉穿刺后新型拔针法

在临床中静脉穿刺拔针时，通常采用左凤林、王艳兰、韩斗玲主编的《基础护理学》（第2版）教

材中所介绍的"用干棉签按压穿刺点，迅速拔出针头"的方法（下称旧法），运用此法操作，患者血管损伤和疼痛明显。如果将操作顺序调换为"迅速拔出针头，立即用干棉签按压穿刺点"（下称新法），可使患者的血管损伤和疼痛大为减轻。

经病理学研究和临床实验观察，由于旧法拔针是先用干棉签按压穿刺点后迅速拔出针头，锋利的针刃是在压力作用下退出血管，这样针刃势必会对血管造成机械性的切割损伤，致血管壁受损甚至破裂。在这种伤害性刺激作用下，可释放某些致痛物质并作用于血管壁上的神经末梢而产生痛觉冲动。由于血管受损，红细胞及其他血浆成分漏出管周，故出现管周淤血。由于血管内皮损伤，胶原暴露，继发血栓形成和血栓机化而阻塞管腔。由于血管壁损伤，液体及细胞漏出，引起管周大量结缔组织增生，致使管壁增厚变硬，管腔缩小或闭塞，引起较重的病理变化。

新法拔针是先拔出针头，再立即用干棉签按压穿刺点。针头在没有压力的情况下退出管腔，因而减轻甚至去除了针刃对血管造成的机械性切割损伤，各种病理变化均较旧法拔针轻微。

九、动脉穿刺点压迫止血新方法

目前，介入性检查及治疗已广泛地应用于临床，术后并发皮下血肿者时有发生，尤以动脉穿刺后多见。其原因主要是压迫止血方法不当，又无直观的效果判断指标。如果采用压迫止血新方法，可有效地预防该并发症的发生。

其方法是：当动脉导管及其鞘拔出后，立即以左手食、中二指并拢重压皮肤穿刺口靠近心端2cm左右处（即动脉穿刺口处），保持皮肤穿刺口的开放，使皮下积血能及时排出，用无菌纱布及时擦拭皮肤穿刺口的出血（以防凝血块形成而过早被堵住）。同时调整指压力量直至皮肤穿刺口无持续性出血则证明指压有效，继续压迫15～20min，先抬起两指少许，观察皮肤穿刺口无出血可终止压迫，再以弹性绷带加压包扎。

十、动、静脉留置针输液法

动、静脉留置针输液是近几年兴起的一种新的输液方法。它选择血管广泛，不易引起刺破血管形成血肿，能多次使用同一血管，维持输液时间长，短时间内可输入大量液体，是烧伤休克期、烧伤手术期及术后维持输液的理想方法。

1. 操作方法 如下所述。

（1）血管及留置针的选择：应选择较粗且较直的血管。血管的直径在1cm左右，前端有一定弯曲者也可。一般选择股静脉、颈外静脉、头静脉、肘正中静脉、前臂浅表静脉、大隐静脉，也可选择颞浅静脉、额正中静脉、手背静脉等。留置针选择按血管粗细、长度而定。股静脉选择16G留置针，颈外静脉、头静脉、肘正中静脉、前臂浅表静脉、大隐静脉可用14～20G留置针，其他部位宜选用18～24G留置针。

（2）穿刺方法：进针部位用1%普鲁卡因或利多卡因0.2ml行局部浸润麻醉约30s后进针，进针方法同一般静脉穿刺，回血后将留置针外管沿血管方向推进，外留0.5～2.0cm。左手按压留置针管尖部上方血管，以免出血或空气进入，退出针芯，接通输液。股静脉穿刺在腹股沟韧带股动脉内侧采用45°角斜刺进针，见回血后同上述穿刺方法输液，但股静脉穿刺因其选择针体较长，操作时应戴无菌手套。

（3）固定方法：①用3M系列透明粘胶纸5cm×10cm规格贴于穿刺部位，以固定针体及保护针眼，此法固定牢固、简便，且粘胶纸有一定的伸缩性，用于正常皮肤关节部位的输液，效果较好。②缝合固定。将留置针缝合于局部皮肤上，针眼处用棉球加以保护。此方法多用于通过创面穿刺的针体固定或躁动不安的患者。③采用普通医用胶布同一般静脉输液，多用于前臂、手背等处小静脉。

2. 注意事项 如下所述。

（1）行股静脉穿刺输液时应注意以下几点：①因股静脉所处部位较隐蔽，输液过程中要注意观察局部有无肿胀，防止留置针管脱出致液体输入皮下。②因血管粗大，输液速度很快，应防止输液过快或液体走空发生肺水肿或空气栓塞。③若回血凝固，管道内所形成的血凝块较大，应用5～10ml无菌注射器接于留置针局部将血凝块抽出，回血通畅后接通输液。若抽吸不出，应拔除留置针，避免加压冲洗管道，防止血凝块脱落导致血栓栓塞。④连续输液期间每日应更换输液器 1 次，针眼周围皮肤每日用碘酒、酒精消毒后针眼处再盖以酒精棉球和无菌纱布予以保护。

（2）通过创面穿刺者，针眼局部每日用 0.2% 氯己定液清洗 2 次，用油纱布及无菌纱布覆盖保护。若局部为焦痂，每日可用 2% 碘酒涂擦 3~4 次，针眼处用碘酒棉球及无菌纱布保护。

（3）对前端血管发红或局部液体外渗肿胀者应立即予以拔除。

（4）留置针管同硅胶导管，其尖端易形成血栓，为侵入的细菌提供繁殖条件，故一般保留 3~7d。若行痂下静脉穿刺输液，保留时间不超过 3d。

十一、骨髓内输注技术

骨髓内输注是目前欧美一些国家小儿急救的一项常规技术。小儿急救时，常因中央静脉插管困难及静脉切开浪费时间，休克导致外周血管塌陷等原因而无法建立静脉通道，采用骨髓内输注法进行急救，安全、省时、高效。因长骨有丰富的血管网，髓内静脉系统较为完善，髓腔由海绵状的静脉窦隙网组成，髓窦的血液经中央静脉管回流入全身循环。若将髓腔视为坚硬的静脉通道，即使在严重休克时或心脏停搏时亦不塌陷。当然，骨髓内输注技术并不能完全取代血管内输注，只不过为血管内输注技术一项有效的补充替代方法，仅局限于急救治疗中静脉通路建立失败而且适时建立通路可以明显改善预后的患者。

1. 适应证和禁忌证　心脏停搏、休克、广泛性烧伤、严重创伤以及危及生命的癫痫持续状态的患者，可选择骨髓内输注技术。患有骨硬化症、骨发育不良症、同侧肢体骨折的患者，不宜采用此技术。若穿刺部位出现蜂窝织炎、烧伤感染或皮肤严重撕脱则应另选它处。

2. 操作方法　如下所述。

（1）骨髓穿刺针的选择：骨髓内输注穿刺针采用骨髓穿刺针、15~18 号伊利诺斯骨髓穿刺针或 Sur－Fast（美国产）骨髓穿刺针。18~20 号骨髓穿刺针适用于 18 个月以下婴幼儿，稍大一些小儿可采用 13~16 号针。

（2）穿刺部位的选择：最常用的穿刺部位是股骨远端和胫骨远、近端，多数首选胫骨近端，因其有较宽的平面，软组织少，骨性标志明显，但 6 岁以上小儿或成人常因该部位厚硬，穿刺难而选择胫骨远端（内踝）。胫骨近端为胫骨粗隆至胫骨内侧中点下方 1~3cm，胫骨远端为胫骨内侧内踝与胫骨干交界处，股骨远端为外踝上方 2~3cm。

（3）穿刺部位常规消毒，固定皮肤，将穿刺针旋转钻入骨内，穿过皮质后有落空感，即进入了髓腔。确定针入髓腔的方法为：接注射器抽吸有骨髓或缓慢注入 2~3ml 无菌盐水，若有明显阻力则表示针未穿过皮质或进入对侧皮质。

（4）针入髓腔后，先以肝素盐水冲洗针，以免堵塞，然后接输液装置。

（5）输注速度：液体从髓腔给药的速度应少于静脉给药。内踝部常压下 13 号针头输注速度为 10ml/min，加压 40kPa 为 41ml/min。胫骨近端输注速度 1 130ml/h，加压情况下可达常压下 2~3 倍。

（6）待建立血管通路后，及时中断骨髓内输注，拔针后穿刺部位以无菌纱布及绷带加压压迫 5min。

3. 注意事项　如下所述。

（1）操作过程应严格无菌，且骨髓输注留置时间不宜超过 24h，尽快建立血管通路后应及时中断骨髓内输注，以防骨髓炎发生。

（2）为预防穿刺部位渗漏，应选择好穿刺部位，避开骨折骨，减少穿刺次数。确定好针头位于髓腔内，必要时可摄片。为防止针移位，应固定肢体，减少搬动。定时观察远端血供及软组织情况。

（3）婴幼儿穿刺时，若采用大号穿刺针，穿刺点偏向胫骨干，易引起医源性胫骨骨折。因此，应选择合适穿刺针，胫骨近端以选在胫骨粗隆水平或略远一点为宜。

（仇中叶）

第三节　输血新技术

一、成功输血 12 步骤

（1）获取患者输血史。

（2）选择大口径针头的输血器，同时选择大静脉，保证输血速度，防止溶血。输血、输液可在不同部位同时进行。

（3）选择合适的过滤网。170μm 网眼口径的过滤网即可去除血液中肉眼可见的碎屑和小凝块。20～40μm 网眼口径的过滤网可过滤出更小的杂质和血凝块，此过滤网仅用于心肺分流术患者，而不用于常规输血。

（4）输血时最好使用 T 型管。特别是在输入大量血液时，更应采用 T 型管。可以既容易又安全地输入血制品，减少微生物进入管道的机会。

（5）做好输血准备后再到血库取血。

（6）做好核对工作，认真核对献血者和受血者的姓名、血型和交叉配血试验结果。

（7）观察生命体征，在输血后的 15min 内应多注意观察患者有无异常症状，有无输血反应。

（8）输血前后输少量 0.9% NaCl 溶液。

（9）缓慢输血，第一个 5min 速度不超过 2ml/min，如果此期间出现输血反应，应立即停止输血。

（10）保持输血速度。如果输血速度减慢，可提高压力，最简单的方法是将血袋轻轻用手翻转数次或将压力袖带系在血袋上（勿使用血压计袖带）。若采用中心静脉导管输血，需将血液加温 37℃ 以下，防止输入大量冷血引起心律失常。

（11）密切监测整个输血过程。

（12）完成必要的护理记录。

二、成分输血

成分输血是通过血细胞分离和将血液中各有效成分进行分离，加工成高浓度、高纯度的各种血液制品，然后根据患者病情需要有针对性输注，以达到治疗目的。它具有疗效高、输血反应少、一血多用和节约血源等优点。

1. 浓集细胞　新鲜全血经离心或沉淀后移去血浆所得。红细胞浓度高，血浆蛋白少，可减少血浆内抗体引起的发热、过敏反应。适用于携氧功能缺陷和血容量正常或接近正常的慢性贫血。

2. 洗涤红细胞　浓集红细胞经 0.9% NaCl 洗涤数次，加 0.9% NaCl 或羟乙基淀粉制成。去除血浆中及红细胞表面吸附的抗体和补体、白细胞及红细胞代谢产物等。适用于免疫性溶血性贫血、阵发性血红蛋白尿等以及发生过原因不明的过敏反应或发热者。

3. 红细胞悬液　提取血浆后的红细胞加入等量红细胞保养液制成的悬液，可以保持红细胞的生理功能，适用于中、小手术，战地急救等。

4. 冰冻红细胞　对 IgA 缺陷而血浆中存有抗 IgA 抗体患者，输注冰冻红细胞反应率较低。

5. 白细胞悬液　新鲜全血经离心后取其白膜层的白细胞，或用尼龙滤过吸附器而取得，适用于各种原因引起的粒细胞缺乏（小于 $0.5 \times 10^9/L$）伴严重感染者（抗生素治疗在 48h 内无反应的患者）。

6. 血小板悬液　从已采集的全血中离心所得，或用连续和间断血液细胞分离机从供血者获取。适用于血小板减少或功能障碍所致的严重自发性出血者。

7. 新鲜或冰冻血浆　含有正常血浆中所有凝血因子，适用于血浆蛋白及凝血因子减少的患者。

三、自体输血法

自体输血法是指采集患者体内血或回收自体失血，再回输给同一患者的方法。开展自体输血将有利于开拓血源，减少贮存血量，并且有效地预防输血感染和并发症（如肝炎、艾滋病）的发生。自体输血分为预存和术中自体输血两种方法。

1. 预存自体输血　即在输血前数周分期采血，逐次增加采血量，将前次采血输回患者体内，最后采集的血贮备后于术中或术后使用。预存自体血的采集与一般供血采集法相同。

2. 术中自体输血　对手术过程中出血量较多者，如宫外孕、脾切除等手术，应事先做好准备，进行自体血采集和输入。

（1）操作方法：①将经高压灭菌后的电动吸引器装置 1 套（按医嘱在负压吸引瓶内加入抗凝剂和抗生素）、乳胶管（硅胶管）2 根、玻璃或金属吸引头 1 根、闭式引流装置 1 套以及剪有侧孔的 14 号导尿管、无菌注射器、针头和试管备好。②连接全套吸引装置，在负压瓶内加入抗凝剂，一般每 100ml 血液加入 10 ~ 20ml 抗凝剂。③术中切开患者腹腔后立即用吸引头吸引，将血液引流至负压瓶内，边吸边摇瓶，使血液与抗凝剂充分混匀。如收集胸血时，将插入胸腔的导管连接无菌闭式引流装置，在水封瓶内加入抗凝剂。④收集的自体血经 4 ~ 6 层无菌纱布过滤以及肉眼观察无凝血块后，即可回输给患者。

（2）注意事项：①用电动吸引器收集自体血时，负压吸引力不宜超过 13.3kPa，以免红细胞破裂。②收集脾血时，脾蒂血管内的血液可自然流入引流瓶内，切忌挤压脾脏而引起溶血。③回输自体血中的凝血因子和血小板已被耗损，可引起患者凝血功能的改变，故输血以后需要密切观察有无鼻出血、伤口渗血和血性引流液等出血症状，并做好应急准备。④如果收集的自体血量多，可用 500ml 0.9% NaCl 输液空瓶收集保存。

四、血压计袖带加压输血法

危重或急诊患者手术时，常常需要大量快速输血，由于库血温度低，血管受到刺激容易发生痉挛，影响输血速度。其次，一次性输血器管径小，弹性差，应用手摇式和电动式加压输血器效果也不理想。如采用血压计袖带加压输血，既方便经济，效果又好。

其方法是：输血时，应用一次性输血器，固定好穿刺部位，针头处衔接严密，防止加压输血时脱落。输血前将血压计袖带稍用力横向全部缠绕于血袋上，末端用胶布固定，再用一长胶布将血压计袖带与血袋纵向缠绕一圈粘贴妥当。袖带连接血压计的胶管用止血钳夹紧，然后将血袋连接一次性输血器，悬挂在输液架上，经输气球注气入袖带，即可产生压力，挤压血袋，加快输血速度。注入袖带内的气体量和压力根据输血滴速要求而定，袖带内注入 300ml 气体，压力可达 12kPa，此时血液直线注入血管。一般输入 350ml 血液，中途须充气 2 ~ 3 次，8min 内即可输完。若需改变滴速，可随时调节注入袖带内的气体量。

此方法为一般输血速度的 3.0 ~ 3.5 倍，红细胞不易被破坏，从而减少输血反应机会，还可随意调节滴速。

（仇中叶）

第四节　高压蒸汽灭菌技术

压力蒸汽灭菌法是将蒸汽输入到专用灭菌器内处于很高的压力之下，使蒸汽穿透力增强、温度提高达到快速杀菌效果。到目前为止，尚无任何一种灭菌方法能完全代替压力蒸汽灭菌法。

一、灭菌原理

压力蒸汽杀菌的基本要素是作用时间、作用温度及饱和蒸汽等三大要素。饱和蒸汽必须满足干燥（含湿气 <10%）和纯净（含冷空气 <5%）。压力蒸汽之所以有强大的杀菌作用，主要是蒸汽处于一定压力之下，升高蒸汽温度和冷凝水体积缩小 1 870 倍，迅速穿透物品内部；另外蒸汽冷凝成水时能释放潜伏热，常压下把 1g 水从零度加热到 100℃需消耗 418.4J 热能，而再把 1g 100℃水继续加热成蒸汽则需要消耗 2 259.4J 热能，这种温度计测不出的热能称作潜伏热。这种潜伏热在蒸汽接触冷的物体时冷

凝成水时就释放热量给物体，使物体温度迅速增高。

二、特点

压力蒸汽灭菌主要特点是杀菌谱广、杀菌作用强、灭菌效果可靠、热穿透力强、温度高、作用迅速、处理后随即进行干燥、无任何残余毒性，适用于包括液体在内的各种不怕热物品的灭菌，但只能处理不畏湿热物品，需要专门设备，不易穿透油剂、粉剂。

三、设备分类

压力蒸汽灭菌设备根据其冷空气排除方法不同分为下排气式压力蒸汽灭菌器和预真空（含脉动真空）式蒸汽灭菌器及正压排气灭菌器等不同类型。预真空（含脉动真空）式包括普通型和快速型。

四、操作前准备

1. 物品清洗与干燥　凡需压力蒸汽灭菌的医疗用品必须进行清洗处理。目的是除污染、除脏物、除热源。污染严重的物品应先消毒达到安全无害再进行清洗，清洗后的物品应进行充分干燥。

2. 物品分类与包装　清洗后的物品先进行检查、分类，然后按要求进行包装，常用的包装材料有棉布、无纺布、皱纹纸、纸塑包装袋、硬质容器等，根据物品选择合适的包装材料。

3. 物品的摆放与装量　同类物品摆放在一起，灭菌包竖放。包的上下左右应留有空间，容器通风孔打开并置上下方向；布类物品放上层，金属及其他物品放下层；大包在上，小包在下；物品勿接触灭菌器内壁；物品装量应控制在灭菌器容积的 90%，不宜装载过满。

4. 夹层预热　蒸汽进入夹层达到规定压力，冷空气自动排出，同时将柜室四壁预热，防止蒸汽进入内层形成冷凝水。

5. 排除冷凝水　蒸汽进入灭菌柜室内，逐渐可将柜内冷空气和冷凝水排出。

五、操作方法

（1）检查水、电是否通畅。

（2）打开阀门进行排气，排除残留的冷凝水。

（3）检查密封圈及前封板和门板有无杂质和损坏，清洁空气过滤器。

（4）做 B - D 试验，合格后准备消毒灭菌。

（5）设备提示"启动"时，打开密封门，按装载要求摆放好待灭菌的包。

（6）关闭密封门，选择程序，启动运行程序（go）。

（7）灭菌过程中，操作人员应随时监测，如有异常，应及时处理。

（8）灭菌结束后，待室内压力回零后方可开门。戴防护手套，取出物品。有孔器皿灭菌结束后要关闭气孔。

（9）做好灭菌过程监测、记录、存档。

（10）灭菌工作完成后，关闭电源，清洁环境。

六、效果监测

压力蒸汽灭菌效果受诸多因素的影响，如设备的质量和故障、蒸汽质量、残留冷空气、物品包装或摆放不当等都会造成灭菌失败。加强对消毒效果监测是确保灭菌质量的可靠手段。压力蒸汽灭菌柜的监测现在已有了一套科学有效的方法。

1. 工艺监测　压力蒸汽灭菌工艺监测包括消毒设备故障检查，确保灭菌温度、灭菌时间和蒸汽质量不出问题，灭菌物品处理必须正确。工艺监测可显示灭菌器是否正常运转，可直观灭菌运行情况，及时发现问题，但是不能监测每个灭菌物品是否真正达到灭菌，故不能代替其他监测方法。

2. 化学监测　化学监测法用于日常灭菌效果监测，是利用某些热敏化学物质与其他辅料配制成印墨，经过特殊工艺印制在特定的纸上而成。在规定的饱和蒸汽温度下，作用到预定时间，将印迹颜色变化与标准色比较，判定是否达到灭菌基本要求，间接指示灭菌效果。使用过程中应专卡专用，防止受潮，正确判定结果。

3. 生物监测　利用热抗力强的细菌芽孢制成生物指示剂，经压力灭菌处理后，再检验芽孢存活情况以判断灭菌效果，用作蒸汽灭菌效果的监测。生物指示剂所用细菌芽孢为嗜热脂肪杆菌（ATCC7953 或 SSIK31）芽孢，每个菌片含细菌芽孢数为 $5 \times (10^5 \sim 10^6)$ cfu/片，D121 值为 1.3 ~ 1.9min。按国家标准和消毒技术规范的规定进行监测，做到按期、按规定的样本量进行，并设阳性对照，正确进行结果判定，每次监测结果都应记录在案备查，所有监测器材应具有国家级有效的批准文号，以保证其质量符合相关标准。

4. 高压蒸汽灭菌效果监测　每个月随机抽取 3 个气管切开包，送至医院感染管理与疾病控制科进行微生物学监测，并出具检测报告，备案保存。

七、注意事项

1. 冷空气的排除要彻底　压力蒸汽灭菌器内存在冷空气不仅影响蒸汽的穿透性，亦影响升温，即使蒸汽压力达到要求，温度也升不到预定值。

2. 物品包装要正确　压力蒸汽灭菌包大小合适，一般以 30cm×30cm×40cm 为宜，预真空压力蒸汽灭菌器内灭菌包最大为 30cm×30cm×50cm。灭菌物品的包装材料基本要求是具有良好的透气性，并可防止各种微生物的进入。

3. 灭菌包摆放合理　灭菌器内冷空气能否顺利排出和蒸汽顺利穿透与灭菌包的摆放密切相关。灭菌包应分层放置，一律竖放，包与包之间留有一点空隙，最好将灭菌包放在铁丝框内，金属类物品包应放在下层，金属盆、盘、碗等应处于竖立的位置，玻璃瓶、管等应将开口向下或侧放，储槽、带孔的金属盒应将侧孔打开，使侧孔处于上下位置。

4. 防止敷料包引起超热蒸汽　压力蒸汽在一定压力下，其温度比较恒定。若温度超过相应压力下的温度值的 2℃ 即为超热蒸汽。超热空气同干热空气一样不能冷凝、不能释放潜伏热、穿透力差、灭菌效果也差。为防止超热蒸汽，在敷料包放入灭菌柜内后，通蒸汽预热夹层时棉织品不能过于干燥，应关好柜门。

5. 防止蒸汽不饱和　正常的饱和蒸汽含湿量不超过 10%，含空气不超过 5%。若蒸汽中含水雾过高或掺入冷空气使蒸汽达不到饱和从而影响灭菌效果。

6. 严格执行操作规范　关好柜门，检查安全阀后再通蒸汽；开或关蒸汽控制阀动作要轻，防止损坏；要经常清洗排气口，防止排气不畅；定期检修设备，按规定进行效果监测；操作人员要进行岗前培训，持证上岗。

（蒋秀琳）

第五节　低温等离子灭菌技术

一、物理性质

随着温度的升高，物质由固态变成液态，进而变成气态，当继续向气体施加能量时，分子中原子获得足够的能量，开始分离成自由电子，形成一种新的物态体系，即等离子体。等离子体（电浆）是低密度的电离子体云，是根据物质固态、液态、气态基础上，提出的物质第四态。等离子体是近年出现的一种新的物理灭菌技术。

二、灭菌原理

1. 电子云成分的作用　氧化性气体等离子成分中含有大量活性氧、自由基团等活性物质，这些自由基团极易与微生物体内蛋白质和核酸物质发生反应至微生物死亡。

2. 紫外线的作用　等离子体激发形成过程中，由于辉光放电，可放出大量紫外线，低温等离子体也能产生紫外线。这种高能紫外光子（3.3～3.6V）可被微生物的核酸所吸收引起核酸破坏从而导致微生物死亡。

三、适用范围

低温等离子灭菌主要用于怕热医疗器材的消毒灭菌。

1. 内镜灭菌　低温等离子灭菌技术在45～75min范围内，实现对怕热的内镜达到灭菌要求。

2. 不耐热器材灭菌　某些直接进入人体内的高分子材料对消毒方法要求极高，不能耐受高温灭菌。如心脏外科材料、一些人工器官以及某些需置入到体内的医疗用品。

3. 其他　各种金属器械、玻璃器械和陶瓷制品等的灭菌。

四、灭菌周期

灭菌周期由两个阶段组成，第一灭菌期和第二灭菌期。

1. 第一灭菌期

（1）1次注射：过氧化氢从汽化器传送到药盒。

（2）1次汽化降压：舱室内和汽化器/冷凝器内压力降低。

（3）1次舱室降压：从过氧化氢溶液中除去水分，将浓过氧化氢溶液留在冷凝器中。

（4）1次传送：浓过氧化氢溶液传送到舱室，在舱室里渗入器械。

（5）1次扩散：过氧化氢通过装载物的包装传至器械表面并进入器械管腔。

（6）1次等离子降压/第1次等离子：等离子功率施加至电极屏和等离子发生。

（7）1次通风：舱室通风卸压至大气压。

2. 第二次灭菌期　重复第一灭菌期各步骤。

五、操作方法

设备开始使用后请勿随便关闭电源。若重新开机，应提早打开，设备会有90min预热时间。具体操作，见图1-1。

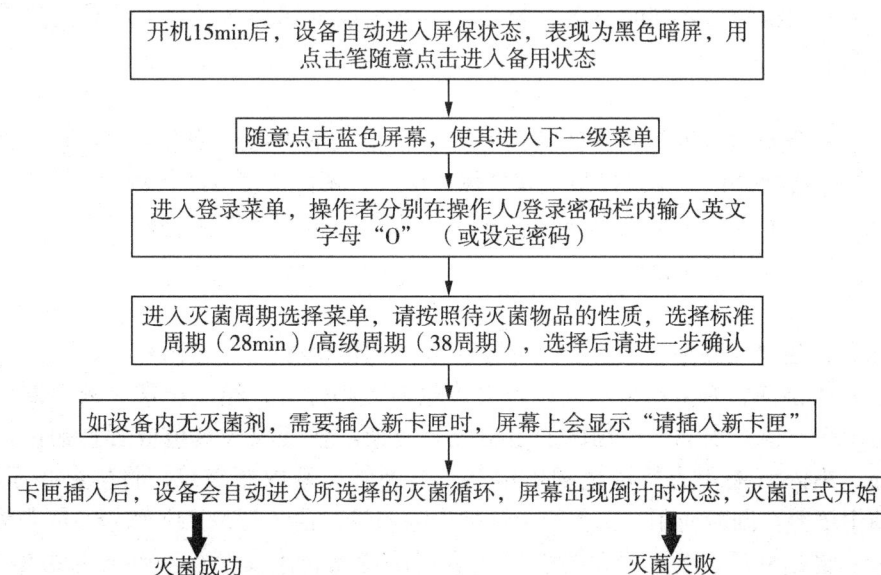

开机15min后，设备自动进入屏保状态，表现为黑色暗屏，用点击笔随意点击进入备用状态

随意点击蓝色屏幕，使其进入下一级菜单

进入登录菜单，操作者分别在操作人/登录密码栏内输入英文字母"O"（或设定密码）

进入灭菌周期选择菜单，请按照待灭菌物品的性质，选择标准周期（28min）/高级周期（38周期），选择后请进一步确认

如设备内无灭菌剂，需要插入新卡匣时，屏幕上会显示"请插入新卡匣"

卡匣插入后，设备会自动进入所选择的灭菌循环，屏幕出现倒计时状态，灭菌正式开始

灭菌成功　　灭菌失败

灭菌成功

灭菌循环倒计时结束后，出现绿色屏幕，并闪现"灭菌循环成功结束"，请点击屏幕右下角的"√"键

↓

屏幕上会显示设备自动打印灭菌过程，打印结束后，出现一提示框，提示应小心灭菌舱内的温度，避免被舱内金属搁栏灼伤，此时请点击确认"√"键

↓

设备门锁自动打开，这时可开门取物。取物时应检查灭菌物品的包外及包内化学显示片是否均匀变成黄色，生物检测及时按常规送检、按需分配和使用物品

灭菌失败

灭菌循环被中断，出现红色屏幕，并出现灭菌取消后的倒计时，此时设备需要时间恢复舱内压力并将已经注入的过氧化氢转变为无毒的水和氧气，需等待

↓

倒计时结束后，红屏上闪现"循环取消"请点击屏幕右下角的"√"键，设备自动打印灭菌取消过程，呈黑底白字打印

↓

设备提示是否需要做硬件的检测，请选择"否"，出现一提示框，提示您小心灭菌舱内的温度，避免被舱内的金属搁栏灼伤，请点击确认的"√"键

↓

取消发生后，请戴上手套开门取出物品，请更换包装和生物、化学指示剂，以免干扰之后的灭菌效果判断

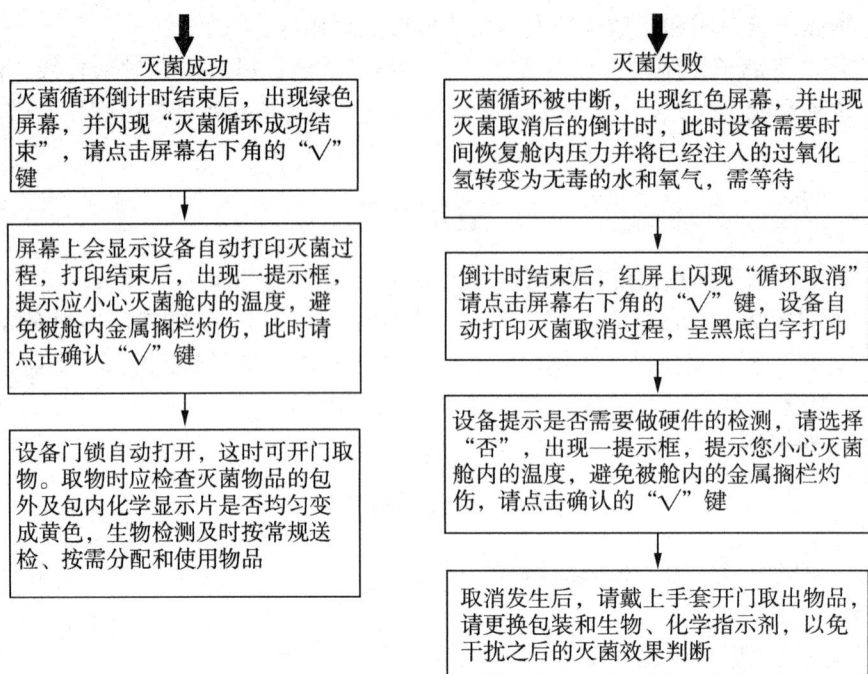

图 1-1　低温灭菌操作方法

六、效果监测

低温等离子体消毒效果监测目前尚未列入《消毒技术规范》，相关标准尚未出台，其监测内容和方法主要依据生产企业提出的企业标准。

1. 工艺监测

（1）设备检查：按照使用说明书提出的注意事项认真检查消毒设备各部件是否处在正常状态，检查设备运行程序设置，保持其正常运行。

（2）灭菌物品检查：低温等离子体灭菌包装目前是由生产企业提供的硅树脂包装盒，有专用包装材料，不得使用替代品。检查灭菌器械干燥情况，特别是器械管腔及缝隙内不得存留任何水分。灭菌物品必须平放在架子上，灭菌物品要同时有混合材质，不能只放金属类器械，灭菌袋的透明面在同一方向，物品之间留适当空隙。

2. 化学监测

（1）指示器材：过氧化氢低温等离子体灭菌专用化学指示剂为指示胶带和指示卡，其色带和色块印墨能与过氧化氢气体反映变色，指示过氧化氢气体浓度，并不能直接反映消毒效果。

（2）监测方法：化学指示卡放入灭菌包内，指示胶带贴于包外，灭菌处理后，指示色块由紫红色变为黄色即指示过氧化氢气体浓度合格。

3. 生物监测

（1）生物指示剂：生物监测指示剂为嗜热脂肪杆菌（ATCC7953）芽孢菌片。

（2）监测方法：灭菌前，将生物指示剂放入灭菌包内中心位置，经过正常灭菌周期后，马上从灭菌器中取出生物指示剂，检查化学显示物的变色情况，由紫红色变成金黄色或者青铜色，顶盖完全下压，直到紧扣内瓶，用碎管夹用力挤压生物指示剂，直到培养基内瓶破碎，将生物指示剂放入 55 ~ 60℃的生物培养箱中培养。同时使用一支生物指示剂作为阳性对照，记录24h和48h的观察结果。

（3）结果判定：经培养后，若灭菌后的生物指示剂保持紫色不变，且阳性对照由紫色变为黄色，则判定灭菌合格；都变为黄色则表示灭菌不合格；若阳性对照仍为紫色，则为监测失败。最后一次观察后，马上丢弃所有的生物指示剂。在丢弃生物指示剂之前，为去除污染，所有阳性结果和阳性对照生物指示剂应经灭菌后方可丢弃，以达到无害化处理。

七、影响因素

影响低温等离子灭菌效果的因素主要如下。

1. 温度　保持 50～55℃的温度，有助于等离子体活性。

2. 负压值　负压值控制在 0.5～0.7torr，有利于等离子体气体穿透性，确保灭菌包内物品的灭菌效果。

3. 有机物　各种有机物都有可能阻挡等离子体与物品的接触，所有灭菌器械必须保持清洁。

4. 干燥　灭菌环境必须干燥，否则会中断灭菌过程。

5. 包装　采用专用低温灭菌包装材料，目前尚不能用普通包装材料。

八、注意事项

使用等离子体灭菌技术必须注意以下几点。

（1）灭菌物品必须清洁干燥，带有水分湿气的物品易造成灭菌失败。

（2）能吸收水分和气体的物品不可用等离子体进行灭菌，因其可吸收灭菌腔内的气体或药物，影响等离子体质量，如纸类、海绵、棉布、油类、粉剂等。

（3）带有＜1mm 细孔的长管道或死角器械消毒效果难以保证，主要是等离子体穿透不到管腔内从而影响消毒效果，器械长度＞400mm 亦不能用 Sterrad 系列灭菌器处理，因为灭菌器腔内容积有限。

（4）灭菌物品必须用专门包装材料和容器包装。

（蒋秀琳）

第二章

神经内科常见症状、体征护理

第一节　意识障碍

意识障碍（conscious disorder）是指不能正确认识自身状态和（或）客观环境，不能对环境刺激做出正确反应的一种病理过程，其病理学基础是大脑皮质、丘脑和脑干网状系统的功能异常。意识障碍通常同时包含有觉醒状态和意识内容两者的异常，常常是急性脑功能不全的主要表现形式。

一、发病原因

意识障碍的发病原因见图 2 - 1。

二、分类及临床特点

意识障碍的分类及临床特点见表 2 - 1。

表 2 - 1　意识障碍分类及临床特点

分类		临床特点
意识觉醒障碍分级	嗜睡（somnolence）	是一种病理性睡眠状态，为意识障碍的早期表现。患者能被语言、疼痛刺激（如压眶）或其他刺激唤醒，醒后能基本正确回答问话及配合查体。外界刺激停止后，患者迅速恢复睡眠状态。
	昏睡（stupor）	意识清晰程度较前下降，需强烈刺激（如挤压胸大肌）方能唤醒患者，但患者不能完全配合查体及正确回答问话，自发性语言很少，外界刺激停止后，患者立即进入睡眠状态。
	浅昏迷（light coma）	任何刺激均不能唤醒患者，强烈刺激仅能引起患者肢体的简单防御性运动，自发性运动少见。患者的角膜反射、瞳孔对光反射存在，血压、脉搏、呼吸等生命体征稳定。
	深昏迷（deep coma）	患者对外界一切刺激均无反应，各种反射消失（包括角膜反射、瞳孔对光反射、病理反射）生命体征存在，但可出现不同程度的障碍。
意识内容障碍	精神错乱（confusion）	患者认识自己和周围环境的能力减退。思维、记忆、理解和判断能力减退，语言不连贯并错乱，时间、地点、人物的向力障碍，患者清醒后，不能回忆疾病的过程。
	谵妄状态（delirium）	患者除有上述的精神错乱以外，还出现明显的幻觉、错觉及妄想。幻觉常具有恐怖性质，所以患者表情恐惧，出现躲避、逃跑或攻击行为，也可表现为兴奋、躁动、语言增多、大喊大叫。

三、辅助检查

1. 血液检查　血常规、血气分析、电解质、肝功能、肾功能、血脂及脂蛋白测定的检查。

2. 脑脊液检查　可直接测知颅内压力、脑脊液常规、生化、免疫球蛋白及细胞学的检查有助于病因的分析。

3. 神经电生理检查　脑诱发电位检查对意识障碍的诊断及预后的判断有一定的意义。

4. 颅脑影像学检查 CT，MRI可显示病变的部位、大小、性质等。DSA为全脑血管造影数字减影，可了解血管的形态。

5. 脑电图 脑电图对病毒性脑炎的早期诊断有重要价值；特征性的亚急性硬化性全脑炎（SSPE）综合波对亚急性硬化性全脑炎的诊断有重要意义；典型的周期性三相波（SPD）是CJD特征性的脑电图改变。脑电图也是诊断癫痫的必要检查。

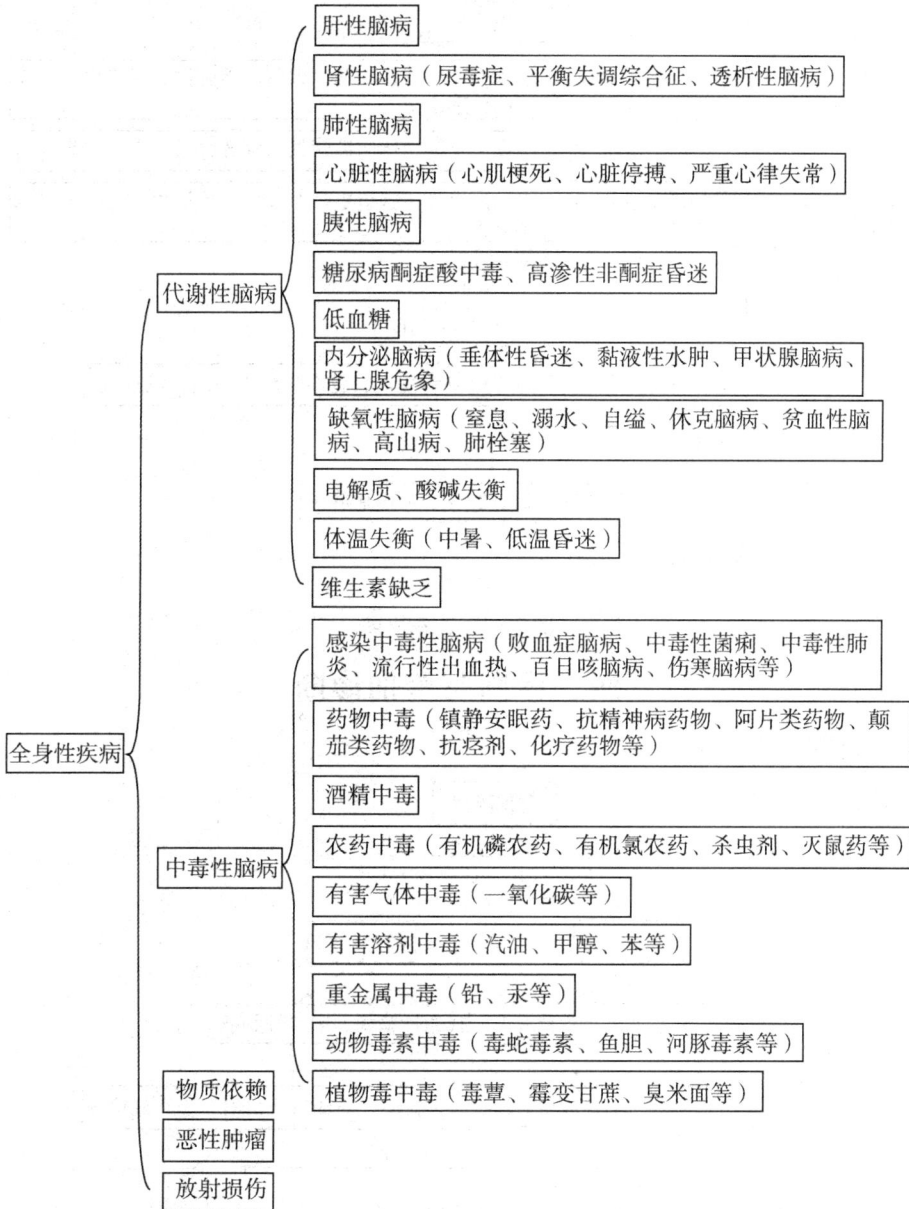

代谢性脑病
- 肝性脑病
- 肾性脑病（尿毒症、平衡失调综合征、透析性脑病）
- 肺性脑病
- 心脏性脑病（心肌梗死、心脏停搏、严重心律失常）
- 胰性脑病
- 糖尿病酮症酸中毒、高渗性非酮症昏迷
- 低血糖
- 内分泌脑病（垂体性昏迷、黏液性水肿、甲状腺脑病、肾上腺危象）
- 缺氧性脑病（窒息、溺水、自缢、休克脑病、贫血性脑病、高山病、肺栓塞）
- 电解质、酸碱失衡
- 体温失衡（中暑、低温昏迷）
- 维生素缺乏

全身性疾病

中毒性脑病
- 感染中毒性脑病（败血症脑病、中毒性菌痢、中毒性肺炎、流行性出血热、百日咳脑病、伤寒脑病等）
- 药物中毒（镇静安眠药、抗精神病药物、阿片类药物、颠茄类药物、抗痉剂、化疗药物等）
- 酒精中毒
- 农药中毒（有机磷农药、有机氯农药、杀虫剂、灭鼠药等）
- 有害气体中毒（一氧化碳等）
- 有害溶剂中毒（汽油、甲醇、苯等）
- 重金属中毒（铅、汞等）
- 动物毒素中毒（毒蛇毒素、鱼胆、河豚毒素等）
- 植物毒中毒（毒蕈、霉变甘蔗、臭米面等）

物质依赖
恶性肿瘤
放射损伤

脑血管疾病
- 脑出血
- 蛛网膜下隙出血
- 脑静脉系统血栓
- 脑梗死
- 高血压脑病

神经系统疾病

颅内感染性疾病
- 脑膜炎（细菌、病毒、真菌、螺旋体、阿米巴、立克次体等感染）
- 脑炎（单纯疱疹病毒脑炎、森林脑炎、乙型脑炎等）
- 寄生虫感染（脑囊虫、血吸虫、疟原虫、弓形虫等的感染）
- 脑脓肿
- 朊蛋白病(CJD)

- 脱髓鞘疾病（急性播散性脑脊髓炎、急性脱髓鞘脑病、巴洛病）
- 脑肿瘤
- 脑外伤（脑震荡、脑挫裂伤、颅内血肿）
- 癫痫

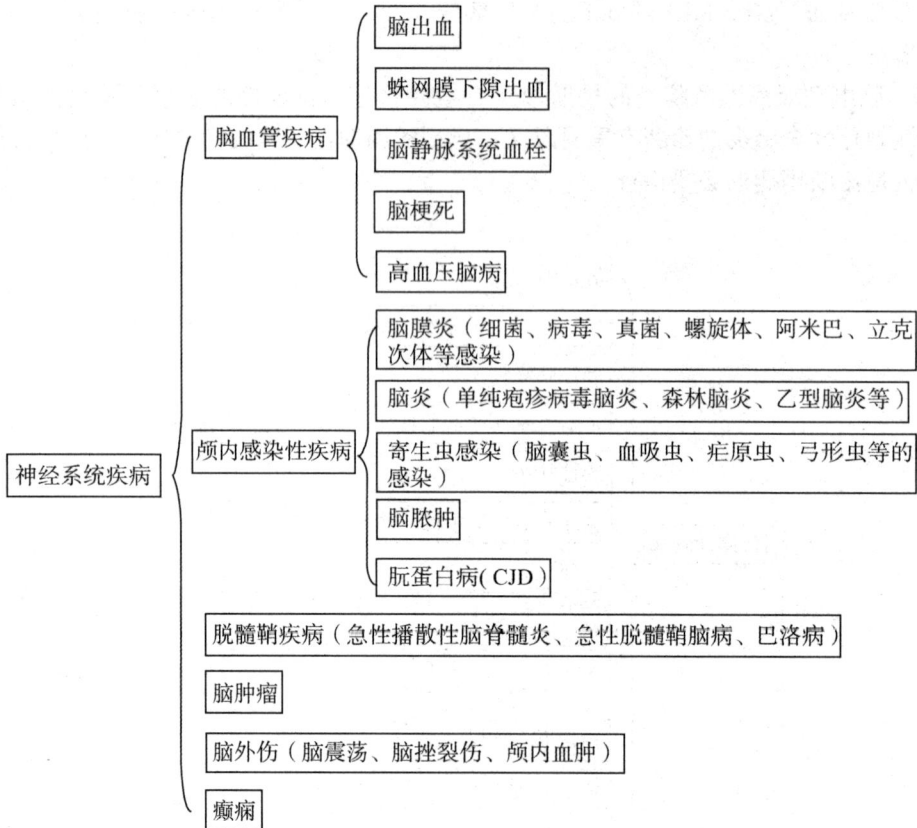

图 2-1 发病原因

四、诊断与鉴别诊断

诊断与鉴别诊断见图 2-20。

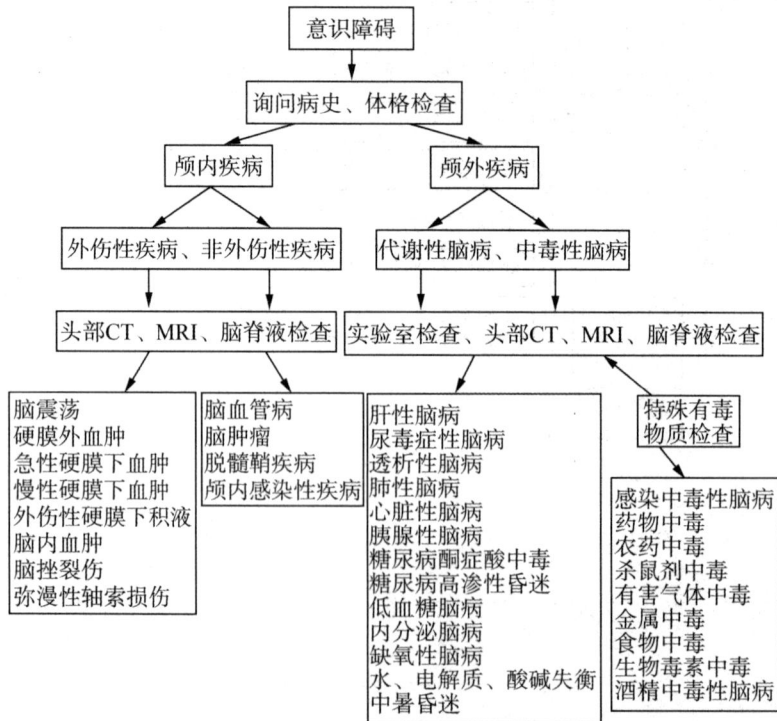

意识障碍
↓
询问病史、体格检查
↓
颅内疾病 ／ 颅外疾病

颅内疾病 → 外伤性疾病、非外伤性疾病
颅外疾病 → 代谢性脑病、中毒性脑病

外伤性疾病、非外伤性疾病 → 头部CT、MRI、脑脊液检查
代谢性脑病、中毒性脑病 → 实验室检查、头部CT、MRI、脑脊液检查

头部CT、MRI、脑脊液检查：
- 脑震荡
- 硬膜外血肿
- 急性硬膜下血肿
- 慢性硬膜下血肿
- 外伤性硬膜下积液
- 脑内血肿
- 脑挫裂伤
- 弥漫性轴索损伤

- 脑血管病
- 脑肿瘤
- 脱髓鞘疾病
- 颅内感染性疾病

实验室检查、头部CT、MRI、脑脊液检查：
- 肝性脑病
- 尿毒症性脑病
- 透析性脑病
- 肺性脑病
- 心脏性脑病
- 胰腺性脑病
- 糖尿病酮症酸中毒
- 糖尿病高渗性昏迷
- 低血糖脑病
- 内分泌脑病
- 缺氧性脑病
- 水、电解质、酸碱失衡
- 中暑昏迷

特殊有毒物质检查：
- 感染中毒性脑病
- 药物中毒
- 农药中毒
- 杀鼠剂中毒
- 有害气体中毒
- 金属中毒
- 食物中毒
- 生物毒素中毒
- 酒精中毒性脑病

图 2-2 诊断与鉴别诊断流程图

五、护理措施

（一）一般护理

（1）病室内温湿度适宜，环境清洁，限制探视、陪伴。

（2）严密监测意识及生命体征变化：昏迷初期应每隔 0.5～1h 观察神志、脉搏、体温、呼吸、血压一次。病情稳定后可改为 2～4h 一次。意识状态与生命体征的观察，在昏迷患者的护理中有重要意义。此外，还应注意观察瞳孔大小、对光反射、角膜反射及压眶疼痛反应以及全身情况、神经系统的体征变化等，并做详细记录。当出现昏迷加深、瞳孔进行性散大、呼吸不规则、血压不稳定时，及时报告医生。

（3）保持呼吸道通畅：因昏迷患者呼吸道纤毛运动、咳嗽反射、吞咽反射减弱甚至消失，易使分泌物堆积，发生误吸，可造成窒息和吸入性肺炎。护理中应定时翻身、叩背、吸痰。吸痰动作要轻柔，每次吸痰时间不超过 15s，以旋转、提拉的方式将痰吸出。如呼吸道不畅、缺氧加重应行气管切开或使用人工呼吸机。

（4）吸氧：脑组织缺氧可加重脑水肿，使意识障碍加重。吸氧有利于维持全身重要脏器的功能，并可预防潜在的并发症，如颅内压增高和脑水肿。采用持续低流量氧气吸入 2～4L/min，吸氧时注意鼻导管插入深度及保护鼻黏膜。鼻导管应定期更换，避免分泌物阻塞，影响氧流量。

（5）遵医嘱按时给予脱水降颅压药物：脑出血昏迷患者常合并颅内压增高和脑水肿，若不及时、有效地控制，则可能发生脑疝而危及生命。常用降颅压的药物为 20% 甘露醇，甘露醇应在 15～30min 内输入，一般用药后 20min 开始起作用，注射后 2～4h 内脱水降颅压作用最强，可降低颅内压 43%～66%，作用可持续 6h 以上。

（6）降低血压：在长期高血压病变的基础上，血压骤升、血管破裂是脑出血的常见原因。血压降至过低可造成脑供血不足，加重意识障碍。如收缩压超过 26.7kPa（200mmHg）者，应酌情应用降低血压药物，但也不宜降至 21.3kPa（160mmHg）以下。使用降压药物的同时应须密切观察患者血压的变化。

（7）维持水及电解质平衡，严格记录 24h 出入量。静脉输液可维持患者水分及能量代谢的需要，保证重要脏器有足够的血流灌注，防止电解质及酸碱平衡失调。昏迷患者 2～5d 内一般给予禁食，静脉补液。有明显颅内压增高者，原则上每日输液不宜超过 1 500～2 000ml，一般以 5%～10% 葡萄糖为主，其余可用生理盐水 500～1 000ml，并注意每日补钾。多汗、高热、呕吐者应酌情增加 1 000ml 左右。定时检查血清钾、钠、氯及二氧化碳结合力。根据化验结果调整补液成分。应保证患者有足够入量，密切观察有无脱水及电解质紊乱的表现，发现异常及时报告医生。

（8）不能进食者可给予鼻饲，以提供充足的营养及水分满足机体的需要量，避免发生营养障碍，增强机体免疫力，减少并发症并可避免水、电解质紊乱的发生。长期昏迷患者可给予鼻饲。鼻饲饮食的内容和数量应根据患者消化能力及热量需要而定，一般给予高热量、高蛋白、易消化的流食。每次鼻饲量以 200～300ml 为宜，鼻饲饮食温度不宜过高，以免造成胃黏膜烫伤。每次灌注前先回抽胃液，检查胃管是否在胃内，灌注速度不宜过快，以免引起呃逆或呕吐，必要时可用肠内营养输注泵匀速泵入。鼻饲后，可再灌注少量温开水冲洗胃管，防止鼻饲管堵塞。

（9）保持大便通畅，如患者 3d 无大便，可遵医嘱给予缓泻药，并帮助患者养成每日定时排便的习惯，每日给患者腹部按摩，促进肠蠕动。

（二）预防并发症的护理

1. 口腔护理　昏迷患者吞咽反射减弱或消失，口鼻腔分泌物聚积易引起细菌或真菌感染。良好的口腔护理可避免口腔炎、肺部感染的发生。临床常采用生理盐水纱球清洁口腔，1～2 次/d。昏迷患者常张口呼吸，可用双层湿纱布盖于口鼻部，以使患者吸入湿润的空气，避免口腔及呼吸道黏膜干燥。为防止口唇干裂，可在口唇上涂以甘油。每次做口腔护理时认真检查口腔黏膜的变化，发现异常及时给予治疗和处理。

2. 眼睛的护理　昏迷患者常由于眼睑闭合不全，致角膜外露，由于干燥和异物可发生角膜炎、角膜溃疡和结膜炎。对于眼睑闭合不全者给予纱布覆盖双眼或眼罩保护，有结膜水肿的患者可每日给予0.25%氯霉素眼药水滴眼。

3. 泌尿系统的护理　昏迷患者无法控制排尿，需留置导尿管，每2～4h放尿1次。及时清洁尿道口分泌物，女患者每日做会阴冲洗，并保持会阴部清洁。大便后肛门及其周围皮肤及时清洁，防止污染导尿管。尿袋的位置应低于膀胱，以防尿液回流引起逆行感染。同时注意观察尿液的性质、尿量、颜色、有无絮状物，发现上述情况及时报告医生。

4. 皮肤护理　由于昏迷患者长期卧床，局部组织受压，导致神经营养及血液循环受阻，加之局部皮肤受到排泄物刺激或全身营养状况低下等因素，易形成压疮。压疮不仅增加患者痛苦，还增加感染机会，甚至可因压疮感染导致败血症，造成死亡。因此，应注意观察患者受压部位皮肤有无发红、苍白并每日评估。保持患者床单位清洁、平整、无渣，如排泄物污染被服，应及时更换。保持患者皮肤清洁、干燥，每日用中性皂液及清水清洁皮肤。搬动患者时将其抬离床面，不要拖拉，防止擦伤皮肤。骨突处部位给予减压敷料保护，勤翻身，改善受压部位的血液循环，减少压疮发生的机会。

5. 防止瘫痪肢体肌肉挛缩、关节僵硬畸形的护理　每次翻身后，将肢体摆放于功能位。定时做肢体的被动活动及主动活动，按摩瘫痪肢体2～3次/d，每次15～30min，可防止或减缓瘫痪肢体肌肉挛缩、关节僵硬及肢体畸形的发生，促进康复。

（三）健康指导

昏迷后患者常留有肢体瘫痪或语言障碍，还需继续给予细致的生活护理，同时指导患者坚持肢体的功能锻炼及语言训练。可配合体疗、针灸、理疗灯以助恢复。对于长期卧床的患者，需指导家属掌握预防压疮及肺部感染的方法。

（蒋秀琳）

第二节　吞咽困难

吞咽是食团在口腔内经过咀嚼后，由口腔经过口咽部进入食管，并通过食管进入胃内的过程。正常吞咽动作的完成需要咽、食管的正常解剖结构和运动功能的完整，中枢和周围神经在吞咽过程中起了调节和控制作用。吞咽困难是指进食时胸骨后发堵，食团通过障碍，停滞不下，或食团不能进入食管，停在口内。正常人在过急地吞咽大块食团时，偶尔可能出现发噎现象，但当发生吞咽困难时应引起高度重视，特别是老年患者，需尽早诊断治疗。

一、发病原因

吞咽困难的发病原因见图2－3。

二、辅助检查

1. X线检查　胸透视或胸片可以了解有无纵隔增大、主动脉瘤、左房增大或心包积液。食管钡餐造影可检查咽部和食管全长和贲门部位有无病变。

2. 拉网脱落细胞检查　食管拉网脱落细胞检查是诊断早期食管癌和食管癌癌前病变较经济、简便、易行、安全可靠的一种方法，最适合门诊和食管癌高发区进行防癌普查，阳性确诊率高达87.3%～94.2%，可作为一种粗筛的检查手段。

3. 食管镜检查　吞咽困难的患者应用食管镜检查，可直接观察到病变部位、范围、形态和色泽，并且做脱落细胞学筛检和病理组织学检查病理确诊。如对食管癌、贲门癌、贲门痉挛、食管良性肿瘤、食管良性狭窄、弥漫性食管痉挛、食管异物、食管裂孔疝、食管结核、食管真菌感染明确鉴别诊断。

4. 食管测压检查　食管测压检查对判断食管的运动功能十分重要。对运动功能失常疾病很有诊断价值，如多发性肌炎、皮肌炎，可见食管上 1/3 蠕动波消失，食管上括约肌静止压减低；食管痉挛仅可见有非蠕动性小收缩波，食管下括约肌不能松弛；食管弥漫性痉挛有食管强力和反复出现的收缩波，而食管下括约肌迟缓功能良好。

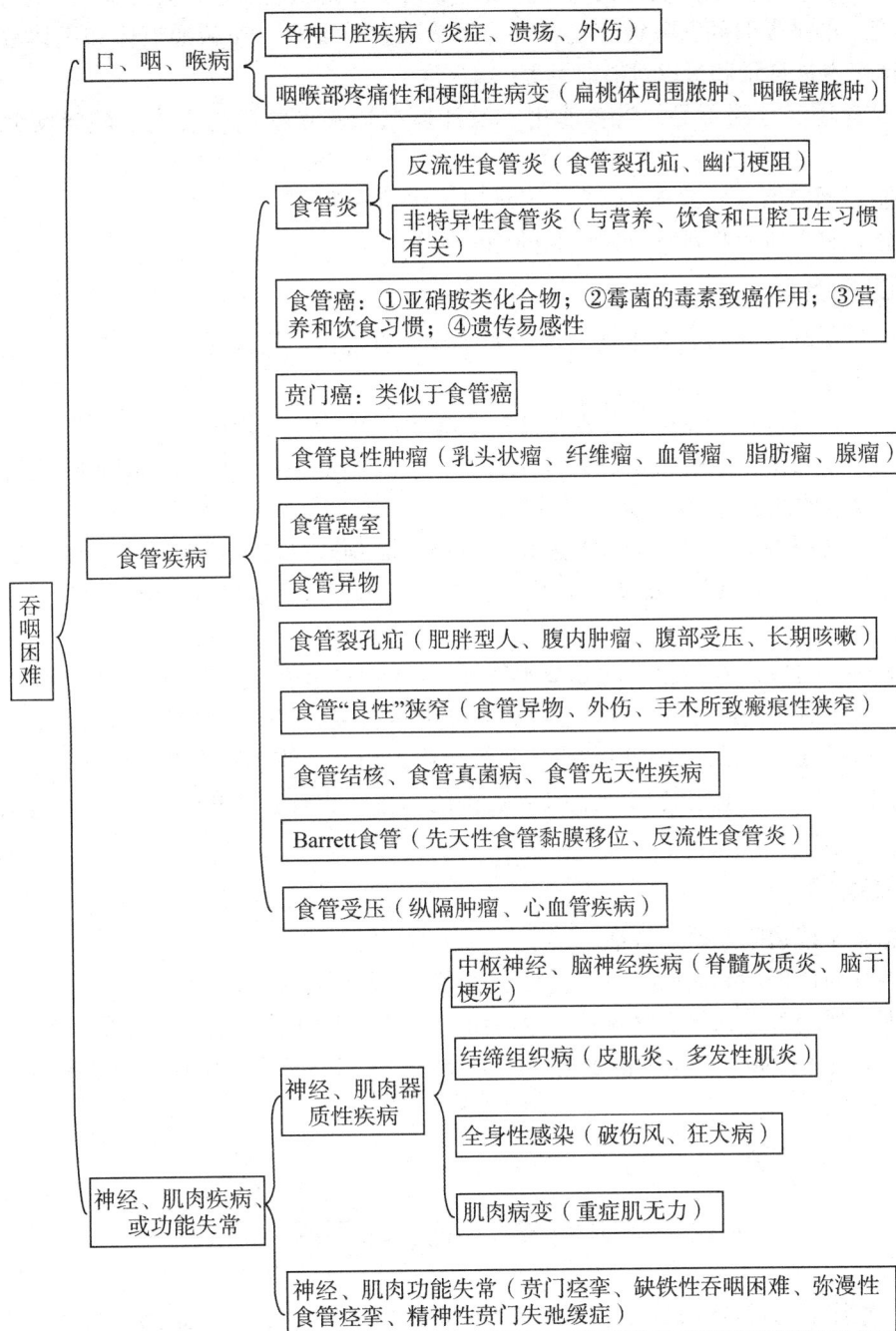

```
吞咽困难
├─ 口、咽、喉病
│   ├─ 各种口腔疾病（炎症、溃疡、外伤）
│   └─ 咽喉部疼痛性和梗阻性病变（扁桃体周围脓肿、咽喉壁脓肿）
│
├─ 食管疾病
│   ├─ 食管炎
│   │   ├─ 反流性食管炎（食管裂孔疝、幽门梗阻）
│   │   └─ 非特异性食管炎（与营养、饮食和口腔卫生习惯有关）
│   ├─ 食管癌：①亚硝胺类化合物；②霉菌的毒素致癌作用；③营养和饮食习惯；④遗传易感性
│   ├─ 贲门癌：类似于食管癌
│   ├─ 食管良性肿瘤（乳头状瘤、纤维瘤、血管瘤、脂肪瘤、腺瘤）
│   ├─ 食管憩室
│   ├─ 食管异物
│   ├─ 食管裂孔疝（肥胖型人、腹内肿瘤、腹部受压、长期咳嗽）
│   ├─ 食管"良性"狭窄（食管异物、外伤、手术所致瘢痕性狭窄）
│   ├─ 食管结核、食管真菌病、食管先天性疾病
│   ├─ Barrett食管（先天性食管黏膜移位、反流性食管炎）
│   └─ 食管受压（纵隔肿瘤、心血管疾病）
│
└─ 神经、肌肉疾病、或功能失常
    ├─ 神经、肌肉器质性疾病
    │   ├─ 中枢神经、脑神经疾病（脊髓灰质炎、脑干梗死）
    │   ├─ 结缔组织病（皮肌炎、多发性肌炎）
    │   ├─ 全身性感染（破伤风、狂犬病）
    │   └─ 肌肉病变（重症肌无力）
    └─ 神经、肌肉功能失常（贲门痉挛、缺铁性吞咽困难、弥漫性食管痉挛、精神性贲门失弛缓症）
```

图 2-3　发病原因

三、护理措施

（一）营养支持

（1）请营养师会诊，计算患者每日需要热量和参考食谱。

（2）选择软饭或半流食，避免粗糙、干硬、辛辣的食物。

（3）鼓励患者尽可能自己进食。

（4）如患者不能经口进食，可遵医嘱给予静脉高营养支持或鼻饲。

（二）饮食护理

（1）餐前准备舒适、清洁、安静的进餐环境，如患者活动后应稍做休息。

（2）进餐时患者应保持端坐位，头稍微前倾，以利于食物顺利通过食管。

（3）提供充足的进餐时间，喂饭速度要慢，每次喂食量要小，交替喂液体和固体食物，让患者充分咀嚼，以保证患者进食量和摄取足够的营养。

（4）如果患者唾液分泌不足，进食前用柠檬汁擦拭口腔或鼓励患者进食酸味硬糖，可刺激唾液分泌。

（5）鼓励能吞咽的患者尽量自己进食，必要时可少量多餐。

（6）卒中患者进食时应将食物放在口腔健侧的后部。

（三）预防并发症

（1）进餐时尽量减少环境中的干扰因素，如电视、收音机、周围过多的人员，防止这些因素分散患者注意力而引起呛咳。

（2）进餐后为患者进行口腔护理，避免食物残留在口腔，引发误吸。

（3）如果有食物滞留，鼓励患者把头转向健侧，并控制舌头向麻痹的一侧清除残留的食物。可做点头吞咽动作，以清除残留在梨状隐窝的食物。

（4）与患者及其照顾者一起讨论和阐述误吸的原因和预防措施 避免进食干硬、辛辣的食物，应选择密度均一的半流食，如酸奶、藕粉、烂面、粥等。在进食时取端坐位，给充足的时间细嚼慢咽，监测患者是否有脱水。

（5）呛咳处理：呛咳是吞咽困难的最基本特征。出现呛咳时，患者应腰、颈弯曲，身体前倾，下颌低向前胸。当咳嗽清洁气道时，这种体位可防止残渣再次侵入气道。如果食物残渣卡在喉部，危及呼吸，患者应再次弯腰低头。治疗师在肩胛骨之间快速连续拍击，使残渣移出。并站在患者背后，将手臂绕过胸廓下，手指交叉，对横膈施加一个向上猛拉的力量，由此产生的一股气流经过会厌，可"吹"出阻塞物。

（四）健康指导

（1）告诉患者不能边吃东西边讲话。

（2）口服药片应碾碎后制成糊状，注意要了解清楚哪些药可以碾碎后吃。

（3）向患者、照顾者、家属讲解患者发生误吸（呛噎、咳嗽、气促）后应采取的急救措施：如果误吸液体让患者上身稍前倾，头稍微低于胸口便于分泌物引流并擦去分泌物；如果患者呼吸困难及时通知医护人员。

（杨宜萍）

第三节　排尿障碍

排尿是尿在肾脏生成后经输尿管暂贮在膀胱中，贮到一定量后，一次地通过尿道排出体外的过程。排尿障碍是指排尿动作、排尿量、排尿次数等出现障碍的统称。尿潴留是指膀胱内充满尿液而不能排出，常常由排尿困难发展到一定程度引起。尿潴留分为急性与慢性两种。前者发病突然，膀胱内胀满尿液不能排出，患者十分痛苦，临床上常需急诊处理；后者起病缓慢，病程较长，下腹部可扪及充满尿液的膀胱，但患者却无明显痛苦主诉。尿失禁是由于膀胱括约肌损伤或神经功能障碍而丧失排尿自控能力使尿液不自主地流出。

一、发病原因

排尿障碍的发病原因见图 2-4。

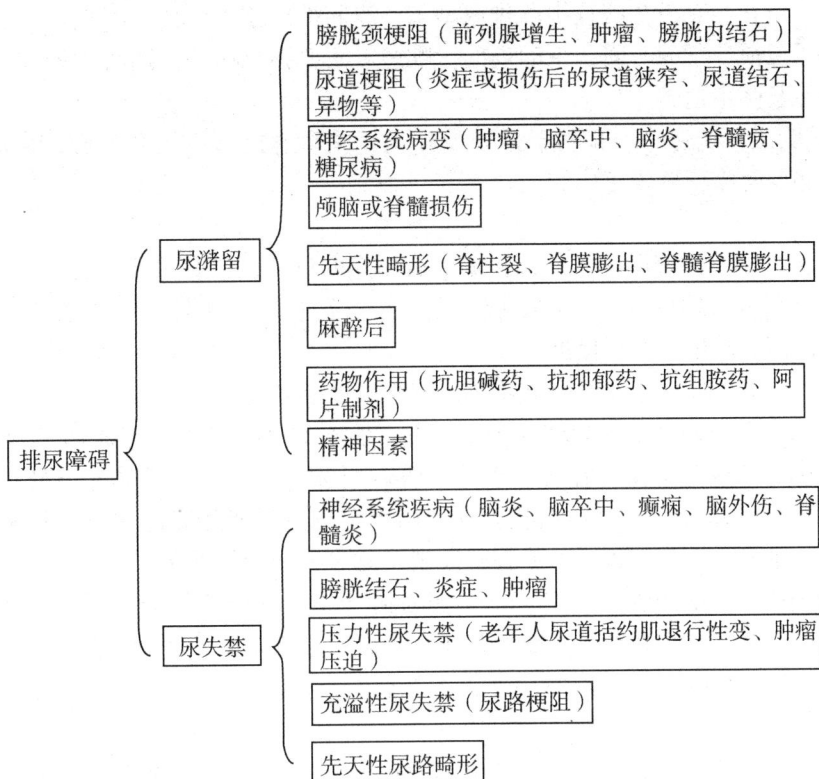

图 2-4　发病原因

二、辅助检查

1. 实验室检查　前列腺液对于诊断前列腺疾病有重要意义；前列腺特异抗原（PSA）测定对诊断前列腺癌有一定意义；血糖、尿糖检查可确诊糖尿病；尿常规可了解有无尿路感染；尿细胞学检查对泌尿系肿瘤亦具有诊断价值。

2. 膀胱及下尿路 B 超、膀胱镜　有助于了解有无尿潴留、前列腺疾病、膀胱或下尿路结石、肿瘤等。

三、诊断与鉴别诊断（图 2-5）

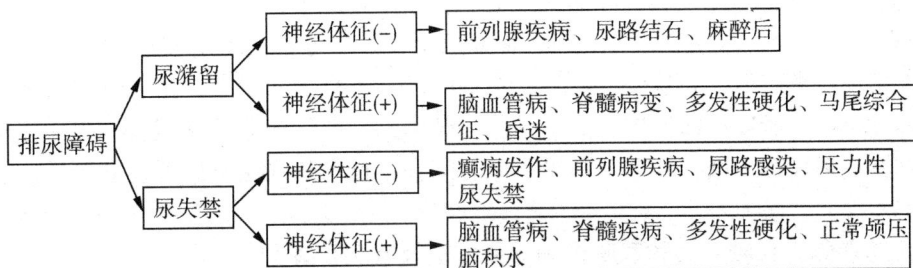

图 2-5　诊断与鉴别诊断流程图

四、护理措施

1）指导患者日间摄入 3 000ml 以上的液体包括食物、饮料、汤汁，预防尿路感染及形成结石；避免饮茶、咖啡、酒，因其会刺激肾脏且扰乱排尿型态；夜间控制饮水，保证睡眠。行动不便需要依赖他人者应主动了解排尿习惯，掌握时间，主动询问。嘱患者不要强忍尿意，随时满足排尿需求，对尿潴留患者要及时导尿排除紧张不适感。

2）环境：要求为患者制造一个有利于排尿的环境，注意遮挡以避免寒冷和羞耻感，尤其尿频者，床位应靠近厕所，必要时将便器置于床旁。

3）协助排尿

（1）卧床者在治疗许可的范围内，应采用增加腹压感的体位，以利尿液排出。

（2）无机械性梗阻的排尿困难者，可嘱患者取坐位，行下腹部热敷，听流水声，冲洗会阴等感觉性刺激可缓和排尿抑制，产生尿意，促进排尿。

（3）当残余尿 >100ml 时，遵医嘱给予导尿或留置尿管等措施。

（4）泌尿系统感染者要多饮水 >3 000ml/d，有助于膀胱内感染清除，糖尿病患者要规律排尿。

（5）脊髓损伤引起的尿潴留在膀胱尚未十分胀满时用手加压排尿，即手置于患者下腹部膀胱膨隆处，向左右轻轻按摩 10~20 次，促使腹肌松弛，再用手掌自患者膀胱底部向下推移按压，注意用力均匀，逐渐加大压力，但用力不可过猛，以免膀胱破裂，此法可减少膀胱余尿。

（6）排尿意识训练：每次尿管放尿前 5min，患者卧于床上，指导其全身放松，想象自己在一个安静、宽敞的卫生间，听着潺潺的流水声，准备排尿，并试图自己排尿，然后由陪同人员缓缓放尿，强调患者利用全部感觉，开始时可由护士指导，当患者掌握正确方法后，可由患者自己训练，护士每天督促、询问训练情况。

（7）训练膀胱：意识清楚，有排尿感觉（有尿意时）的长期留置尿管患者，夹闭导尿管，定时每 4h 开放 10~15min。再夹闭，尽量延长 2 次排尿之间的时间，至少延长到每 2~3h 开放导尿管 1 次，此方法可恢复膀胱收缩舒张的功能。

（8）对于有心智障碍而无器质性排尿功能障碍患者：如脑器质性障碍或痴呆症患者评估其摄入量情况，于固定时间协助督促患者排尿，也可以使用尿布或成人纸尿裤等。

4）预防感染

（1）可鼓励患者多摄取维生素 C、五谷类、肉类、绿叶蔬菜、水果汁等酸化尿液，可降低细菌的繁殖，并可预防尿路结石。

（2）有尿感时不要憋尿。尤其女性做好会阴部卫生，养成良好的卫生习惯，避免盆浴，擦拭应由前至后。

（3）内裤要透气吸汗，避免过紧，以减少细菌滋生的机会。

（4）性交后要多喝水，排空膀胱，以预防会阴部感染。

（5）留置导尿管者按护理常规做好留置尿管护理。

5）皮肤护理：尿失禁、尿频导致会阴部、臀部潮湿，尿中分解的氨对皮肤的刺激可发生发红、破皮、皮疹甚至失禁性皮炎破溃，一旦伤口产生，在潮湿环境下易引起感染，留置导尿管者则因尿道口易污染、损伤而继发感染，所以应保持皮肤清洁干燥，会阴部、臀部尿湿后均需及时更换尿垫，用清水擦洗。皮肤表面可涂油剂保护皮肤，如凡士林等。及时除去不良气味并保持患者皮肤干燥。

6）健康指导

（1）对膀胱功能障碍者教会其和家属正确导尿方法及有关护理知识。

（2）施行排尿训练，其效果的产生往往需要数日至数周不等。指导患者家属需保持耐心，给予精神上支持及正向反馈。

（3）针对引起排尿异常不同的病因进行心理护理，情绪紧张、焦虑、烦躁、不安及羞耻感均可造成心理压力大，久之可丧失自信和生存信念，护理人员要加强与患者的交流和沟通，鼓励患者坚定信心，配合治疗，坚持康复训练。

（4）针对病因进行预防教育。

（杨宜萍）

第四节 排便困难

排便障碍主要是指由于盆底肌协调障碍或大便困难引起的排出粪便的障碍，这一类又可以称为出口梗阻型便秘，常由于盆底肌、肛门括约肌在排便时的活动不能协调，或感觉异常所致。便秘是老年人经常发生的问题，由于缺乏排便的动力所致或排便反射经常受到抑制，直肠对粪便刺激敏感性下降，粪便在肠内停留过久，水分被吸收过多，粪便干燥不能排出。腹泻是指排便次数较平时增多，且粪质稀薄、容量及水分增加，并含有异常成分，如未消化的食物、黏液、脓血及脱落的肠黏膜等。腹泻时伴有腹痛及里急后重感。大便失禁则由于肛门内、外括约肌功能失常导致粪便不正常储存于肠道。

一、发病原因（图2-6）

排便困难的发病原因见图2-6。

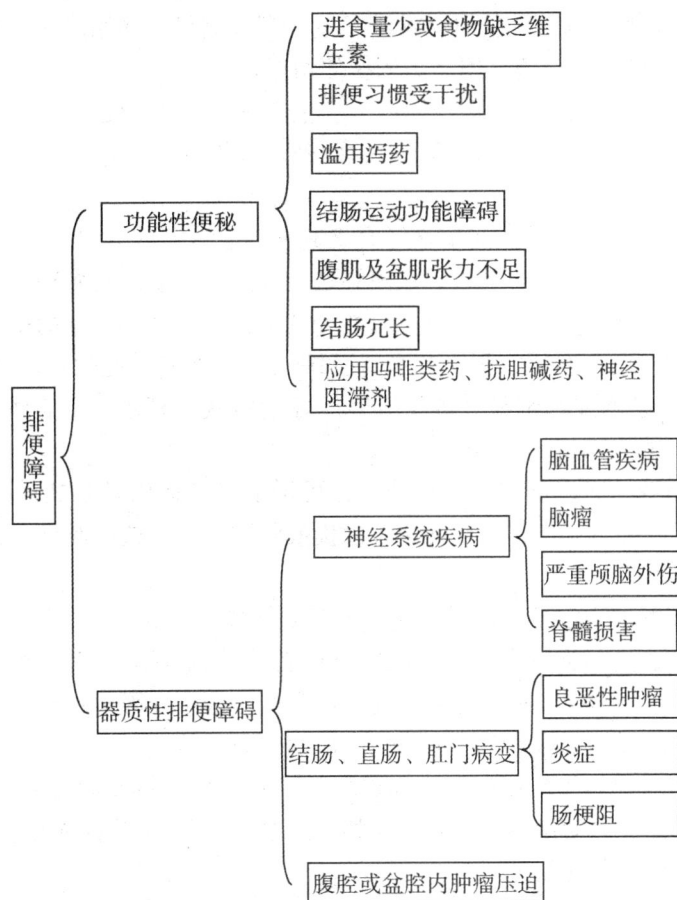

图2-6 发病原因

二、辅助检查

1. 便秘患者 进行大便常规（注意观察大便的颜色、气味、硬度、形状等）及便隐血试验检查，X线钡餐检查，纤维内镜检查。

2. 腹泻患者 应行大便常规、大便培养及大便隐血试验检查。还根据患者情况做血液检查如血常规、电解质、肝肾功能等，必要时行小肠吸收功能试验、X线钡餐、直肠镜、结肠镜及B超等检查。

3. 大便失禁患者

（1）视诊检查：可能见肛门处有原手术或外伤瘢痕畸形等。

（2）肛门指检检查：见肛管松弛或括约肌收缩功能差等，临床诊断可以确立原发病因在神经系统和结肠者，要通过神经系统检查、钡剂灌肠和内镜检查等来确立。近年来对肛肠功能检查有一些新的进展，包括肌电描记可见到肌肉张力异常，肛门反射潜伏期加长，肛门皮肤反射和直肠膨胀正常反射消失等。肛直肠腔内气囊测压描记可见到压力图异常。

（3）排粪X线造影：可见到肛管直肠角消失等，这些检查有助于区分病变病因和制订合适的治疗方法。

三、护理措施

（一）便秘的护理措施

1. 病情观察　密切注意患者排便的情况，粪便的性质、颜色及量，观察有无伴随症状，病情变化随时做好记录。

2. 遵医嘱给予药物治疗　常用口服缓泻药如酚酞、通便灵等。应用缓泻剂应注意药物起作用的时间，避免影响患者的休息。直肠常用药物有甘油灌肠剂、开塞露等。使用时应注意尽量使药液在肠道内保留 15～20min，以达到疗效。注意观察用药后的排便情况。

3. 培养定时排便习惯　培养良好的规律生活，定时进餐、定时排便。协助并鼓励患者每日晨起坐盆或蹲 10～20min。因晨起后易引起胃、结肠反射，此刻训练排便，易建立条件反射，日久可养成定时排便的好习惯。

4. 合理安排日常饮食　鼓励患者多食用含纤维素高的饮食，纤维素有亲水性，能吸收水分，使食物残渣膨胀，形成润滑凝胶，在肠内易推进、刺激肠蠕动，加快残渣对直肠壁的刺激，激发便意和排便反射。如玉米面、荞麦面、蔬菜、水果等，还可以增加花生油、香油等油脂的摄入。

5. 多饮水　水分可增加肠内容物容积，刺激胃肠蠕动，并能使大便软化。每天至少保证饮水量为 1 500～2 000ml，可喝些淡盐水或蜂蜜水。每天清晨最好空腹饮一杯水，空腹饮水对排便有刺激作用，反射性地引起排便。

6. 进行适当的体育锻炼　适当增加全身运动量，可增加直肠血供及肠蠕动，以利于排便。如保持膝部伸直做收腹抬腿及仰卧起坐动作，并教会患者做提肛收腹运动，或顺肠蠕动的方向做腹部按摩，一日数次。

7. 环境　创造舒适安静的生活环境尽量避免如厕时受外界因素的干扰，保持厕所清洁。

8. 心理护理　加强与患者的交流沟通，仔细聆听患者的诉说，给予患者精神安慰与支持。与患者一起共同寻找便秘的原因，共同制订训练排便计划，消除其心理不安因素，减轻精神压力等。为患者提供舒适安静的休养环境，保证充分休息，增强战胜疾病的信心。

9. 健康指导　向患者及家属解释便秘对人体的危害，预防便秘的重要性及方法。告诉患者及家属不良的生活方式和饮食习惯、运动量不足、滥用药物、精神因素等与便秘的关系。教会患者观察病情、简单处理便秘的方法及使用泻药的原则。

（二）腹泻的护理措施

1. 控制腹泻，维持水电解质平衡

（1）病情观察：①排便状态及粪便性状：不同原因引起的腹泻，可产生不同的粪便特征。排便次数多且变成暗红色果酱样，提示阿米巴痢疾；腥臭便见于急性出血性坏死性肠炎和直肠癌；米泔水样便见于霍乱。应注意正确记录大便次数、量、形状、颜色、气味等，并及时送检大便标本。②脱水的观察：由于患者食欲不振，摄入不足，腹泻排出大量水分和电解质，造成体内水分不足，引起水电解质紊乱，可能导致休克和心力衰竭。故对腹泻患者应注意观察和估计脱水的程度，每小时要监测出入量情况；同时注意观察患者的神志及生命体征变化，及时给予液体、电解质、营养物质的补充，以满足患者每日需要量，补充额外丧失量，维持血容量，防脱水和循环衰竭发生。

（2）药物治疗原则：腹泻患者，应以病因治疗为重点，遵医嘱给予止泻药，使用止泻药物应注意：①明确病因治疗时，轻度腹泻患者应慎用止泻药，因腹泻有将体内有害物质清除体外的作用。②诊断不明而又不能排除严重疾病时，应慎用止泻药，不能因症状控制而放松观察和治疗。③尽量避免服用可成瘾的药物，必要时短期使用。

（3）用药后观察：①一般止泻药具有收敛作用，其颗粒表面积大，可吸收水分和有毒物质。用药时应注意记录大便次数、性状和量，了解用药后的反应，一旦腹泻控制应立即停药。用药过程中大便颜色变黑属正常现象。②服用吗啡、可待因时，由于它可减少消化液分泌，抑制肠蠕动，从而减慢粪便通过肠道的速度，使大便干燥，久用可成瘾，用药时一定严格按照用药的剂量和用药的次数，腹泻停止应立即停药。③解痉止痛剂如阿托品等，应注意用药反应，如口干、视力模糊等。

2. 减轻肛周刺激，增加舒适感　因粪便中含有酸性及消化酶等刺激性物质，频繁排便可使肛周皮肤受损，引起瘙痒、疼痛、糜烂及感染。应指导和帮助患者排便后用软布清洗肛门。局部可湿热敷，肛周可涂敷抗生素软膏保护肛周皮肤，促进溃疡愈合，

3. 饮食疗法　饮食中脂肪含量不宜过多，过多会造成消化、吸收障碍，增加病变肠道的负担。生冷、多纤维、不易消化等食物大量摄取可造成机械性刺激，促进肠蠕动，故患者应进食清淡、少渣、易消化、营养丰富的高蛋白、高热量、高维生素和矿物质的食物。忌食豆类和乳制品，以防肠胀气。腹泻好转后逐渐增加食量，以利于体力的恢复，维持体重。

4. 健康教育

（1）建立并维持满意的生活方式：生活有规律，注意劳逸结合。功能性腹泻的患者，应使其了解精神因素在疾病发展过程中所起的作用，协助患者合理安排生活与工作，建立和谐、健康的生活方式。

（2）注意饮食卫生：向患者及家属讲明饮食对疾病的治疗与预防的重要性，指导其应注意饮食卫生，如蔬菜水果应清洗干净，生、熟食品应分开加工等。饭前便后应洗手，养成良好的卫生习惯。

（3）讲解止泻药物相关知识：遵医嘱按时服药，不能自行吃药或停药，尤其注意勿滥用止泻药，以免造成便秘和成瘾。

5. 心理护理　保持心态平衡，腹泻可由生理及心理因素造成。精神紧张可刺激自主神经，造成肠蠕动增加及黏液分泌亢进。因此，必须使患者情绪稳定。可通过解释、鼓励和提高患者的认知水平来调节情绪。建立清洁整齐的休养环境，保证患者安静、舒适的休息。

（三）大便失禁的护理措施

（1）若无禁忌，保证患者每天摄入3 000ml的液体。

（2）如果有粪块嵌塞，给予清除。

（3）如果病情允许，鼓励患者活动锻炼。

（4）提供床旁便器和辅助器具（轮椅、拐杖），或帮助患者如厕。

（5）在肛周涂保护性软膏，减轻皮肤刺激。

（6）建立排便规律

1）鼓励患者每天在同一时间排便。

2）早饭后或喝热饮料后，给甘油栓剂并使用手法刺激，每次10～15min，直到产生便意。

3）排便时尽量采取坐姿。

（7）必要时指导患者选择合适的便失禁器具。

（杨宜萍）

第五节　睡眠障碍

睡眠和觉醒是人一生中反复交替的两种生理状态，睡眠占据人类生命中大约三分之一的时间，是人

类生存的必要条件。它受接近地球自转周期的"昼夜节律（circadian rhythm）"的影响，同时也受人类自身"生物钟（biological clock）"的调控。据世界卫生组织调查，27%的人有睡眠问题。睡眠障碍是指睡眠的数量、质量或时间发生紊乱。睡眠障碍在一般人群中很常见。根据其定义和研究的人群构成不同，得出的患病率也有很大的不同。有研究显示，超过30%的成人主诉失眠，5%的成人有过多睡眠，大约15%的青少年和14%的成人存在某种睡眠–觉醒障碍。随着年龄的增长，失眠的发生率呈升高趋势，睡眠障碍是老年人常见的症状之一。

一、发病原因

睡眠障碍的发病原因见图2-7。

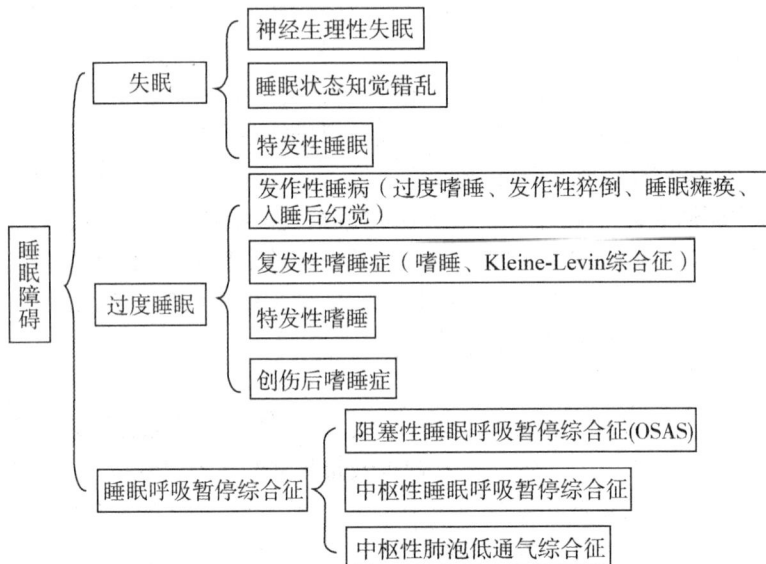

图2-7 发病原因

二、辅助检查

睡眠客观的测定和评价是依靠实验室多导睡眠生理记录的检查。整夜连续脑电图、眼动电图和肌电图的综合分析可以准确地确定睡眠的分期。通过测定相应指标如：

1. 与呼吸有关的指标 包括口鼻气流、胸腹呼吸运动、血氧饱和度的无创性测定、鼾声、体位及食管压力。

2. 与心脏功能有关的指标 主要有心电图的连续监测，了解睡眠中的心肌供血及心律失常情况。血压的监测可了解睡眠中血压的变化过程和与呼吸心脏变化的关系，来确诊相关疾病，如发作性睡眠或睡眠呼吸暂停综合征。

三、诊断与鉴别诊断

睡眠障碍的诊断与鉴别诊断见图2-8。

四、护理措施

1）观察并记录患者的睡眠型态、伴随症状及程度。

2）和患者分析引起睡眠障碍的生理、心理、环境、生活习惯等因素，并讨论去除或减轻这些原因的有效方法。

3）帮助患者建立良好的睡眠习惯

（1）调整作息时间，合理安排日间活动，午间可安排小睡，晚间能有固定的就寝时间。

（2）改善睡眠环境，减轻声音的干扰，调整适宜的光线与温度，保持卧室的舒适与整洁。

（3）建立有助于入眠的行为，并将其规律化。例如就寝前沐浴、刷牙、上洗手间；睡前短时间的阅读、听音乐，使自己放松等。

（4）改善不良的睡眠习惯。如非睡眠的时间躺床；睡前2h有过度的饮食与过度的活动；睡前饮用刺激性饮料（咖啡、茶或可乐）等。

（5）睡眠时注意夜间醒后避免强光照射；起床后30min内接受日光1h以上，有利于培养规律的睡眠觉醒节律。

（6）住院患者，则应尽量提供患者平常睡前习惯的环境及条件，减少病房环境与治疗活动对患者睡眠的干扰，并协助患者采取舒适的卧姿。

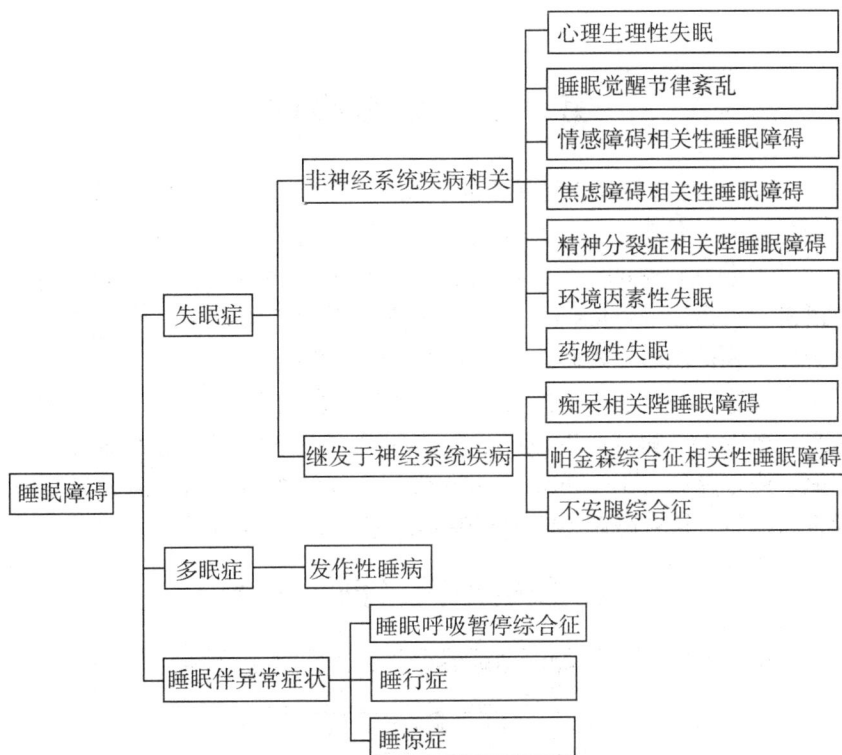

图2-8　诊断与鉴别诊断流程图

4）心理护理

（1）护理人员应掌握患者的心理动态，帮助患者认识和发觉自己产生恐惧和忧虑的根源。消除患者睡前精神紧张和不安，保持良好的精神状态，促进睡眠。

（2）关心和体贴患者，耐心倾听主诉，多与患者交流，建立相互信任的关系。

（3）若患者在生活中遇到突发事件，调适困难，可提供个别交谈的机会，适时给予理解并设法解决，或向患者介绍心理咨询医生。

（4）指导患者学习放松技巧，例如渐进性肌肉放松、冥想、自我暗示等，以增加患者放松与舒适感。

（5）鼓励患者积极治疗原发病，增强战胜疾病的信心。

5）用药护理

（1）指导患者遵医嘱合理服药。

（2）观察并记录患者的服药情况及评估药物对睡眠型态的影响。

6）健康教育

（1）睡眠卫生对保持正常和良好的睡眠是非常重要的。睡眠环境、舒适度、安静程度、空气质量、温度及光线等都是睡眠卫生的重要因素。最适合的睡眠环境和消除不良的睡眠习惯对治疗失眠是非常奏效的。不良的睡眠卫生习惯常引起失眠。

（2）使患者了解不规则的起居时间，过多或过少的睡眠，都可以干扰睡眠节律引起失眠。

（3）40 岁以后人体随年龄增长会出现一些睡眠生理变化，特别会在 45 岁之后，出现睡眠的潜伏期延长，睡眠中唤醒次数增加，有时还会出现睡眠呼吸暂停和周期性下肢运动。随年龄增长发生失眠的概率增加。所以，45 岁以上的失眠人群应积极采取应对措施，减少白天的小睡，增加室外活动。

（4）咖啡因、尼古丁和乙醇都是与睡眠密切相关的物质。大量饮酒会引起睡眠中出汗和头痛，咖啡因和尼古丁可增加睡眠唤醒的次数，减少总的睡眠时间。因此，忌烟或睡前不吸烟，停止饮用含有咖啡因的饮料，可有效地防治失眠。

（5）及时向患者讲解疾病知识、治疗原则、方法、效果及注意事项。

（6）睡眠过度的患者如果药物不能控制嗜睡症状，则应避免驾车等有一定危险性的活动，以免受伤。

（王秋苓）

第六节　语言障碍

语言（language）是人类特有的复杂而重要的功能，人类每天加工处理大量信息，其中最重要的是语言符号（视觉和听觉符号）信息。语言是通过应用符号达到交流的目的，即符号的运用（表达）和接受（理解）能力。符号包括口头的、书写的（文字）符号，用口头表达的语言叫会话语言，用文字书写的语言叫文字语言。失语症（aphasia）由于大脑受损引起的语言交流能力的丧失或受损，是大脑局部病变导致的后天性或获得性语言障碍。失语症患者在无意识障碍的情况下，对语言交流符号的运用和认识发生障碍，语言表达及理解能力受损或丧失。患者无感觉缺损，能听到声音和看见文字，但不理解言语和文字的意义。患者无口咽部肌肉瘫痪、共济失调，但不能清晰地说话或说出的话不能表达意思，使听者难以理解。构音障碍（dysarthria）是指和发音有关的神经和肌肉的障碍引起发音异常或构音不清，是单纯的言语障碍，构音障碍无听理解障碍，写字、读书没有异常，不属于失语。

一、发病原因（图 2 - 9）

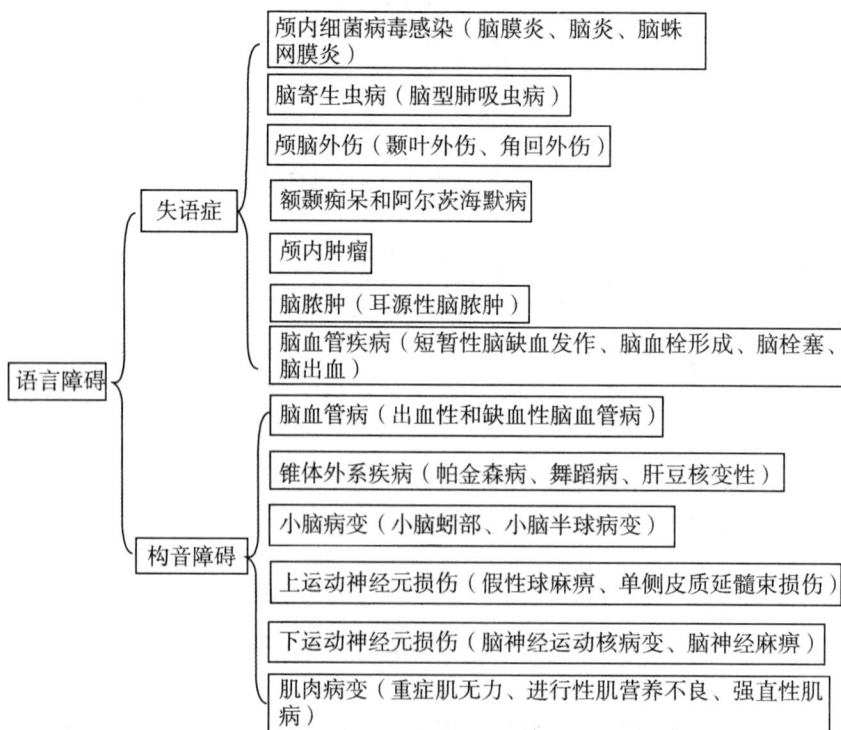

图 2 - 9　发病原因

二、辅助检查

　　头部 CT 和头部 MRI 是诊断失语症、构音障碍的重要依据，在确定有语言障碍的基础上，应通过头部 CT 或头部 MRI 确定大脑是否有局部病灶。同时应进一步确定是否为言语的功能区，结合失语症的检查进一步区分是哪种失语症及是否有构音障碍。如果为脑血管病所致的失语或构音障碍，则可进一步通过 TCD、MRI、CTA 及 DSA 等进一步观察血管的走行、动脉硬化程度和有无狭窄、闭塞、血管畸形及动脉瘤等。

三、诊断与鉴别诊断（图 2 – 10，图 2 – 11）

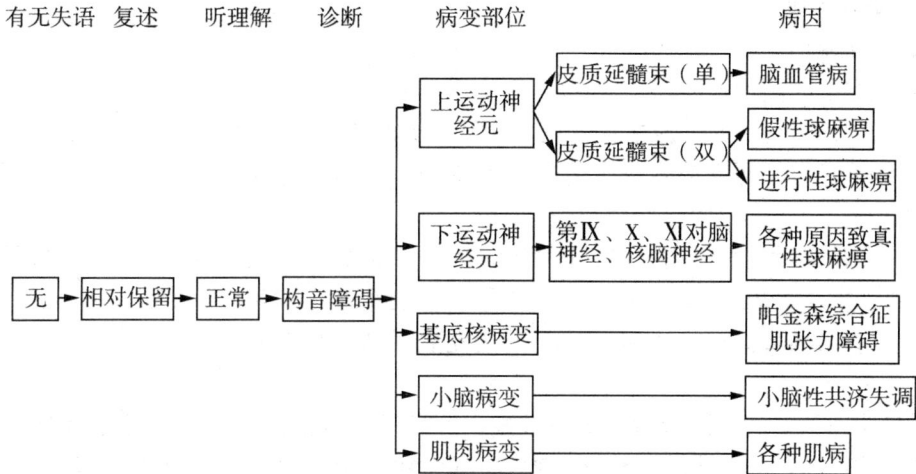

图 2 – 10　构音障碍诊断与鉴别诊断流程图

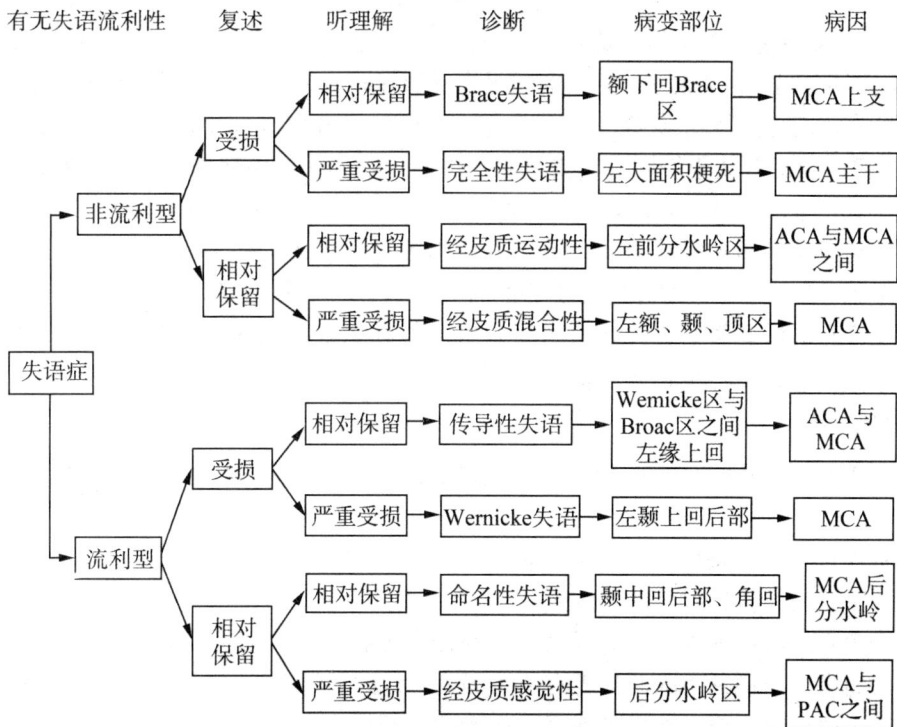

图 2 – 11　失语症诊断与鉴别诊断流程图

四、护理措施

（一）选择有效的沟通方式，满足患者的生活需要

（1）把信号灯放在患者的手边。

（2）注意观察患者非语言的沟通信息。

（3）与患者交谈时注意减少环境中的干扰因素，如电视、收音机、病室内人员过多等。

（4）提出的问题应直接、简短，一次只问一个问题，使患者能用"点头"或"摇头"来回答问题。

（5）安排熟悉患者情况、能与其有效沟通的医护人员为患者提供连续护理，以减少无效交流。

（二）在病情平稳后，尽早进行语言训练

1）鼓励患者多说话。

2）给患者充足的时间回答问题。

3）护理人员对患者说话时，应慢且清楚，重复关键词，必要时使用躯体语言。

4）对于失语症患者，语言功能训练是非常重要的，护理人员应指导患者和家属进行语言功能训练。具体方法如下：

（1）对于完全性运动性失语的患者，即完全不会讲话的患者，应从学发音开始。如让患者发"啊"音，或用嘴吹哨来诱导发音。然后让患者学说常用的、最熟悉的单字如吃、喝、好、不，再教患者讲双音词、短语、短句，最后说长句。训练时说话与视觉刺激结合起来，看图识字或与实物相结合来练习，这样效果较好。

（2）运动性失语的患者讲话费力或讲不清楚，这种患者常常词汇贫乏，只能讲单词或单句。对其进行语言训练比较容易，主要是耐心地教患者学会更多的词汇和锻炼语言肌肉的运用技巧。通过多读（报纸或书）来练习舌的灵活性。

（3）对感觉性失语的患者，可以用视觉逻辑法或手势来训练。视觉逻辑法是让语言与视觉结合，促使语言功能恢复。比如给患者端上饭、放好勺，并告诉患者吃饭。反复刺激，让患者理解。手势法就是训练者用手势与语言结合起来，如说洗脸，同时用毛巾示意抹脸，患者会很快理解而主动接毛巾洗脸。

（4）混合性失语的患者既听不懂，又不会说话。这种患者训练较困难，训练时需将说、视、听结合起来。如让患者洗脸，既要说洗脸，又要指着毛巾和脸盆，并做手势抹脸让患者看，如此反复讲述。

（5）失语症状严重的患者，其语言训练需反复刻苦地练习，患者要有信心，训练者要有耐心。

（6）平时要与患者多面对面地交谈，给患者读书报。跟患者交谈时要慢慢地说，句子要短，内容要简单，让患者有一个听进、理解并作出应答的时间，必要时重复几遍。

（7）练习发音和讲话要从单音开始，由易到难。鼓励患者主动练习，反复练习，持之以恒，就一定能使语言障碍恢复得很好，甚至完全康复。

（三）心理护理

护理人员及家属应有耐心对待失语的患者，及时了解患者的心理变化，给予心理支持。心理护理过程中应注意：

（1）当患者进行尝试和获得成功时给予鼓励。

（2）当患者试着与人沟通时要耐心倾听。

（3）尽量避免在患者面前说他不能说话，以免挫伤患者的自尊心。

（4）不要对患者大声说话，除非患者有听力障碍。

（5）当对患者说话时，要站在患者前面，眼光要注视患者。

（6）对患者的挫折感要表示理解。

（7）鼓励患者慢慢说，说话之间可以停顿。

（8）鼓励家属探视，增加患者与家属之间的交流机会。

（王秋苓）

第三章

神经内科疾病护理

第一节　病情观察与护理评估

一、概述

　　神经外科疾病病情复杂、变化快，护士在面对神经外科急重症患者时，是否能够及时、准确的发现病情变化并采取有效的治疗和护理措施，直接关系到患者抢救的成败。为使神经外科护理工作能够适应医学的发展和社会的需要，能够积极有效的配合医生进行救治，从而增加急重症患者抢救的成功率。

二、护理评估

　　护理评估是护理程序的第一步，目的是对患者的健康状况进行全面的收集、核实和记录，掌握患者的疾病状况和健康问题。护士必须通过护理评估，才能正确地对患者进行恰当的护理干预。

　　对神经系统的护理评估应包括意识水平、病情定位和认知、瞳孔标志、运动功能及生命体征等。评估和护理的频率应因人而异，及时观察神经系统的变化进行评估和记录，并与医生及时沟通研究。

（一）体温

　　1. 体温过高　脑损伤可引起中枢性高热，持续高热会使脑水肿加重。临床应用冬眠亚低温疗法进行脑保护，使用冬眠药物30min后应用物理降温，每1h下降1℃为宜，温度每降1℃，耗氧与血流量均降低6.7%，以利脑功能的保护。

　　2. 体温过低　颅脑手术术后患者体温过低是由于全麻药物能不同程度地抑制体温调节中枢，降低了体温的应激能力而不能及时调节；术中应用肌松药也阻滞了肌肉收缩使机体产热下降；肢端体温明显低于正常值是周围循环血容量不足的主要指征；也常见于休克及全身衰竭的患者。

（二）心电监测

　　对患者进行持续心电监护，清楚地显示心电波形及节律，能较完整地反映心脏状态。严重脑损伤患者的心电图改变包括窦性心动过速、窦性心律不齐、传导阻滞、心室复极异常及ST－T段改变等；中枢性高热、贫血、乏氧、感染、甲状腺功能亢进、疼痛、患者躁动不安、情绪激动等均可引起心率过快；颅内压增高、水电解质及酸碱失衡等是颅脑损伤并发窦性缓慢心律的主要原因。

（三）血压

　　是反映血流动力学状态的最主要的指标，影响血压的因素很多，诸如心率、外周循环阻力、每搏输出量、循环血量及动脉管壁的弹性等。脑损伤的患者血压过高，提示颅内出血增多，颅内压增高；血压过低，使脑有效血容量不足，可使脑细胞缺血、缺氧、坏死，加重脑水肿。

（四）呼吸和血氧饱和度

　　神经系统疾病呼吸功能障碍的原因有呼吸中枢的损伤、神经源性肺水肿及肺部感染等，常常几种原因同时存在，结局是低氧血症。持续低氧血症加重脑损害，进而形成恶性循环。脑水肿或颅内出血影响呼吸中枢，呼吸变慢表示颅内压升高。呼吸不规则出现潮式呼吸或呼吸停止，提示已发生脑疝或病变影响脑干。

血氧饱和度是指血液中氧气的最大溶解度，是判断低氧血症的主要手段之一。血氧饱和度的监测可以动态的观察机体状况，早期及时发现病情变化，对预防并发症起到了重要的作用。对神经外科急重症患者的呼吸道管理，首先应保持其呼吸道通畅，吸氧使血氧饱和度保持在95%以上。

三、临床观察

1. 神经系统　通过对脑神经、运动系统和感觉系统的观察，可以概括的了解患者的病情变化。
2. 意识　格拉斯哥昏迷评分（GCS）是常用的评价意识改变的方法。
3. 瞳孔　瞳孔的调节、对光反应灵敏度与动眼神经有关。瞳孔的观察在神经外科有着特殊的定位意义。神经外科患者，特别是急重症患者，必须严密观察瞳孔变化，并掌握其临床意义，为诊断、治疗、预后提供可靠的依据。除了以上的基本原则，护士还应考虑到患者其他的病情变化。

（王秋苓）

第二节　神经系统疾病的监护护理

一、护理评估

评估监测患者的意识状态，瞳孔、生命体征及监护指标的变化；评估患者有无缺氧表现及气道阻塞情况；评估肌力、感觉、反射及头痛呕吐的情况；评估有无颅压高的诱发因素；评估患者脑疝的前驱症状。

二、颅内压的监护

无论是什么原因造成的脑损伤都有不同程度的脑水肿，水肿大多在发病24~96h出现，3~6d为高峰，这一时间段特别需要护理者保持高度的警惕性，加强颅内压的监测。

颅内压监护：脑室内压及硬膜下压和硬膜外压监测。颅内压应保持在2kPa（15mmHg）以下。颅内压在20mmHg以上为颅压高。

脑内微透析监测：患者出现高颅内压及低脑灌流压，监测脑内生化物质的变化能准确显示脑部缺血的情况。脑内生化物质会有乳酸盐/丙酮酸盐比值增高；甘油水平增高；或谷氨酸盐水平增高等变化。

腰椎穿刺测压：腰椎穿刺测定脑脊液压力是最传统、简单的间接了解颅内压方法。正常成人侧卧位颅内压为80~180mmH$_2$O。

三、意识障碍的观察

（一）临床观察

护士在不同的时间段通过对患者的呼唤、拍打、指压眶上神经出口处，观察患者应答情况，有无面部表情、肢体活动或翻身动作；以及瞳孔对光反应、角膜反射、吞咽和咳嗽反射等方面的检查来判定。早期颅内压增高：患者意识表现为烦躁、头痛、伴剧烈呕吐等。颅内压达高峰期时：患者意识逐渐出现迟钝，进一步发展则出现嗜睡、朦胧甚至昏迷。颅内压增高到衰竭期：患者意识处于深昏迷状态，一切反应和生理反射均消失。

临床上用嗜睡、昏睡、昏迷等名称来描述意识障碍的程度。

嗜睡患者表现为持续睡眠状态，但能被叫醒，醒后能勉强配合检查及回答简单问题，停止刺激后即又入睡。

昏睡患者处于沉睡状态，但对语言的反应能力尚未完全丧失，高声呼唤可唤醒，并能做含糊、简单而不完全的答话，停止刺激后又复沉睡。对疼痛刺激有痛苦表情和躲避反应。

浅昏迷意识丧失，仍有较少的无意识自发动作。对周围事物及声、光等刺激全无反应，但对强烈刺激如疼痛有反应。吞咽、咳嗽、角膜反射以及瞳孔对光反射仍然存在。生命体征无明显改变。

中昏迷对各种刺激均无反应，自发动作很少。对强度刺激的防御反射、角膜和瞳孔对光反射均减弱，生命体征已有改变，大小便潴留或失禁。

深昏迷全身肌肉松弛，处于完全不动的姿势。对外界任何刺激全无反应，各种反射消失，生命体征已有明显改变，呼吸不规则，血压或有下降。大小便多失禁。

（二）定性定量评定

格拉斯哥意识障碍量表（Glasgow）客观表述患者的意识状态。此量表有三部分即：睁眼动作、运动反应和语言反应所得到的分数总和，作为判断患者意识障碍的程度。病情越重得分越低。正常者总分为15分，7分以下昏迷，3分以下提示脑死亡或预后不良。意识障碍是颅内压增高患者最常见的症状。颅内压增高造成脑组织严重缺氧，将导致脑的生理功能障碍，进而出现意识障碍。

（三）特殊意识类型

1. 去皮质综合征　睡眠和觉醒周期存在的一种意识障碍。患者能无意识地睁眼、闭眼和转动眼球，但眼球不能随光线或物品转动，貌似清醒但对外界刺激无反应。光反射、角膜反射，甚至咀嚼动作、吞咽、防御反射均存在，可有吸吮、强握等原始反射，但无自发动作。大小便失禁。

2. 无动性缄默症　又称睁眼昏迷，为脑干上部和丘脑的网状激活系统受损，而大脑半球及其传出通路无病变。患者能注视周围环境及人物，貌似清醒，但不能活动或言语，二便失禁。肌张力减低，无锥体束征。强烈刺激不能改变其意识状态，存在睡眠－觉醒周期。

3. 闭锁综合征　又称去传出状态，病变位于脑桥腹侧基底部，损及皮质脊髓束及皮质脑干束引起。患者呈失运动状态，眼球不能向两侧转动，不能张口，四肢瘫痪，不能言语，但意识清醒，能以瞬目和眼球垂直运动示意与周围建立联系。

4. 持久性植物状态　大片脑损害后仅保存间脑和脑干功能的意识障碍称之为植物状态。患者保存完整的睡眠觉醒周期和心肺功能，对刺激有原始清醒，但无内在的思想活动。

四、瞳孔的动态变化

瞳孔的改变是护理者观察颅内压增高的重点项目之一。最重要的是早期发现因小脑幕切迹疝所致的一侧瞳孔进行性散大和光反应消失。

瞳孔大小瞳孔的收缩和散大是由动眼神经的副交感纤维和颈上交感神经节发出的交感纤维调节的。普通光线下瞳孔正常直径为3～4mm，小于2mm为瞳孔缩小，大于5mm为瞳孔散大。

1. 瞳孔监护　护理者将患者一侧瞳孔盖住，将手电光源从患者的另一侧迅速移向瞳孔并立即移开瞳孔，再观察两侧瞳孔的大小是否等大等圆，光源强度要一致，同时观察瞳孔对光反应。注意在暗环境下进行，照射时间不要过长，防止由于长时间光照反射造成瞳孔反应迟钝而掩盖病情。移去光线5秒后再检查另一侧瞳孔。如果用光线照射另一只眼，观察另一侧瞳孔的反应称为间接对光反应。

2. 异常瞳孔

（1）瞳孔散大：一侧瞳孔散大见于脑底动脉瘤。幕上一侧半球出血、脑肿瘤等颅内压增高所致的天幕疝压迫动眼神经时也可出现单侧瞳孔散大。脑膜炎、颅底外伤或糖尿病等也可出现一侧瞳孔散大。双侧瞳孔散大主要由副交感神经损伤引起，脑干损伤严重，造成脑缺氧－脑疝时，则双侧瞳孔散大，光反应消失。还可见于颠茄类药物中毒、癫痫大发作后或深昏迷时。

（2）瞳孔缩小：双侧瞳孔缩小主要为交感神经损害所致，见于镇静安眠药、氯丙嗪和有机磷中毒时，瞳孔针尖样缩小见于吗啡类药物中毒或脑桥病变时，一侧瞳孔缩小，若伴有同侧眼裂变小、眼球内陷和面部少汗则为Horner综合征。

小脑幕切迹疝即颞叶沟回疝早期动眼神经内副交感神经受刺激致患侧瞳孔缩小，但持续时间较短。随后，因副交感神经麻痹，致患侧瞳孔扩大，对光反射消失。

（3）对光反射：光反射通路上任何一处损害均引起光反射丧失和瞳孔散大，但中枢性失明，光反射不丧失，瞳孔也不散大。

五、生命体征的监测

颅内压增高的早期通过机体的自身代偿，生命体征无明显变化。当压力增高到 4.7kPa 以上时，导致脑血流量减少至正常的 1/2 时造成脑组织严重缺血缺氧，为了维持脑血流量，机体通过自主神经系统的反射作用，使全身周围血管收缩，血压升高，心搏出量增加，以提高血氧饱和度，临床上患者表现为血压进行性升高，伴有心率减慢和呼吸减慢，这是颅内压增高的危险信号，说明颅内压代偿已濒于衰竭。

当颅内压力升高到一定程度和超出了脑组织的代偿功能时，延髓生命中枢功能将趋向衰竭，而出现血压下降，脉搏快而弱和潮式呼吸，并可发生自主呼吸骤停。护理者应立即与医师联系，迅速停止降压处理。护士密切观察生命体征的动态变化，并准确记录，以了解和掌握病情的发展，同时做好各项抢救准备工作，如气管插管和人工呼吸等。

六、监护措施

（一）确保监护系统正常运转

密切观察颅内压监护仪的变化，做好记录。保持导管通畅和固定，防止移位、打折或脱落，确保监护系统正常运转。观察伤口有无感染与渗出并及时更换敷料，更换导管时要严格遵守无菌操作规程，拔管时检查传感器的完整性。

（二）保证呼吸道通畅，给予足够的氧气供给

通气不畅、神经性肺水肿等导致患者出现缺氧的表现如：烦躁不安、呼吸费力、脉搏加快。护士可通过观察患者的口唇、甲床及动脉血气的变化分析给予提示。应及时采取措施，保持呼吸道的通畅，如清除口腔鼻、咽部分泌物，给予足够的氧气，定时翻身，拍背，取出异物和假牙。调整体位，防止舌后坠和误吸。建立人工气道，可使用口咽通气道、气管插管、机械通气。

（三）排除颅内压升高的因素

患者烦躁不安，剧烈咳嗽，用力排便，尿潴留都能引起颅内压升高，患者的卧位，头部位置及转动体位不当对颅内压有一定的影响，应积极采取相应护理措施。有些医源性原因，如吸痰、翻身和中心静脉插管，均可使颅内压增高，应谨慎操作。

（四）卧位与休息

危重患者要绝对卧床休息，头部的位置和体位的变动，对颅内压有一定的影响，特别是颅内压升高的早、中期卧位时头部抬高 20°~30°，有利于颅内静脉回流，减轻脑水肿使颅内压降低。颈部的过度旋转，头颈的屈伸，都可使颅内压增高。避免过多搬动，如果必须要进行搬运时，需有一人托其头部及肩部，保持头部固定平稳，不能颠簸、震动。如患者有呕吐，要让患者侧卧或头偏向一侧，清除口腔中分泌物。

（五）环境与操作

病室保持安静，减少探视，做好家属及患者的解释工作，稳定情绪，室内不宜过热或过冷，光线适宜。操作时动作宜轻柔，定时更换床单、保持床单清洁平整，预防压疮的发生等。需要搬动患者的操作中，应注意避免头颈的扭曲，使其始终与躯干的转动一致，防止颅内压增高。

（六）脱水药物观察

脱水药物是治疗脑水肿和降低颅内压的主要方法之一。由于甘露醇有较强的脱水作用，因此临床上常将甘露醇作为控制脑水肿、抢救脑疝、改善脑水肿与脑缺氧之间的恶性循环的关键措施。大剂量的应用甘露醇可使肾血管和肾小管的细胞膜通透性改变，造成肾组织水肿、肾缺血，肾小管坏死。

（1）准确应用药物：20%甘露醇溶液每次按0.25～1g/kg体重，输入速度按病情而定，一般于15～30min内滴注完毕，紧急时可静脉推注。用药20～30min后颅内压开始下降，1～1.5h作用最强，持续5～8h。

（2）防止医源性损伤：加强重点人群观察，对有心血管疾病的患者，特别是有心力衰竭时，输入速度不可太快，防止血容量增加而引起心力衰竭。注意观察脉搏、血压和呼吸的改变。对于老年人，每日用量不宜超过150g，用药时间一般不超过7d，同时严密观察肾功能情况，避免与肾毒性药物的联合使用。脑水肿伴有低蛋白血症时，要先输入白蛋白或血浆纠正低蛋白情况。再酌情使用甘露醇。

（3）效果观察：正常情况下排出1g甘露醇可带出6g水，故反复使用甘露醇时，要严格记录液体出入量，注意尿液的量和颜色。用药前注意检查药液，低温时要注意药液保温，如有结晶必须加热融化后摇匀使用。防止反跳现象，脱水药在血液中的存储是暂时性的，其中大部分从肾脏排出，当血中浓度继续降低，即出现相反的渗透压差，水分又向脑组织中转移，颅内压即回升，当超过用药前的压力水平时，即出现反跳现象。

（七）心理护理

患神经系统疾的患者往往要经历否认、气愤、消沉、接受这一心理过程。当患者不能面对现实做出自我评估时，易将心理不平衡的愤怒情绪转嫁给护理者。当患者产生恐惧感时表现为主动找护理者诉说且过分期盼外来的支持；在患者进入接受现实阶段后，就会积极地了解患病程度、预后和有关疾病知识，同时寻求治疗方案。通常家属希望从医护人员那里得到有关患者安全和舒适的信息以减轻自己的焦虑。护士帮助患者和家属树立希望和信心就十分重要。由于患者的希望不是静态的，而是一种动态过程，因此护理者应采取干预措施有效地促进患者的希望早日实现。

深入病房多巡视、勤问候，认真倾听患者的主诉。加强交流，进行鼓励，举典型事例说服。采取放松的方法消除压力而不要逼迫患者接受现实。按患者的叙述和想法提供所需要的准确信息。让患者了解并遵守治疗方案。帮助患者全面考虑，选择与预期目标相符的治疗方法。寻求支持者，走访能帮助患者的人如患者的家人和朋友；使患者在整个病程中得到愉悦的心理支持。促使患者朝着目标不懈努力，鼓励参与自我护理，发挥最大残存能力。护理者要注意语言态度，加强自身知识水平。采取适时的健康教育方法，让患者掌握有关病情的知识信息。

总之，在患者树立希望的过程中，护理者应相应地提供护理和干预。树立希望是护理者帮助患者蓄积能量，指导患者树立信心，合理分配精神能量的过程。

（郑 玲）

第三节 脑血管疾病的护理

脑血管疾病（CVD）是由于各种血管源性脑病变引起的脑功能障碍。根据神经功能缺失的时间可将脑血管疾病分为短暂性脑缺血发作（不足24h）和脑卒中（超过24h）；根据病理性质可分为缺血性脑卒中和出血性脑卒中，前者又称为脑梗死，包括脑血栓形成和脑栓塞，后者包括脑出血和蛛网膜下隙出血。CVD是神经系统的常见病和多发病，死亡率约占所有疾病的10%，已成为重要的严重致残疾病。

一、短暂性脑缺血发作患者的护理

短暂性脑缺血发作（TIA）是指颈动脉或椎－基底动脉系统短暂性供血不足，引起的短暂性、局限性、反复发作的脑功能缺损或视网膜功能障碍。临床症状多在1h内可缓解，最长不超过24h，影像学检查无责任病灶。

（一）专科护理

1. 护理要点 向患者讲解疾病的发病特点，指导患者活动时注意安全，避免单独行动，防止发生外伤。告知患者疾病的危害：如果控制不好，TIA将会进展为脑梗死，使患者从思想上真正重视疾病。

2．主要护理问题

（1）知识缺乏：缺乏疾病相关知识。

（2）有跌倒的危险：与突发的一过性失明、跌倒发作及眩晕有关。

（3）潜在并发症：脑卒中。

3．护理措施

（1）疾病知识指导：向患者讲解疾病的病因、常见临床症状、诱因、治疗方法及自我护理知识。通过耐心地讲解，帮助患者了解疾病的相关用药知识及疾病的预后，让患者既不过分担忧疾病，又不放松对疾病的警惕，帮助患者寻找和去除自身的危险因素，积极治疗相关疾病，改变不良生活方式，建立良好的生活习惯。

（2）饮食指导：让患者了解肥胖、吸烟、酗酒及饮食因素与脑血管疾病的关系。指导患者进食低糖、低盐、低脂、低胆固醇和富含不饱和脂肪酸、蛋白质、纤维素的食物，多食含钾丰富的食物，多吃水果、蔬菜，戒烟限酒，规律饮食，避免过饥、过饱。

（3）用药指导：指导患者遵从医嘱正确服药，并注意观察药物的不良反应。如抗凝治疗时应密切观察有无牙龈出血、皮下出血、黏膜出血等表现，是否出现血尿，同时应定期检查血常规；告知患者使用降压药物时，血压降至理想水平后应继续就医，遵医嘱服用维持量，以保持血压的相对稳定；对无症状的患者更应该强调用药的重要性，使其认识到不遵医嘱行为将导致的严重危害。

（4）安全指导：向患者讲解疾病的发作特点，尤其对于频繁发作的患者，应避免重体力劳动，避免单独外出、如厕、沐浴。改变体位时、转头时速度宜慢，幅度宜小，防止诱发 TIA。

（二）健康指导

1．疾病知识指导

（1）TIA 是指各种脑血管病变引起的短暂性、局限性、反复发作的脑功能缺损或视网膜功能障碍。临床症状多在 1h 内可缓解，最长不超过 24h，影像学检查无责任病灶。

（2）TIA 发生的主要原因有动脉粥样硬化、血流动力学（hemodynamics）改变及血液成分改变等。心源性栓子、动脉粥样硬化（atherosclerosis）的斑块脱落，在血流中形成微栓子，随血流到小动脉而堵塞血管，出现脑局部供血不足，而随着斑块的破裂或溶解，症状缓解。此型 TIA 发作频度低，但症状多样，每次发作持续时间长，可持续 2h。还有脑动脉完全狭窄或闭塞，当某些原因使血压急剧波动时，侧支循环短时间内无法建立，则会发生该处脑组织的供血不足。还有一些血液系统疾病，如血小板增多、严重贫血以及各种原因导致的血液的高凝状态等也可导致 TIA 的发病。

（3）TIA 的特点是急性发病，每次发作时间短，最长不超过 24h，反复发作，且每次发作症状相似，不遗留视网膜或脑神经功能障碍。根据其缺血部位不同，临床症状多样，表现为肢体的偏瘫（hemiplegia）、偏身感觉障碍、失语，双下肢无力、视力障碍、眩晕、复视、跌倒发作等。

（4）TIA 主要的辅助检查有 CT 或 MRI，但结果大多正常，血常规、凝血四项、生化检查也是必要的。

（5）TIA 确诊后需针对病因治疗，治疗心律失常，控制血压、糖尿病、高脂血症、血液系统疾病等。日常活动中要防止颈部活动过度等诱发因素。药物治疗可选择抗血小板凝集药物，对预防复发有一定的作用。对于发作时间较长、频繁发作且逐渐加重，同时无明显的抗凝治疗禁忌证者进行抗凝治疗，主要药物有肝素（heparin）、低分子肝素、华法林等。

2．饮食指导

（1）每日食盐摄入量应在 6g 以下，对于高血压患者则控制在 3g 以下，防止食盐摄入过多导致血压升高。

（2）以清淡饮食为主，多食用豆类、植物油、粗粮、蔬菜、水果等，适量进食瘦肉、牛奶，对于体重超标的患者，建议减肥，并控制体重。

（3）糖尿病患者忌食糖及含糖较多的糕点、水果、罐头等，严格控制血糖，因为糖尿病可以导致脑动脉硬化提前发生。

（4）调整饮食，降低胆固醇的摄入量，每 d 不超过 3 个蛋黄，少食动物内脏。

（5）戒烟限酒，烟酒可以导致高血压或使血压升高，但提示戒烟、限酒需要一个过程，防止突然戒断导致不良反应的发生。

3. 日常活动指导

（1）适当的户外活动，如快走、慢跑、散步等，每次 30~40min；以不感到疲劳和紧张为原则。

（2）打太极拳、垂钓、登山等，可以缓解头晕、头痛的症状，同时也可以促进血液循环。

（3）每 d 静坐冥思 1~2 次，每次 30min 左右，排除杂念，放松身心，有助于缓解神经性头痛，降低血压。

4. 日常生活指导

（1）出现头晕、头痛、复视及恶心呕吐症状的，患者要及时就医，以卧床休息为主，注意枕头不宜太高，以免影响头部的血液供应。在仰头或头部转动时动作缓慢，幅度不可过大，防止因颈部活动过度或过急导致 TIA 发作而跌伤。变换体位时动作要轻慢，以免诱发眩晕而增加呕吐次数。尽量避免患者单独活动，以免发生意外伤害。

（2）心烦、耳鸣、急躁易怒、失眠多梦的患者要多注意休息，睡前避免服用一些易导致兴奋的饮料，如咖啡、浓茶等。

（3）记忆力减退，注意力不集中，常有健忘发生的患者，身边应常备纸笔以便随时记录一些重要事情，以免再次发生遗忘。

（4）TIA 频繁发作的患者应避免重体力劳动，要重视疾病的危险性。必要时在如厕、洗浴及外出活动时均要有家属陪伴，以免发生意外。

（5）出院后定期门诊随访，动态了解血压、血脂、血糖和心脏功能，预防并发症和 TIA 的复发。

5. 用药指导

（1）遵医嘱正确服药，不可以随意更改药品的种类、剂量、时间、用法，甚至终止服药。

（2）因抗凝治疗会导致皮肤有出血点，个别患者还会有消化道的出血，所以在用药时要严密观察有无出血倾向。

（3）在使用阿司匹林或奥扎格雷等抗血小板凝集药物治疗时，可出现食欲缺乏、皮疹或白细胞减少等不良反应，所以一定要严格遵医嘱用药。

6. 保持心态平衡

（1）积极调整心态，稳定情绪，培养自己的兴趣爱好。

（2）建议多参加一些文体活动以陶冶心情，丰富个人生活。

（3）增强脑的思维活动，但要做到劳逸结合。

7. 预防复发

（1）遵医嘱正确用药。

（2）定期复诊，监测血压、血脂等，保持情绪稳定，避免生气、激动、紧张。适当体育活动，如散步、太极拳等。

（三）循证护理

TIA 是脑卒中的重要危险因素，调查显示：因 TIA 急诊入院的患者中约有 50% 的患者在 48h 会发生脑卒中，约 10.5% 的患者在 90d 内会发生脑卒中。而 TIA 是脑卒中的可控制的危险因素。所以做好 TIA 患者的健康教育，控制 TIA 的发作，是降低脑卒中发病率的重要手段。良好的健康教育可以控制 TIA 发病率，对于 TIA 的患者如何做好健康教育应是我们护理工作的重点。

二、脑梗死患者的护理

脑梗死（CI）又称缺血性脑卒中，包括脑血栓形成、腔隙性脑梗死和脑栓塞等，是指因脑部血液循环障碍，缺血、缺氧所致的局限性脑组织的缺血性坏死或软化。好发于中老年人，多见于 50~60 岁以上的动脉硬化者，且多伴有高血压、冠心病或糖尿病；男性稍多于女性。通常有前驱症状，如头晕、头痛等，部分患者发病前曾有 TIA 史。常见表现如失语、偏瘫、偏身感觉障碍等。临床上根据部位不同可分为前循环梗死、后循环梗死和腔隙性梗死。

（一）专科护理

1. 护理要点　急性期加强病情观察（昏迷患者使用格拉斯哥昏迷量表评定），防治脑疝；低盐低脂饮食，根据洼田饮水试验的结果，3 分以上的患者考虑给予鼻饲，鼻饲时防止食物反流，引起窒息；偏瘫患者保持肢体功能位，定时协助更换体位，防止压疮，活动时注意安全，生命体征平稳者早期康复介入；失语患者进行语言康复训练要循序渐进，持之以恒。

2. 主要护理问题

（1）躯体活动障碍：与偏瘫或平衡能力下降有关。

（2）吞咽障碍：与意识障碍或延髓麻痹有关。

（3）语言沟通障碍：与大脑语言中枢功能受损有关。

（4）有废用综合征的危险：与意识障碍、偏瘫所致长期卧床有关。

3. 护理措施

（1）一般护理：①生活护理：卧位（强调急性期平卧，头高足低位，头部抬高 15°～30°）、皮肤护理、压疮预防、个人卫生处置等。②安全护理：病房安装护栏、扶手、呼叫器等设施；床、地面、运动场所尽量创造无障碍环境；患者使用安全性高的手杖、衣服、鞋；制订合理的运动计划，注意安全，避免疲劳。③饮食护理：鼓励进食，少量多餐；选择软饭、半流质或糊状食物，避免粗糙、干硬、辛辣等刺激性食物；保持进餐环境安静，减少进餐时的干扰因素；提供充足的进餐时间；掌握正确的进食方法（如吃饭或饮水时抬高床头，尽量端坐，头稍前倾）；洼田饮水试验 2～3 分的患者不能使用吸管吸水，一旦发生误吸，迅速清理呼吸道，保持呼吸道通畅；洼田饮水试验 4～5 分的患者给予静脉营养支持或鼻饲，做好留置胃管的护理。根据护理经验，建议脑梗死患者尽量保证每日 6～8 瓶（3 000～4 000mL）的进水量，可有效地帮助改善循环，补充血容量，防止脱水。

（2）用药护理：①脱水药：保证用药的时间、剂量、速度准确，注意观察患者的反应及皮肤颜色、弹性的变化，保证充足的水分摄入，准确记录 24h 出入量，注意监测肾功能。②溶栓抗凝药：严格遵医嘱剂量给药，监测生命体征、观察有无皮肤及消化道出血倾向，观察有无并发颅内出血和栓子脱落引起的小栓塞。扩血管药尤其是应用尼莫地平等钙通道阻滞剂时，滴速应慢，同时监测血压变化。使用低分子右旋糖酐改善微循环治疗时，可能出现发热、皮疹甚至过敏性休克，应密切观察。目前临床不常用。

（3）心理护理：重视患者精神情绪的变化，提高对抑郁、焦虑状态的认识，及时发现患者的心理问题，进行针对性护理（解释、安慰、鼓励、保证等），以消除患者的思想顾虑，稳定情绪，增强战胜疾病的信心。

（4）康复护理：①早期康复干预，重视患侧刺激，保持良好的肢体位置，注意体位变换，床上运动训练（Bobath 握手、桥式运动、关节被动运动、起坐训练）。②恢复期功能训练。③综合康复治疗：合理选用针灸、理疗、按摩等辅助治疗。

（5）语言训练：①沟通方法指导：提问简单的问题，借助卡片、笔、本、图片、表情或手势沟通，安静的语言交流环境，关心、体贴、缓慢、耐心等。②语言康复训练：肌群运动、发音、复述、命名训练等，遵循由少到多、由易到难、由简单到复杂的原则，循序渐进。

（二）健康指导

1. 疾病知识指导

（1）概念：脑梗死是因脑部的血液循环障碍，缺血、缺氧所引起的脑组织坏死和软化，它包括脑血栓形成、腔隙性脑梗死（腔梗）和脑栓塞等。

（2）形成的主要原因：年龄（多见于 50～60 岁以上）、性别（男性稍多于女性）、脑动脉粥样硬化、高血压、高脂血症、糖尿病、脑动脉炎、血液高凝状态、家族史等，脑栓塞形成的主要原因有风湿性心脏病、二尖瓣狭窄并发心房颤动、血管粥样硬化斑块、脓栓、脂肪栓子等。

（3）主要症状：脑血栓形成常伴有头晕、头痛、恶心、呕吐的前驱症状，部分患者曾有短暂性脑供血不全，发病时多在安静休息中，应尽快就诊，以及时恢复血液供应，早期溶栓一般在发病后的 6h 之内，脑栓塞起病急，多在活动中发病。

（4）常见表现：脑血栓形成常表现为头晕、头痛、恶心、言语笨拙、失语、肢体瘫痪、感觉减退、饮水或进食呛咳、意识不清等，脑栓塞常表现为意识不清、失语、抽搐、偏瘫、偏盲（一侧眼睛看不清或看不见）等。

（5）常用检查项目：凝血四项、血常规、血糖、血脂、血液流变学、同型半胱氨酸等血液检查，CT 检查、MRI 检查、DSA、TCD。

（6）治疗：在急性期进行个体化治疗（如溶栓、抗凝、降纤），此外酌情给予改善脑循环，脑保护，抗脑水肿，降颅内压，调整血压，血糖，血脂，控制并发症，康复治疗等。脑栓塞治疗与脑血栓形成有相同之处，此外需治疗原发病。

（7）预后：脑血栓形成在急性期病死率为 5%～15%，存活者中 50% 留有后遗症，脑栓塞有 10%～20% 的患者 10d 内再次栓塞，再次栓塞病死率高，2/3 患者遗留不同程度的神经功能缺损。

2. 康复指导

1）康复的开始时间一般在患者意识清楚、生命体征平稳、病情不再发展后 48h 即可进行。

2）康复护理的具体内容如下，要请专业的康复医师进行训练。

（1）躯体康复：①早期康复干预：重视患侧刺激、保持良好的肢体位置、注意体位变换、床上运动训练（Bobath 握手、桥式运动、关节被动运动、起坐训练）。②恢复期功能训练。③综合康复治疗：合理选用针灸、理疗、按摩等辅助治疗。

（2）语言训练：①沟通方法指导：提问简单的问题，借助卡片、笔、本、图片、表情或手势沟通，安静的语言交流环境，关心、体贴、缓慢、耐心等。②语言康复训练：肌群运动、发音、复述、命名训练等，遵循由少到多、由易到难、由简单到复杂的原则，循序渐进。

3）康复训练所需时间较长，需要循序渐进，树立信心，持之以恒，不要急功近利和半途而废。家属要关心体贴患者，给予生活照顾和精神支持，鼓励患者坚持锻炼。康复过程中加强安全防范，防止意外发生。

4）对于康复过程中的疑问请询问医生或康复师。

3. 饮食指导

（1）合理进食，选择高蛋白、低盐、低脂、低热的清淡食物，改变不良的饮食习惯，如油炸食品、烧烤等，多食新鲜蔬菜水果，避免粗糙、干硬、辛辣等刺激性食物，避免过度食用动物内脏、动物油类，每日食盐量不超过 6g。

（2）洼田饮水试验 2～3 分者，可头偏向一侧，喂食速度慢，避免交谈，防止呛咳、窒息的发生；洼田饮水试验 4～5 分者，遵医嘱给予鼻饲饮食，密切防止食物反流引起窒息。

（3）增加粗纤维食物摄入，如芹菜、韭菜，适当增加进水量，顺时针按摩腹部，减少便秘发生。病人数天未排便或排便不畅，可使用缓泻剂，诱导排便。

4. 用药指导

（1）应用溶栓抗凝降纤类药物的患者应注意有无胃肠道反应、柏油样便、牙龈出血等出血倾向。为保障用药安全，在使用溶栓、抗凝、降纤等药物时需检查出凝血机制，患者应予以配合。

（2）口服药按时服用，不要根据自己感受减药、加药，忘记服药或在下次服药时补上忘记的药量会导致病情波动；不能擅自停药，需按照医生医嘱（口服药手册）进行减量或停药。

（3）静脉输液的过程中不要随意调节滴速，如有疑惑需询问护士。

5. 日常生活指导

（1）患者需要安静、舒适的环境，保持平和、稳定的情绪，避免各种不良情绪影响。改变不良的生活方式，如熬夜、赌博等，适当运动，合理休息和娱乐，多参加有益的社会活动，做力所能及的工作及家务。

（2）患者起床、起坐、低头等体位变化时动作要缓慢，转头不宜过猛过急，洗澡时间不能过长，外出时有人陪伴，防止意外发生。

（3）气候变化时注意保暖，防止感冒。

（4）戒烟、限酒。

6. 预防复发

（1）遵医嘱正确用药，如降压、降脂、降糖、抗凝药物等。

（2）出现头晕、头痛、一侧肢体麻木无力、口齿不清或进食呛咳、发热、外伤等症状时及时就诊。

（3）定期复诊，动态了解血压、血脂、血糖以及功能，预防并发症和复发。

（三）循证护理

由于脑梗死患者具有发病率高，并发症严重，发病年龄偏高的特点，老年脑梗死患者的护理一直是神经科护理学研究领域的热点，研究结果显示影响老年脑梗死患者康复的社会因素包括家庭经济情况，医疗及护理水平，与家庭成员关系和受教育的文化程度。多项研究结果显示早期康复能够有效改善老年脑梗死患者的肢体运动功能，促进心理状态的恢复，提高生活能力及生活质量。

关于促进老年脑梗死偏瘫患者舒适的循证护理研究表明，对导致患者不舒适的多种因素实施相应的循证护理措施显著改善了脑梗死偏瘫患者舒适状况，具体措施包括采用热敷和热水浸泡、局部按摩与变换体位等来改善腰背及肢体疼痛，同时还可采取肢体摆放、肢体活动、放松疗法等。

三、脑出血患者的护理

脑出血是指原发性非外伤性脑实质内的出血，占急性脑血管疾病的 20% ~ 30%。高血压并发动脉硬化是自发性脑出血的主要病因，高血压患者约有 1/3 的机会发生脑出血，而 93.91% 的脑出血患者都有高血压病史。脑出血常发生于男性 50 ~ 60 岁，冬春季易发，发病前常无预感，多在情绪紧张、兴奋、排便用力时发病，可出现头痛、头晕、肢体麻木等先驱症状，也可在原有基础上突然加重。

（一）专科护理

1. 护理要点　脑出血患者在临床护理中最重要的是绝对卧床休息、保持大便通畅和情绪稳定；根据出血量多少、部位不同决定绝对卧床时间；加强病情观察；高血压患者调整血压；观察患者应用脱水剂后的情况。

2. 主要护理问题

（1）急性意识障碍：与脑出血产生脑水肿所致的大脑功能受损有关。

（2）潜在并发症：脑疝、上消化道出血。

（3）清理呼吸道无效：与分泌物过多、咳嗽无力、意识障碍有关。

（4）有误吸的危险：与吞咽神经受损、意识障碍有关。

（5）有皮肤完整性受损的危险：与瘫痪、长期卧床、年老消瘦、营养低下、感知改变、大小便失禁有关。

（6）躯体活动障碍：与偏瘫、意识障碍有关。

（7）语言沟通障碍：与失语有关。

（8）进食、如厕自理缺陷：与偏瘫有关。

（9）有废用综合征的危险：与脑出血所致运动障碍或长期卧床有关。

3. 护理措施

（1）一般护理：①休息与安全：急性期患者绝对卧床 2 ~ 4 周，头部抬高 15° ~ 30° 减轻脑水肿，烦躁患者加护床档，必要时给予约束带适当约束；病室保持清洁、安静、舒适，室内空气新鲜，室温保持在 18 ~ 22℃，相对湿度 50% ~ 70%。②日常生活护理：以高蛋白、高维生素、易消化的清淡饮食为主，发病 24h 后仍有意识障碍、不能经口进食者，应给予鼻饲饮食，同时做好口腔护理。协助更换体位，加强皮肤护理，防止压疮；保持二便通畅，尤其二便失禁患者注意保护会阴部皮肤清洁干燥，早期康复介入，保持肢体功能位置。③心理护理：评估患者心理状况，实施健康宣教，在治疗期间，鼓励患者保持情绪稳定。告知本病治疗及预后的有关知识，帮助患者消除焦虑、恐惧心理。

（2）病情观察及护理：①密切观察意识、瞳孔、生命体征变化。掌握脑疝的前驱症状头痛剧烈、喷射状呕吐、血压升高、脉搏洪大、呼吸深大伴鼾声、意识障碍加重等。发现异常情况，及时报告医生。②保持呼吸道通畅，患者取平卧位，将头偏向一侧，及时清除呕吐物及咽部分泌物，防止呕吐物及分泌物误入气管引起窒息。③建立静脉通道，遵医嘱用药，颅内压增高者遵医嘱给予脱水药。维持血压稳定，患者的血压保持在 20 ~ 21.3/12 ~ 13.3KPa 之间为宜，过高易引起再出血，过低则可使脑组织灌注量不足。④定时更换体位，翻身时注意保护头部，转头时要轻、慢、稳。呼吸不规则者，不宜频繁更换体位。⑤如患者痰液较少或呼吸伴有痰鸣音，鼓励患者咳嗽，指导患者有效排痰的方法，痰液较多、部位较深或咳痰无力时给予吸痰，吸痰前协助患者翻身、轻叩背，叩背顺序要由下向上，由外向内，力度适宜。⑥密切观察上消化道出血的症状和体征。如呕吐的胃内容物呈咖啡色，则应考虑是否发生应激性溃疡，留取标本做潜血试验。急性消化道出血期间应禁食，恢复期应避免食用刺激性食物及含粗纤维多的食物。观察患者有无头晕、黑便、呕血等失血性休克表现。⑦保持良好肢体位置，做好早期康复护理。对于脑出血软瘫期的患者，加强良好姿位摆放，避免一些异常反射的出现，例如牵张反射。

（3）用药护理：使用脱水降颅压药物时，如20%甘露醇注射液、呋塞米注射液、甘油果糖、托拉塞米注射液等，注意监测尿量与水电解质的变化，防止低钾血症和肾功能受损。应用抗生素，防止肺感染、泌尿系感染等并发症。

（4）心理护理：患者常因偏瘫、失语、生活不能自理而产生悲观恐惧的心理，护士应经常巡视病房，与之交谈，了解患者心理状态，耐心解释，给予安慰，帮助患者认识疾病，树立信心，配合治疗和护理。同时还要关注家属的心理护理，由于患者病情危重，家属多有紧张情绪，加之陪护工作很辛苦，导致身心疲惫，故在患者面前易表现出烦躁、焦虑、易怒，引起患者情绪波动，可能加重病情。

（二）健康指导

1. 疾病知识指导

（1）脑出血指原发性（非外伤性）脑实质内的出血，占全部脑卒中的20% ~ 30%。

（2）脑出血的病因：①高血压并发细小动脉硬化。②颅内肿瘤。③动静脉畸形。④其他：脑动脉炎、血液病、脑底异常血管网症、抗凝或溶栓治疗、淀粉样血管病。

（3）脑出血的诱因：寒冷气候、精神刺激、过度劳累、不良生活习惯（吸烟、酗酒、暴饮暴食、食后沐浴等）。

（4）脑出血的治疗：脑出血急性期治疗的主要原则：防止再出血、控制脑水肿、维持生命功能和防治并发症。①一般治疗：绝对卧床休息，保持呼吸道通畅，预防感染等。②调控血压。③控制脑水肿。④应用止血药和凝血药。⑤手术治疗（大脑半球出血量 >30ml 和小脑出血量 >10ml）。⑥早期康复治疗。

2. 康复指导

（1）急性期应绝对卧床休息 2 ~ 4 周，抬高床头 15° ~ 30° 减轻脑水肿。发病后 24 ~ 48h 尽量减少头部的摆动幅度，以防加重出血。四肢可在床上进行小幅度翻动，每 2h 一次，有条件可使用气垫床预防压疮。

（2）生命体征平稳后应开始在床上进行主动训练，时间从 5 ~ 10min/次开始，渐至 30 ~ 45min/次，如无不适，可作 2 ~ 3 次/d，不可过度用力憋气。

（3）康复训练需要请专业的医师，可以为患者进行系统的康复训练。

3. 饮食指导 选择营养丰富、低盐低脂饮食，如鸡蛋、豆制品等。避免食用动物内脏，动物油类，每日食盐量不超过 6g，多吃蔬菜、水果，尤其要增加粗纤维食物，如芹菜、韭菜，适量增加进水量，预防便秘的发生。洼田饮水试验 2 ~ 3 分者，可头偏向一侧，喂食速度慢，避免交谈，尽量选用糊状食物，防呛咳、窒息，洼田饮水试验 4 ~ 5 分者，遵医嘱给予静脉营养支持或鼻饲饮食。

4. 用药指导

（1）口服药按时服用，不要根据自己感受减药、加药，忘记服药或在下次服药时补上忘记的药量会导致病情波动；不能擅自停药，需按照医生医嘱（口服药手册）进行减或停药。

（2）静脉输液过程中不要随意调节滴速，如有疑惑请询问护士。

5. 日常生活指导

（1）患者需要一个安静、舒适的环境，特别是发病 2 周内，应尽量减少探望，保持稳定的情绪，避免各种不良情绪影响。

（2）脑出血急性期，请不必过分紧张。大小便需在床上进行，不可自行下床如厕，以防再次出血发生；保持大便通畅，可食用香蕉、火龙果、蜂蜜，多进水，适度翻身，顺时针按摩腹部，减少便秘发生；若患者 3d 未排便，可使用缓泻剂，诱导排便，禁忌用力屏气排便，诱发二次脑出血。

（3）病程中还会出现不同程度的头痛，向患者解释这是本病常见的症状，随着病情的好转，头痛症状会逐渐消失。

（4）部分患者有躁动、不安的表现，为防止自伤（如拔出各种管道、坠床等）或伤及他人，应在家属同意并签字的情况下酌情使用约束带，使用约束带期间应注意松紧适宜，定时松放，密切观察局部皮肤血运情况，防止皮肤破溃；放置床档可防止患者发生坠床，尤其是使用气垫床的患者，使用时要防止皮肤与铁制床档摩擦，发生刮伤。

（5）长期卧床易导致肺部感染，痰多不易咳出，加强翻身、叩背，促使痰液松动咳出，减轻肺部感染。咳痰无力者，可给予吸痰。

6. 预防复发

（1）遵医嘱正确用药。

（2）定期复诊，监测血压、血脂等，保持情绪稳定，避免生气、激动、紧张。适当体育活动，如散步、太极拳等。预防并发症和脑出血的复发。

（三）循证护理

研究表明由于人们生活方式、饮食结构、工作压力水平等因素的不断变化，脑出血作为临床常见疾病，近年来发病率已呈现出上升趋势。该病发病急骤、病情复杂多变，给救治带来了极大的困难，致使患者的死亡率和致残率均较高，给患者及其家属带来沉重的负担。大部分脑出血患者发病后的死因是由并发症引起的，系统而有计划的护理措施，往往对患者的治疗效果和预后转归起到不可估量的作用。

脑出血所致神经症状主要是出血和水肿引起脑组织受损而不是破坏，故神经功能可有相当程度的恢复，在病情稳定后仅进行肢体运动功能的康复，恢复时间长，易发生并发症；急性期后，实施综合性康复护理能在一定程度上预防残疾的发生，能帮助和加快受损功能的恢复。

四、蛛网膜下隙出血患者的护理

蛛网膜下隙出血（SAH）指脑底部或脑表面的病变血管破裂，血液直接流入蛛网膜下隙引起的一种临床综合征，占急性脑卒中的 10% 左右。其最常见的病因为颅内动脉瘤。SAH 以中青年常见，女性多于男性；起病突然，最典型的表现是异常剧烈的全头痛，个别重症患者很快进入昏迷，因脑疝而迅速死亡，此类患者最主要的急性并发症是再出血。

（一）专科护理

1. 护理要点　急性期绝对卧床 4～6 周，谢绝探视，加强病情观察，根据出血的部位和量考虑是否外科手术治疗，头痛剧烈可遵医嘱给予脱水药和止痛药；保持情绪稳定和二便通畅，恢复期的活动应循序渐进，不能操之过急，防止再次出血。

2. 主要护理问题

（1）急性疼痛 - 头痛：与脑水肿、颅内压高、血液刺激脑膜或继发性脑血管痉挛有关。

（2）潜在并发症：再出血。

3. 护理措施

（1）心理护理：指导患者了解疾病的过程与预后，头痛是因为出血、脑水肿致颅内压增高，血液刺激脑膜或脑血管痉挛所致，随着出血停止、血肿吸收，头痛会慢慢缓解。必要时给予止痛和脱水降颅压药物。

（2）用药护理：遵医嘱使用甘露醇时应快速静脉滴注，必要时记录 24h 尿量，定期查肾功能；使用排钾利尿药时要注意防止离子紊乱，可静脉补钾或口服补钾；使用尼莫地平等缓解脑血管痉挛的药物时可能出现皮肤发红、多汗、心动过缓或过速、胃肠不适等反应，应适当控制输液速度，密切观察是否有不良反应发生。

（3）活动与休息：绝对卧床休息 4~6 周，向患者和家属讲解绝对卧床的重要性，为患者提供安静、安全、舒适的休养环境，控制探视，避免不良的声、光刺激，治疗护理活动也应集中进行。如经一个月左右治疗，患者症状好转，经头部 CT 检查证实血液基本吸收，可遵医嘱逐渐抬高床头、床上坐位、下床站立和适当活动。

（4）避免再出血诱因：告诉患者和家属容易诱发再出血的各种因素，指导患者与医护人员密切配合，避免精神紧张情绪波动、用力排便、屏气、剧烈咳嗽及血压过高等。

（5）病情监测：蛛网膜下隙出血再发率较高，以 5~11d 为高峰，81% 发生在首次出血后 1 个月内。表现为：首次出血后病情好转的情况下，突然再次出现剧烈头痛、恶心、呕吐、意识障碍加重、原有症状和体征重新出现等。

（二）健康指导

1. 疾病知识指导

（1）概念：指脑底部或脑表面的病变血管破裂，血液直接流入蛛网膜下隙引起的一种临床综合征，约占急性脑卒中的 10%。

（2）形成的主要原因：其最常见的病因为颅内动脉瘤，占 50%~80%，其次是动静脉畸形和高血压性动脉粥样硬化，还可见于烟雾病、颅内肿瘤、血液系统疾病、颅内静脉系统血栓和抗凝治疗并发症等。

（3）主要症状：出现异常剧烈的全头痛，伴一过性意识障碍和恶心、呕吐；发病数小时后出现脑膜刺激征（颈项强直、Kernig 征和 Brudzinski 征）；25% 的患者可出现精神症状。

（4）常用检查项目：首选 CT 检查，其次脑脊液检查、脑血管影像学检查、TCD 检查。

（5）治疗：一般治疗与高血压性脑出血相同；安静休息；脱水降颅压，防止再出血常用氨甲苯酸注射液；预防血管痉挛常用尼莫地平注射液；放脑脊液疗法，外科手术治疗。

（6）预后：与病因、出血部位、出血量、有无并发症及是否得到适当的治疗有关。动脉瘤性 SAH 死亡率高，未经外科治疗者约 20% 死于再出血；90% 的颅内 AVM 破裂患者可以恢复，再出血风险较小。

2. 饮食指导　给予高蛋白、高维生素、清淡、易消化、营养丰富的流食或半流食，指导患者多进食新鲜的水果和蔬菜，如米粥、蛋羹、面条、芹菜、韭菜、香蕉等，保证水分摄入，少量多餐，防止便秘。

3. 避免诱因　向患者和家属普及保健知识，提高其自我管理理念，定期体检，及时发现颅内血管异常，立即就医；已发病的患者应控制血压在理想范围，避免情绪激动，保持大便通畅，必要时遵医嘱使用镇静剂和缓泻剂等药物。

4. 检查指导　SAH 患者一般在首次出血 3 周后进行 DSA 检查，应告知脑血管造影的相关知识，指导患者积极配合，以明确病因，尽早手术，解除隐患和危险。

5. 照顾者指导　家属应关心、体贴患者，为其创造良好的休养环境，督促其尽早检查和手术，发现再出血征象及时就诊。

（三）循证护理

SAH 最常见的病因为颅内动脉瘤，多项研究中指出动脉瘤性 SAH 患者发生再出血的原因是由于血压波动引起颅内压增高，如剧烈活动、用力排便、咳嗽、情绪激动等，对动脉瘤产生刺激，从而诱发动脉瘤再次破裂。多表现为突然发病，头痛难忍，心理负担较重，易产生惊恐心理，使患者焦虑不安。这些因素如不及时控制，会导致恶性循环，不利于疾病的治疗和机体的康复。有研究指出 SAH 患者的典型症状是剧烈头痛，给予脱水和降颅压治疗，减轻脑水肿，这是治疗的关键。患者必须绝对卧床休息 4 周，过早下床活动可引发再次出血。对于再出血的患者来说，发生脑血管痉挛的时间越长、发作次数越多，预后就会越差，因此，应该采取综合性的预防和护理方法，进行及时的观察和治疗。

近年来，临床上对于 SAH 的治疗有很多新进展，研究显示持续腰池外引流是一种安全、有效、微创治疗 SAH 的方法，能不断将有害物质排出体外，减小蛛网膜粘连和脑水肿反应，从而减轻对脑血管的不良刺激，而新分泌出来的 CSF 又起着稀释和冲洗的作用，阻止了恶性循环。通过持续的腰池外引流并给予护理配合后，可明显缩短头痛时间、减轻头痛程度、减少脑疝及再出血的发生。该方法治愈率高，创伤小，充分体现了临床应用的价值。

（郑　玲）

第四节　中枢神经系统感染性疾病的护理

中枢神经系统（CNS）感染性疾病是指各种生物病原体侵犯中枢神经系统实质、脑膜和血管等引起的急性或慢性炎症性（或非炎症性）疾病。引起疾病的生物病原体包括病毒、细菌、螺旋体、寄生虫、真菌、立克次体和朊蛋白等。临床上根据中枢神经系统感染的部位不同可分为：脑炎、脊髓炎或脑脊髓炎，主要侵犯脑和（或）脊髓实质；脑膜炎、脊膜炎或脑脊膜炎，主要侵犯脑和（或）脊髓软膜；脑膜脑炎：脑实质和脑膜合并受累。生物病原体主要通过血行感染、直接感染和神经干逆行感染等途径进入中枢神经系统。

一、病毒性脑膜炎患者的护理

病毒性脑膜炎是一组由各种病毒感染引起的脑膜急性炎症性疾病。多为急性起病，出现病毒感染的全身中毒症状如发热、头痛、畏光、恶心、呕吐、肌痛、食欲减退、腹泻和全身乏力等，并伴有脑膜刺激征，通常儿童病程超过 1 周，成人可持续 2 周或更长。本病大多呈良性过程。

（一）专科护理

1. 护理要点　急性期患者绝对卧床休息，给予高热量、高蛋白、高维生素、易消化的流质或半流质饮食，不能进食者给予鼻饲。密切观察病情变化，除生命体征外，必须观察瞳孔、精神状态、意识改变、有无呕吐、抽搐症状，及时发现是否有脑膜刺激征和脑疝的发生。

2. 主要护理问题

（1）急性疼痛：头痛与脑膜刺激征有关。

（2）潜在并发症：脑疝与脑水肿导致颅内压增高有关。

（3）体温过高与病毒感染有关。

（4）有体液不足的危险与反复呕吐、腹泻导致失水有关。

3. 护理措施

（1）一般护理：①为患者提供安静、温湿度适宜的环境，避免声光刺激，以免加重患者的烦躁不安、头痛及精神方面的不适感。②衣着舒适，患者内衣以棉制品为宜，勤洗勤换，且不易过紧；床单保持清洁、干燥、无渣屑。③提供高热量、高蛋白质、高维生素、低脂肪的易消化饮食，以补充高热引起的营养物质消耗。鼓励患者增加饮水量，1 000～2 000ml/d。④做好基础护理，给予口腔护理，减少患者因高热、呕吐引起的不适感，并防止感染；加强皮肤护理，防止降温后大量出汗带来的不适。

（2）病情观察及护理：①严密观察患者的意识、瞳孔及生命体征的变化，及时准确地报告医生。积极配合医生治疗，给予降低颅内压的药物，减轻脑水肿引起的头痛、恶心、呕吐等，防止脑疝的发生。保持呼吸道通畅，及时清除呼吸道分泌物，定时叩背、吸痰，预防肺部感染。②发热患者应减少活动，以减少氧耗量，缓解头痛、肌痛等症状。发热时可采用物理方法降温，可用温水擦浴、冰袋和冷毛巾外敷等措施物理降温。必要时遵医嘱使用药物降温，使用时注意药物的剂量，尤其对年老体弱及伴有心血管疾病者应防止出现虚脱或休克现象；监测体温应在行降温措施30min后进行。③评估患者头痛的性质、程度及规律，恶心、呕吐等症状是否加重。患者头痛时指导其卧床休息，改变体位时动作要缓慢。讲解减轻头痛的方法，如深呼吸、倾听音乐、引导式想象、生物反馈治疗等。④意识障碍患者给予侧卧位，备好吸引器，及时清理口腔，防止呕吐物误入气管而引起窒息。观察患者呕吐的特点，记录呕吐的次数，呕吐物的性质、量、颜色、气味，遵医嘱给予止吐药，帮助患者逐步恢复正常饮食和体力。指导患者少量多次饮水，以免引起恶心呕吐；剧烈呕吐不能进食或严重水电解质失衡时，给予外周静脉营养，准确记录24h出入量，观察患者有无失水征象，依失水程度不同，患者可出现软弱无力、口渴、皮肤黏膜干燥和弹性减低，尿量减少、尿比重增高等表现。⑤抽搐的护理：抽搐发作时，应立即松开衣领和裤带，取下活动性义齿，及时清除口鼻腔分泌物，保持呼吸道通畅；放置压舌板于上、下白齿之间，防止舌咬伤，必要时用舌钳将舌拖出，防止舌后坠阻塞呼吸道；谵妄躁动时给予约束带约束，勿强行按压肢体，以免造成肢体骨折或脱臼。

（二）健康指导

1. 疾病知识指导

（1）概念：病毒性脑膜炎又称无菌性脑膜炎，是一组由各种病毒感染引起的脑膜急性炎症性疾病，主要表现为发热、头痛和脑膜刺激征。

（2）形成的主要原因：85%～95%的病毒性脑膜炎由肠道病毒引起，主要经粪－口途径传播，少数经呼吸道分泌物传播。

（3）主要症状：多为急性起病，出现病毒感染全身中毒症状，如发热、畏光、头痛、肌痛、食欲减退、腹泻和全身乏力等，并伴有脑膜刺激征。幼儿可出现发热、呕吐、皮疹等，而颈项强直较轻微甚至缺如。

（4）常用检查项目：血常规、尿常规、腰椎穿刺术、脑电图、头CT、头MRI。

（5）治疗：主要治疗原则是对症治疗、支持治疗和防治并发症。对症治疗如剧烈头痛可用止痛药，癫痫发作可首选卡马西平或苯妥英钠，抗病毒治疗可用阿昔洛韦，脑水肿可适当应用脱水药。

（6）预后：预后良好。

（7）其他：如疑为肠道病毒感染应注意粪便处理，注意手部卫生。

2. 饮食指导

（1）给予高蛋白，高热量、高维生素等营养丰富的食物，如鸡蛋、牛奶、豆制品、瘦肉，有利于增强抵抗力。

（2）长期卧床的患者易引起便秘，用力屏气排便、过多的水钠潴留都易引起颅内压增高，为保证大便通畅，患者应多食粗纤维食物，如芹菜、韭菜等。

（3）应用甘露醇、呋塞米等脱水剂期间，患者应多食含钾高的食物如香蕉、橘子等，并要保证水分摄入。

（4）不能经口进食者，遵医嘱给予鼻饲，制订鼻饲饮食计划表。

3. 用药指导

（1）脱水药：保证药物滴注时间、剂量准确，注意观察患者的反应及患者皮肤颜色、弹性的变化，记录24h出入量，注意监测肾功能。

（2）抗病毒药：应用阿昔洛韦时注意观察患者有无谵妄、皮疹、震颤及血清转氨酶暂时增高等不良反应。

4. 日常生活指导

（1）保持室内环境安静、舒适、光线柔和。

（2）高热的护理：①体温上升阶段：寒战时注意保暖。②发热持续阶段：给予物理降温，必要时遵医嘱使用退热药，并要注意补充水分。③退热阶段：要及时更换汗湿衣服，防止受凉。

（3）腰椎穿刺术后患者取去枕平卧位4～6h，以防止低颅压性头痛的发生。

（三）循证护理

病毒性脑膜炎是由各种病毒引起中枢神经系统的炎症性疾病，其发病机制可能与病毒感染和感染后的免疫反应有关。而症状性癫痫是由脑损伤或全身性疾病引起脑代谢失常引发的癫痫，病毒性脑膜炎是引起癫痫发作的因素之一。针对病毒性脑膜炎合并症状性癫痫患者的临床特点，有学者研究得出病毒性脑炎合并症状性癫痫患者的护理重点应做好精神异常、癫痫发作、腰椎穿刺术和用药的观察及护理。

使用头孢菌素类和硝基咪唑类抗生素后服用含有酒精类的液体或食物时会引发双硫仑样反应。双硫仑样反应表现为面部潮红、头痛、眩晕、恶心、呕吐、低血压、心率加快、呼吸困难，严重者可致急性充血性心力衰竭、呼吸抑制、意识丧失、肌肉震颤等。据报道，一个高压电烧伤者，术后给予头孢哌酮抗感染，用75%乙醇处理创面，反复出现双硫仑样反应。说明应用上述药物的患者接触任何含乙醇的制品都有导致双硫仑样反应的可能，医护人员应提高警惕，并将有关注意事项告知患者。

二、化脓性脑膜炎患者的护理

化脓性脑膜炎即细菌性脑膜炎，又称软脑膜炎，是由化脓性细菌所致脑脊膜的炎症反应，脑和脊髓的表面轻度受累，是中枢神经系统常见的化脓性感染疾病。病前可有上呼吸道感染史，主要临床表现为发热、头痛、呕吐、意识障碍、偏瘫、失语、皮肤瘀点及脑膜刺激征等。通常起病急，好发于婴幼儿和儿童。

（一）专科护理

1. 护理要点　密切观察患者的病情变化，定时监测患者的生命体征、意识、瞳孔的变化及颅内压增高表现。做好高热患者的护理。对有肢体瘫痪及失语的患者，给予康复训练，预防并发症。加强心理护理，帮助患者树立战胜疾病的信心。

2. 主要护理问题

（1）体温过高与细菌感染有关。

（2）急性疼痛：头痛与颅内感染有关。

（3）营养失调－低于机体需要量：与反复呕吐及摄入不足有关。

（4）潜在并发症－脑疝：与颅内压增高有关。

（5）躯体活动障碍：与神经功能损害所致的偏瘫有关。

（6）有皮肤完整性受损的危险：与散在的皮肤瘀点有关。

3. 护理措施

1）一般护理：①环境：保持病室安静，经常通风，用窗帘适当遮挡窗户，避免强光对患者的刺激，减少患者家属的探视。②饮食：给予清淡、易消化且富含营养的流质或半流质饮食，多吃水果和蔬菜。意识障碍的患者给予鼻饲饮食，制订饮食计划表，保证患者摄入足够的热量。③基础护理：给予口腔护理，保持口腔清洁，减少因发热、呕吐等引起的口腔不适；加强皮肤护理，保持皮肤清洁干燥，特别是皮肤有瘀点、瘀斑时避免搔抓破溃。

2）病情观察及护理：①加强巡视，密切观察患者的意识、瞳孔、生命体征及皮肤瘀点、瘀斑的变化，婴儿应注意观察囟门。若患者意识障碍加重、呼吸节律不规则、双侧瞳孔不等大、对光反射迟钝、躁动不安等，提示脑疝的发生，应立即通知医生，配合抢救。②备好抢救药品及器械：抢救车、吸引器、简易呼吸器、氧气装置及硬脑膜下穿刺包等。

3）用药护理：①抗生素：给予抗生素皮试前，询问有无过敏史。用药期间监测患者的血常规、血培养、血药敏等检查结果。用药期间了解患者有无不适主诉。②脱水药：保证药物按时、准确滴注，注意观察患者的反应及皮肤颜色、弹性的变化，注意监测肾功能。避免药液外渗，如有外渗，可用硫酸镁湿热敷。③糖皮质激素：严格遵医嘱用药，保证用药时间、剂量的准确，不可随意增量、减量，询问患者有无心悸、出汗等不适主诉；用药期间监测患者的血常规、血糖变化；注意保暖，预防交叉感染。

4）心理护理：根据患者及家属的文化水平，介绍患者的病情及治疗和护理的方法，使其积极主动配合。关心和爱护患者，及时解除患者的不适，增强其信任感，帮助患者树立战胜疾病的信心。

5）康复护理：有肢体瘫痪和语言沟通障碍的患者可以进行如下的康复护理。

（1）保持良好的肢体位置，根据病情，给予床上运动训练，包括：①桥式运动：患者仰卧位，双上肢放于体侧，或双手十指交叉，双上肢上举；双腿屈膝，足支撑于床上，然后将臀部抬起，并保持骨盆成水平位，维持一段时间后缓慢放下。也可以将健足从治疗床上抬起，以患侧单腿完成桥式运动。②关节被动运动：为了预防关节活动受限，主要进行肩关节外旋、外展，肘关节伸展，腕和手指伸展，髋关节外展，膝关节伸展，足背屈和外翻。③起坐训练。

（2）对于清醒患者，要更多关心、体贴患者，增强自我照顾能力和信心。经常与患者进行交流，促进其语言功能的恢复。

（二）健康指导

1. 疾病知识指导

（1）概念：化脓性脑膜炎是由化脓性细菌感染所致的脑脊膜炎症，脑和脊髓的表面轻度受累。通常急性起病，是中枢神经系统常见的化脓性感染疾病。

（2）形成的主要原因：化脓性脑膜炎最常见的致病菌为肺炎链球菌、脑膜炎双球菌及 B 型流感嗜血杆菌。这些致病菌可通过外伤、直接扩延、血液循环或脑脊液等途径感染软脑膜和（或）蛛网膜。

（3）主要症状：寒战、高热、头痛、呕吐、意识障碍、腹泻和全身乏力等，有典型的脑膜刺激征。

（4）常用检查项目：血常规、尿常规、脑脊液检查、头 CT、头 MRI、血细菌培养。

（5）治疗：①抗菌治疗：未确定病原菌时首选三代头孢曲松或头孢噻肟，因其可透过血脑屏障，在脑脊液中达到有效浓度。如确定病原菌为肺炎球菌，首选青霉素，对其耐药者，可选头孢曲松，必要时联合万古霉素治疗；如确定病原菌为脑膜炎球菌，首选青霉素；如确定病原菌为铜绿假单胞菌可选头孢他啶。②激素治疗。③对症治疗。

（6）预后：病死率及致残率较高，但预后与机体情况、病原菌和是否尽早应用有效的抗生素治疗有关。

（7）宣教：搞好环境和个人卫生。

2. 饮食指导　给予高热量、清淡、易消化的流质或半流质饮食，按患者的热量需要制订饮食计划，保证足够热量的摄入。注意食物的搭配，增加患者的食欲，少食多餐。频繁呕吐不能进食者，给予静脉输液，维持水电解质平衡。

3. 用药指导

（1）应用脱水药时，保证输液速度。

（2）应用激素类药物时不可随意减量，以免发生"反跳"现象，激素类药物最好在上午输注，避免由于药物不良反应引起睡眠障碍。

4. 日常生活指导

（1）协助患者洗漱、如厕、进食及个人卫生等生活护理。

（2）做好基础护理，及时清除大小便，保持臀部皮肤清洁干燥，间隔 1～2h 更换体位，按摩受压部位，必要时使用气垫床，预防压疮。

（3）偏瘫的患者确保有人陪伴，床旁安装护栏，地面保持平整干燥、防湿、防滑，注意安全。

（4）躁动不安或抽搐的患者，床边备牙垫或压舌板，必要时在患者家属知情同意下用约束带，防止患者舌咬伤及坠床。

（三）循证护理

化脓性脑膜炎是小儿时期较为常见的由化脓性细菌引起的神经系统感染的疾病，婴幼儿发病较多。本病预后差，病死率高，后遗症多。相关学者通过对 78 例化脓性脑膜炎患儿的护理资料进行研究，分析总结得出做好病情的观察和加强临床护理是促进患儿康复的重要环节。

对小儿化脓性脑膜炎的临床护理效果的探讨，得出结论：提高理论知识水平、业务水平、对疾病的认识，对病情发展变化做出及时、正确的抢救和护理措施，可以提高患儿治愈率，降低并发症；后遗症发生，提高生命质量，促进患儿早日康复。

三、结核性脑膜炎患者的护理

结核性脑膜炎（TMD）是由结核杆菌引起的脑膜和脊髓膜的非化脓性炎症性疾病，是最常见的神经系统结核病。主要表现为结核中毒症状、发热、头痛、脑膜刺激征、脑神经损害及脑实质改变，如意识障碍、癫痫发作等。本病好发于幼儿及青少年，冬春季较多见。

（一）专科护理

1. 护理要点　密切观察患者的病情变化，观察有无意识障碍脑疝及抽搐加重的发生。做好用药指导，定期监测抗结核药物的不良反应。对抽搐发作、肢体瘫痪及意识障碍的患者加强安全护理，防止外伤，同时给予相应的对症护理，促进患者康复。

2. 主要护理问题

（1）体温过高：与炎性反应有关。

（2）有受伤害的危险：与抽搐发作有关。

（3）有窒息的危险：与抽搐发作时口腔和支气管分泌物增多有关。

（4）营养失调－低于机体需要量：与机体消耗及食欲减退有关。

（5）疲乏：与结核中毒症状有关。

（6）意识障碍：与中枢神经系统、脑实质损害有关。

（7）潜在并发症：脑神经损害、脑梗死等。

（8）知识缺乏：缺乏相关医学知识有关。

3. 护理措施

1）一般护理：①休息与活动：患者出现明显结核中毒症状，如低热、盗汗、全身无力、精神萎靡不振时，应以休息为主，保证充足的睡眠，生活规律。病室安静，温湿度适宜，床铺舒适，重视个人卫生护理。②饮食护理：保证营养及水分的摄入。提供高蛋白、高热量、高维生素的饮食，每天摄入鱼、肉、蛋、奶等优质蛋白，多食新鲜的蔬菜、水果，补充维生素。高热或不能经口进食的患者给予鼻饲饮食或肠外营养。③戒烟、酒。

2）用药护理：①抗结核治疗：早期、联合、足量、全程、顿服是治疗结核性脑膜炎的关键。强调正确用药的重要性，督促患者遵医嘱服药，养成按时服药的习惯，使患者配合治疗。告知药物可能出现的不良反应，密切观察，出现如眩晕、耳鸣、巩膜黄染、肝区疼痛、胃肠不适等不良反应时，及时报告医生，并遵医嘱给予相应的处理。②全身支持：减轻结核中毒症状，可使用皮质类固醇等抑制炎症反应，减轻脑水肿。使用皮质类固醇时要逐渐减量，以免发生"反跳"现象。注意观察皮质类固醇药物的不良反应，正确用药，减少不良反应。③对症治疗：根据患者的病情给予相应的抗感染、脱水降颅压、解痉治疗。

3）体温过高的护理

（1）重视体温的变化，定时测量体温，给予物理或药物降温后，观察降温效果，患者有无虚脱等不适出现。

（2）采取降温措施：①物理降温：使用冰帽、冰袋等局部降温，温水擦浴全身降温，注意用冷时间，观察患者的反应，防止继发效应抵消治疗作用及冻伤的发生。身体虚弱的患者在降温过程中，控制时间，避免能量的消耗。②药物降温：遵医嘱给予药物降温，不可在短时间内将体温降得过低，同时注意补充水分，防止患者虚脱。儿童避免使用阿司匹林，以免诱发 Reye 综合征，即患者先出现恶心、呕吐，继而出现中枢神经系统症状，如嗜睡、昏睡等。小心谨慎使用金刚烷胺类药物，以免中枢神经系统不良反应的发生。

4）意识障碍的护理：①生活护理：使用床挡等保护性器具。保持床单位清洁、干燥、无渣屑，减少对皮肤的刺激，定时给予翻身、叩背，按摩受压部位，预防压疮的发生。注意口腔卫生，保持口腔清洁。做好大小便护理，满足患者的基本生活需求。②饮食护理：协助患者进食，不能经口进食时，给予鼻饲饮食，保障营养及水分的摄入。③病情监测：密切观察患者的生命体征及意识、瞳孔的变化，出现异常及时报告医生，并配合医生处理。

（二）健康指导

1. 疾病知识指导

（1）病因及发病机制：结核杆菌通过血行直接弥散或经脉络丛播散至脑脊髓膜，形成结核结节，结节破溃后结核菌进入蛛网膜下隙，导致结核性脑膜炎。此外，结核菌可因脑实质、脑膜干酪灶破溃所致，脊柱、颅骨、乳突部的结核病灶也可直接蔓延引起结核性脑膜炎。

（2）主要症状：多起病隐袭，病程较长，症状轻重不一。①结核中毒症状：低热、盗汗、食欲减退、疲乏、精神萎靡。②颅内压增高和脑膜刺激症状：头痛、呕吐、视神经盘水肿及脑膜刺激征。③脑实质损害：精神萎靡、淡漠、谵妄等精神症状或意识状态的改变；部分性、全身性的痫性发作或癫痫持续状态；偏瘫、交叉瘫、截瘫等脑卒中样表现。④脑神经损害：动眼、外展、面及视神经易受累及，表现为视力下降、瞳孔不等大、眼睑下垂、面神经麻痹等。

（3）常用检查项目：脑脊液检查、头 CT、头 MRI、血沉等。

（4）治疗：①抗结核治疗：异烟肼、利福平、吡嗪酰胺、链霉素、乙胺丁醇等。至少选择三种药物联合治疗，根据所选药物给予辅助治疗，防止药物不良反应。②皮质类固醇：用于减轻中毒症状、抑制炎症反应、减轻脑水肿、抑制纤维化，可用地塞米松或氢化可的松等。③对症治疗：降颅压、解痉、抗感染等。

（5）预后：与患者的年龄、病情轻重、治疗是否及时彻底有关。部分患者预后较差，甚至死亡。

2. 饮食指导　提供高蛋白、高热量、高维生素、易消化吸收的食物，每天摄入鱼、肉、蛋、奶等优质蛋白，多食新鲜的蔬菜、水果，补充维生素。保证水分的摄入。

3. 用药指导

（1）使用抗结核药物时要遵医嘱正确用药，早期、足量、联合、全程、顿服是治疗本病的关键。药物不良反应较多，如使用异烟肼时需补充维生素 B_6 以预防周围神经病；使用利福平、异烟肼、吡嗪酰胺时需监测肝酶水平，及时发现肝脏损伤；使用链霉素时定期进行听力检测，及时应对前庭毒性症状。

（2）使用皮质类固醇药物时，观察用药效果，合理用药，减少不良反应的发生。

（3）应用脱水、降颅压药物时注意电解质的变化，保证水分的摄入；使用解痉、抗感染等药物时给予相应的护理，如注意观察生命体征的变化等。

4. 日常生活指导

（1）指导患者注意调理，合理休息，生活规律，增强抵抗疾病的能力，促进身体康复。

（2）减少外界环境不良刺激，注意气候变化，预防感冒发生。

（3）保持情绪平稳，积极配合治疗，树立战胜疾病的信心。

（三）循证护理

结核性脑膜炎早期出现头痛、双目凝视、精神呆滞、畏光；中期出现脑膜刺激征、颅内压高、呕吐（以喷射性呕吐为主）、嗜睡；晚期出现失明、昏睡、呼吸不规则、抽搐，危重时发生脑疝而死亡的临床特点。研究表明，严密观察患者的病情变化，有针对性地做好一般护理、病情观察、康复护理、饮食护理、用药护理、心理护理、康复护理和健康教育，对结核性脑膜炎患者的康复起到重要的作用。

（郑　玲）

第四章

呼吸系统疾病护理

第一节　慢性支气管炎

慢性支气管炎是气管、支气管黏膜及其周围组织的慢性非特异性炎症。临床上以咳嗽、咳痰或伴有喘息及反复发作为主要症状，每年发病持续 3 个月，连续 2 年或 2 年以上，排除具有咳嗽、咳痰、喘息症状的其他疾病（如肺结核、肺尘埃沉着症、肺脓肿、心脏病、心功能不全、支气管扩张、支气管哮喘、慢性鼻咽炎、食管反流综合征等疾患）。

本病是常见病，多见于中老年人，随着年龄的增长，患病率递增，50 岁以上的患病率高达 15%。本病流行与吸烟、地区和环境卫生等有密切关系。吸烟者患病率远高于不吸烟者。北方气候寒冷患病率高于南方。工矿地区大气污染严重，患病率高于一般城市。

一、护理评估

1. 健康史　询问患者起病的原因及诱因，有无呼吸道感染及吸烟等病史，有无过敏原接触史；询问患者的工作生活环境，有无有害气体、烟雾、粉尘等的吸入史。有无受凉、感冒、过度劳累而引起急性发作或加重。

2. 身体评估　如下所述。

1）症状：缓慢起病，病程长，反复急性发作而病情加重。主要症状为咳嗽、咳痰，或伴有喘息。急性加重系指咳嗽、咳痰、喘息等症状突然加重。急性加重的主要原因是呼吸道感染，病原体可以是病毒、细菌、支原体和衣原体等。

（1）咳嗽：一般晨间咳嗽为主，睡眠时有阵咳或排痰。

（2）咳痰：一般为白色黏液和浆液泡沫痰，偶见痰中带血。清晨排痰较多，起床后或体位变动后可刺激排痰。伴有细菌感染时，则变为黏液脓性痰，痰量亦增加。

（3）喘息或气急：喘息明显者称为喘息性支气管炎，部分可能伴支气管哮喘。若伴肺气肿时可表现为劳动或活动后气急。

2）体征：早期多无异常体征。急性发作期可在背部或双肺底听到干、湿啰音，咳嗽后可减少或消失。如合并哮喘可闻及广泛哮鸣音并伴呼气期延长。

3）分型：分为单纯型和喘息型两型。单纯型的主要表现为咳嗽、咳痰；喘息型除有咳嗽、咳痰外尚有喘息，常伴有哮鸣音，喘鸣于睡眠时明显，阵咳时加剧。

4）分期：按病情进展分为三期。

（1）急性发作期：指一周内出现脓性或黏液脓性痰，痰量明显增加，或伴有发热等炎症表现，或指一周内"咳"、"喘"、"痰"症状中任何一项明显加剧。

（2）慢性迁延期：患者有不同程度的"咳"、"痰"、"喘"症状，迁延达一个月以上。

（3）临床缓解期：经治疗或临床缓解，症状基本消失或偶有轻微咳嗽，痰液量少，持续 2 个月以上者。

3. 心理－社会状况 慢性支气管炎患者早期由于症状不明显，尚不影响工作和生活，患者往往不重视，感染时治疗也不及时。由于病程长，反复发作，患者易出现烦躁不安、忧郁、焦虑等情绪，易产生不利于恢复呼吸功能的消极因素。

4. 辅助检查 如下所述。

（1）血液检查：细菌感染时偶可出现白细胞总数和（或）中性粒细胞增多。

（2）痰液检查：可培养出致病菌涂片可发现革兰阳性菌或革兰阴性菌，或大量破坏的白细胞和已破坏的杯状细胞。

（3）胸部 X 线检查：早期无异常。反复发作引起支气管壁增厚，细支气管或肺泡间质炎症细胞浸润或纤维化。

（4）呼吸功能检查：早期无异常，随病情发展逐渐出现阻塞性通气功能障碍，表现为：第一秒用力呼气量占用力肺活量比值（FEV_1/FVC）＜60%；最大通气量（MBC）＜80% 预计值等。

二、治疗原则

急性发作期和慢性迁延期患者，以控制感染及对症治疗（祛痰、镇咳、平喘）为主；临床缓解期，以加强锻炼，增强体质，避免诱发因素，预防复发为主。

1. 急性加重期的治疗 如下所述。

（1）控制感染：根据病原菌类型和药物敏感情况选择药物治疗。

（2）镇咳、祛痰：常用药物有氯化铵、溴己新、喷托维林等。

（3）平喘：有气喘者可加用解痉平喘药，如氨茶碱和茶碱缓释剂，或长效 β_2 激动剂加糖皮质激素吸入。

2. 缓解期治疗 如下所述。

（1）戒烟，避免有害气体和其他有害颗粒的吸入。

（2）增强体质，预防感冒。

（3）反复呼吸道感染者，可试用免疫调节剂或中医中药。

三、护理措施

1. 环境 保持室内空气流通、新鲜，避免感冒受凉。

2. 饮食 合理安排食谱，给予高蛋白、高热量、高维生素、易消化的食物，多吃新鲜蔬菜、水果，避免过冷过热及产气食物，以防腹胀影响膈肌运动。注意食物的色、香、味。水肿及心衰患者要限制钠盐的摄入，痰液较多者忌用牛奶类饮料，以防引起痰液黏稠不易排出。

3. 用药护理 遵医嘱使用抗炎、祛痰、镇咳药物，观察药物的疗效和不良反应。对痰液较多或年老体弱者以抗炎、祛痰为主，避免使用中枢镇咳药，如可待因，以免抑制咳嗽中枢，加重呼吸道阻塞，导致病情恶化。可待因有麻醉性中枢镇咳作用，适用于剧烈干咳者，有恶心、呕吐、便秘等不良反应，应用不当可能成瘾；喷托维林是非麻醉性中枢镇咳药，用于轻咳或少量痰液者，无成瘾性，有口干、恶心、头痛等不良反应；溴己新使痰液中黏多糖纤维断裂，痰液黏度降低，偶见恶心、转氨酶升高等不良反应，胃溃疡者慎用。

4. 保持呼吸道通畅 要教会患者排痰技巧，指导患者有效咳嗽的方法。每日定时给予胸部叩击或胸壁震颤，协助排痰。并鼓励患者多饮水，根据机体每日需要量、体温、痰液黏稠度，估计每日水分补充量，每日至少饮水 1 500ml，使痰液稀释，易于排出。痰多黏稠时可予雾化吸入，湿化呼吸道以促使痰液顺利咳出。

5. 改善呼吸状况 缩唇腹式呼吸；肺气肿患者可通过腹式呼吸以增强膈肌活动来提高肺活量，缩唇呼吸可减慢呼气，延缓小气道陷闭而改善呼吸功能，因而缩唇腹式呼吸可有效地提高患者的呼吸功能。患者取立位，亦可取坐位或卧位，一手放在前胸，另一手放在腹部，先缩唇，腹内收，胸前倾，由口徐徐呼气，此时切勿用力，然后用鼻吸气，并尽量挺腹，胸部不动。呼、吸时间之比为 2∶1 或

3：1，7~8 次/min，每 d 锻炼 2 次，10~20min/次。

6. 心理护理　对年老患者应加强心理护理，帮助其克服年老体弱的悲观情绪。患者病程长加上家人对患者的支持也常随病情进展而显得无力，患者多有焦虑、抑郁等心理障碍。护士应聆听患者的倾诉，做好患者与家属的沟通、心理疏导，让患者进行适当的文体活动。引导其进行循序渐进的锻炼，如气功、太极拳、户外散步等，将有助于增强老年人的机体免疫能力。为患者创造有利于治疗、康复的最佳心理状态。

四、健康教育

1. 指导患者和家属　了解疾病的相关知识，积极配合康复治疗。

2. 加强管理　如下所述。

（1）环境因素：消除及避免烟雾、粉尘和刺激性气体的吸入，避免接触过敏原或去空气污染、人多的公共场所；生活在空气清新、适宜温湿度、阳光充足的环境中，注意防寒避暑。

（2）个人因素：制定有效的戒烟计划；保持口腔清洁；被褥轻软、衣服宽大合身，沐浴时间不宜过长，防止晕厥等。

（3）饮食营养：足够的热量、蛋白质、维生素和水分，增强食欲。

3. 加强体育锻炼，增强体质，提高免疫能力　锻炼应量力而行、循序渐进，以患者不感到疲劳为宜；可进行散步、慢跑、太极拳、体操、有效的呼吸运动等。

4. 防止感染　室内用食醋 2~10ml/m²，加水 1~2 倍稀释后加热蒸熏，1h/次，每天或隔天 1 次，有一定的防止感冒作用。劝告患者在发病季节前应用气管炎疫苗、核酸等，从而增强免疫功能，以减少患者感冒和慢性支气管炎的急性发作。

5. 帮助患者加强身体的耐寒锻炼　耐寒锻炼需从夏季开始，先用手按摩面部，后用冷水浸毛巾拧干后擦头面部，渐及四肢。体质好、耐受力强者，可全身大面积冷水摩擦，持续到 9 月份，以后继续用冷水按摩面颈部，最低限度冬季也要用冷水洗鼻部，以提高耐寒能力，预防和减少本病发作。

（张建璞）

第二节　支气管哮喘

支气管哮喘简称哮喘，是由多种细胞（如嗜酸性粒细胞、肥大细胞、T 淋巴细胞、中性粒细胞、气道上皮细胞等）和细胞组分参与的气道慢性炎症性疾病。这种慢性炎症与气道高反应性相关，通常出现广泛多变的可逆性气流受限，并引起反复发作性的喘息、气急、胸闷或咳嗽等症状，常在夜间和（或）清晨发作、加剧，多数患者可自行缓解或经治疗缓解，支气管哮喘如诊治不及时，随病程的延长可产生气道不可逆性缩窄和气道重塑。

支气管哮喘是全球最常见的慢性病之一，全球约有 1.6 亿患者，我国的患病率接近 1%~4%。成人男女患病率大致相同，儿童发病率高于成人，发达国家高于发展中国家，城市高于农村，约 40% 的患者有家族史。世界各国的哮喘防治专家共同起草、并不断更新了全球哮喘防治倡议（Global Initiative For Asthmn，GINA），GINA 目前已成为防治哮喘的重要指南。

一、护理评估

1. 健康史　询问患者有无过敏史、家族史、个人史，有无吸入花粉、尘螨、动物皮屑，食入鱼、虾、蟹食物，服用普萘洛尔、阿司匹林药物等情况；了解患者有无感染、气候变化、运动、精神刺激等诱发因素；了解患者家族中有无哮喘等过敏性疾病史，以及本次发病经过、诊断和治疗情况。

2. 身体评估　如下所述。

（1）症状：为发作性伴有哮鸣音的呼气性呼吸困难或发作性胸闷和咳嗽。严重者被迫采取坐位或呈端坐呼吸，干咳或咳大量白色泡沫痰，甚至出现发绀等。哮喘症状可在数分钟内发作，经数小时至数天，用支气管舒张药或自行缓解。在夜间及凌晨发作和加重常是哮喘的特征之一。有时咳嗽可为唯一的症状（咳嗽变异性哮喘），有些青少年，其哮喘症状表现为运动时出现胸闷、咳嗽和呼吸困难（运动性哮喘）。

（2）体征：发作时胸腔呈过度充气状态，有广泛的哮鸣音，呼气音延长，心率增快，奇脉，胸腹反常运动和发绀常出现在严重哮喘患者中。但在轻度哮喘或非常严重哮喘发作时，哮鸣音可不出现，称之为寂静胸。

（3）重症哮喘：指严重的哮喘发作持续在24h以上，经一般支气管扩张剂治疗不能缓解者。发作时张口呼吸，大量出汗，发绀明显，呈端坐呼吸，如病情不能控制，出现呼吸和循环衰竭。

（4）病情分级：根据哮喘发作时患者的临床表现和用药情况，分为轻度、中度、重度和危重，详见表4-1和表4-2。

表4-1　哮喘急性发作时病情严重的分级

病情程度	临床表现	脉率	血气分析	血氧饱和度	支气管舒张剂
轻度	对日常生活影响不大，可平卧，说话连续成句，步行、上楼时有气短。呼吸频率轻度增加，呼吸末期散在哮鸣音。可有焦虑	<100 次/min	基本正常	>95%	能控制
中度	日常生活受限，稍事活动便有喘息，喜坐位，说话时断时续，呼吸频率增加，哮鸣音响亮而弥漫，有焦虑和烦躁	100~120 次/min	$PaO_2$60~80mmHg $PaCO_2$≤45mmHg	91%~95%	仅有部分缓解
重度	日常生活受限，喘息持续发作，只能单字说话，端坐呼吸，大汗淋漓，呼吸频率>30 次/min，哮鸣音响亮而弥漫。常有焦虑和烦躁	>120 次/min，有奇脉、发绀	PaO_2<60mmHg $PaCO_2$>45mmHg	≤90%	无效
危重	患者不能讲话，出现嗜睡、意识模糊，哮鸣音明显减弱或消失	>120 次/min 或脉率徐缓不规则，血压下降	PaO_2<60mmHg $PaCO_2$>45mmHg	<90%	无效

表4-2　哮喘慢性持续期病情严重度的分级

分级	临床表现	肺功能改变
间歇（第一级）	症状<每周1次，短暂发作，夜间哮喘症状≤每月2次	FEV_1≥80%预计值或PEF≥80%个人最佳值，PEF或FEV_1变异率<20%
轻度持续（第二级）	症状≥每周1次，但<每天1次，可能影响活动和睡眠，夜间哮喘症状>每月2次，但<每周1次	FEV_1≥预计值或PEF≥80%个人最佳值，PEF或FEV_1变异率20%~30%
中度持续（第三级）	每天有症状，影响活动和睡眠，夜间哮喘症状≥每周1次	FEV_1为60%~79%预计值或PEF为60%~79%个人最佳值，PEF或FEV_1变异率>30%
严重持续（第四级）	每天有症状，频繁发作，经常出现夜间哮喘症状，体力活动受限	FEV_1<60%预计值或PEF<60%个人最佳值，PEF或FEV_1变异率>30%

3. 心理-社会状况　哮喘发作时出现呼吸困难，造成患者焦虑、烦躁不安；若连续发作，则患者易对医护人员、家人和平喘药物产生依赖心理；若出现重症哮喘，患者易产生濒死感、恐惧感。哮喘缓解后，患者担心哮喘复发、不能痊愈而影响工作和生活；反复发作者易对治疗失去信心。

4. 辅助检查　如下所述。

1）血常规检查：发作时血嗜酸性粒细胞升高，合并感染时白细胞总数和中性粒细胞增高。

2）痰液检查：痰涂片在显微镜下可见嗜酸性粒细胞。

3）呼吸功能检查

（1）通气功能检测：哮喘发作时呈阻塞性通气功能障碍，与呼吸流速有关的全部指标，如第一秒用力呼气量（FEV_1）、第一秒用力呼气量占用力肺活量的比值（FEV_1/FVC%）、呼气峰流速值（PEFR）等均显著减少，症状缓解后，上述指标可逐渐恢复。

（2）支气管舒张试验：用以测定气道气流受限的可逆性。

（3）支气管激发试验：用以测定气道反应性。

（4）呼气峰值流速（PEF）及其变异率测定：PEF可反应气道通气功能的变化。

4）胸部X线检查：哮喘发作时双肺透亮度增高，呈过度充气状态，缓解期多无明显异常。

5）血气分析：哮喘发作时可有不同程度的低氧血症，在PaO_2下降的同时有CO_2潴留，则提示气道阻塞严重，病情危重。重症哮喘可出现呼吸性酸中毒或合并代谢性酸中毒。

6）过敏原检查

（1）血清特异性IgE：用放射性过敏原吸附法可直接测定特异性IgE血清，哮喘患者的血清特异性IgE常较正常人升高 2~6 倍。

（2）皮肤过敏原测试：用于指导避免过敏原接触和脱敏治疗，临床较为常用，需根据病史和当地生活环境选择可疑的过敏原进行检查，可通过皮肤点刺等方法进行，皮试阳性提示患者对该过敏原过敏。

二、治疗原则

治疗原则包括消除病因、控制急性发作、巩固治疗、改善肺功能、防止复发、提高患者的生活质量。根据病情，因人而异，采取综合措施。

1. 消除病因　脱离变应原，去除引起哮喘的刺激因子是最重要的，是防治哮喘最有效的方法。

2. 药物治疗　如下所述。

1）支气管舒张剂：主要作用是舒张支气管平滑肌，使痉挛的气道松弛、扩张，同时也具有抗炎等作用。

（1）β_2 - 受体激动剂：是控制急性发作的首选药物。常用的药物有沙丁胺醇、特布他林、沙美特罗等。

（2）茶碱类药物：是目前治疗哮喘的有效药物。

（3）抗胆碱药物：常用药物如异丙托溴铵。

2）抗炎药

（1）糖皮质激素：具有抗炎、抗过敏、抗渗出等作用。可分为吸入、口服和静脉用药。常用吸入药物有倍氯米松、布地奈德等。口服药物如泼尼松（强的松）、泼尼松龙（强的松龙）。静脉用药如琥珀酸氢化可的松，甲强龙（甲基强的松龙）。

（2）色甘酸钠：是一种非糖皮质激素抗炎药，预防变应原引起速发和迟发反应，以及运动和过度通气引起的气道收缩。

3）其他药物：抗白三烯药物是一种安全有效的抗炎、抗哮喘药物，作为吸入糖皮质激素的替代疗法，治疗轻度持续性哮喘。

3. 重症哮喘治疗　如下所述。

（1）持续雾化吸入 β_2 - 受体激动剂；氧疗；病情恶化缺氧不能纠正时，机械通气，必要时行气管切开，通畅气道。

（2）静脉滴注氨茶碱和糖皮质激素。

（3）注意维持水、电解质平衡，纠正酸碱平衡失调；控制感染。

三、护理措施

1. 环境　有明确过敏原者，应尽快脱离变应原；提供安静、舒适、冷暖适宜的休息环境，保持室内空气流通、新鲜，维持适宜的温湿度；室内避免放置花草、地毯、皮毛，整理床铺时避免尘埃飞扬等。

2. 休息 根据病情提供舒适体位，如为端坐呼吸者提供床旁桌以作支撑，使患者能伏桌休息，减少体力消耗。

3. 饮食 提供清淡、易消化、足够热量的饮食，避免食硬、冷、油煎食物，不宜食用鱼、虾、蟹、蛋类、牛奶等易过敏食物。多饮水，保持大便通畅。

4. 病情观察 观察哮喘发作的前驱症状，如鼻咽痒、喷嚏、流涕、眼痒等黏膜过敏症状。哮喘发作时，观察患者生命体征、意识、面容、出汗、发绀、呼吸困难程度、咳嗽、咳痰等，注意痰液黏稠度和量；监测呼吸音、哮鸣音变化，了解病情和治疗效果；加强对急性发作患者的监护，尤其是夜间和凌晨哮喘易发作时段，及时发现危重症状和并发症；监测动脉血气分析，血电解质、酸碱度平衡状况，对严重哮喘发作者，应准确记录出入量，为诊断与治疗提供可靠的依据。

5. 用药护理 按医嘱准确给予支气管舒张剂、激素、静脉补液等，注意观察药物疗效及不良反应。

（1）β_2 - 受体激动剂：主要不良反应为偶有头痛、头晕、心悸、手指震颤等，停药或坚持用药一段时间后症状可消失。药物用量过大可引起严重心律失常，甚至发生猝死。用药时应注意：患者按需用药，不宜长期、规律、单一、大量用药，以免出现耐受；指导患者正确使用雾化吸入器，以保证有效的吸入药物治疗剂量；使用气雾剂时，指导患者在用药时深吸气，吸气后屏气几秒钟，使药物吸入细小支气管以发挥更好的效果；β_2 - 受体激动剂缓释片内含控释成分，指导患者必须整片吞服；高血压病、糖尿病、甲亢、心肌缺血、心功能不全及老年人慎用或不用。

（2）茶碱类药物：主要不良反应有恶心、呕吐等胃肠道症状，心动过速、心律失常、血压下降等心血管症状，偶有兴奋呼吸中枢作用，甚至引起抽搐直至死亡。用药时注意：静脉注射浓度不宜过高，速度不宜过快，注射时间应在10min以上，以防中毒症状发生；与西咪替丁、大环内酯类、喹诺酮类药物等合用时可影响茶碱代谢而排泄减慢，应减少用量；用药中最好监测氨茶碱血浓度，安全浓度为6～15μg/ml；茶碱缓释片和控释片必须整片吞服；妊娠、发热、小儿或老年人及心、肝、肾功能障碍或甲状腺功能亢进者应慎用。

（3）糖皮质激素：部分患者吸入后可出现声音嘶哑、口咽部念珠菌感染或呼吸道不适。应指导患者吸药后用清水充分漱口，使口咽部无药物残留，以减轻局部反应和减少胃肠吸收；全身用药应注意肥胖、糖尿病、高血压、骨质疏松、消化性溃疡等不良反应，宜在饭后服用，以减少对消化道的刺激；激素的用量应严格按医嘱进行阶梯式逐渐减量，患者不得擅自停药或减量。

（4）色甘酸钠：吸入后在体内无蓄积作用，一般在4周内应见效，如8周无效者应停用。少数患者吸入后有咽喉不适、胸部紧迫感，偶见皮疹，甚至诱发哮喘。

6. 对症护理 如下所述。

（1）保持呼吸道通畅：遵医嘱给予鼻导管或面罩吸氧，改善呼吸功能。根据血气分析结果和患者的临床表现，及时调整吸氧流量或浓度，吸入的氧气应加温、加湿，避免气道干燥和寒冷气流的刺激而加重气道痉挛。严重发作、经一般药物治疗无效，缺氧不能纠正时，应协助医生进行机械通气，做好建立人工气道、有创机械通气的准备工作。

（2）促进排痰：若无心、肾功能不全，鼓励患者饮水2～3L/d。重症哮喘静脉补液，纠正失水，滴速以30～50滴/min为宜，避免单位时间内输入过多而诱发心力衰竭。若痰液黏稠不易排出用雾化吸入，辅以拍背，促进痰液排出；但不宜用超声雾化吸入，因颗粒过小使较多的雾滴进入肺泡，或过饱和的雾液进入支气管，刺激支气管痉挛，加重哮喘症状。

7. 心理护理 哮喘反复发作，可导致患者出现各种心理问题，而心理问题又会加重哮喘的症状及影响治疗效果，因此，应关心患者，经常与患者沟通，及时了解患者的心理变化，针对性地做好心理疏导和教育工作。急性发作时，患者常出现精神紧张、烦躁不安、恐惧等心理反应，若症状持续，无法缓解，会使患者处于焦虑或近于惊恐的状态，医护人员应尽量守护在患者床旁，或允许患者家属陪伴，多安慰患者，使其产生信任和安全感；发作时患者感背部发胀、发凉，采用背部按摩法使患者感觉通气轻松。向患者解释避免不良情绪的重要性，通过语言和非语言沟通，使患者身心放松、情绪稳定，有利于症状缓解。

四、健康教育

1. 指导患者及家属正确认识哮喘 向患者及家属介绍哮喘的基本知识，强调长期防治哮喘的重要性，说明哮喘虽然不能彻底治愈，但通过长期、适当的治疗可以有效地控制哮喘发作，使患者及家属树立战胜疾病的信心。

2. 避免诱发因素 对日常生活中可能存在的诱发因素如情绪紧张、气候突变、呼吸道感染、尘埃、煤气、油烟、花草、地毯、油漆、家庭宠物或某些药物、食品均应尽量避免。帮助患者识别个体的过敏原和刺激因素，以及告知避免诱因的方法。

3. 指导患者自我监测、预防和控制哮喘发作 指导患者自我监测病情，帮助患者学会用峰流速仪来监测 PEEP 值和记录方法，鼓励患者记录哮喘日记，识别哮喘发作或加重的先兆及相应的紧急处理方法，嘱患者随身携带止喘气雾剂，以有效预防和控制发作。

4. 用药指导 指导患者及家属按医嘱正确用药，积极配合治疗，不擅自减药或停药。帮助患者了解每一种药物的药名、用法、剂量、疗效、主要不良反应及如何采取相应的措施来减少或避免不良反应。

5. 心理护理 指导患者保持有规律的生活和积极、乐观的情绪，特别向患者说明发病与精神因素和生活压力的关系。鼓励患者家属或朋友参与对哮喘患者的管理，为其身心健康提供各方面的支持，并充分利用社会支持系统。

6. 定期门诊与急诊指导 指导患者坚持长期定期门诊随访，根据病情 1~6 个月门诊复诊一次。如出现哮喘加重恶化的征象，在采取紧急处理方法的同时，应立即来医院就诊。

（张建璞）

第三节　支气管扩张

支气管扩张是指直径大于 2mm 的支气管由于管壁的肌肉和弹性组织破坏引起的慢性异常扩张。主要由于支气管及其周围组织的慢性炎症和支气管阻塞，引起支气管管壁肌肉和弹性组织的破坏，导致支气管管腔扩张和变形。临床上主要表现为慢性咳嗽伴大量脓痰和（或）反复咯血。

婴幼儿麻疹、百日咳、支气管肺炎等感染，是支气管－肺组织感染和阻塞所致的支气管扩张最常见的原因。随着人民生活水平的提高，麻疹、百日咳疫苗的预防接种，以及抗生素的临床应用，使本病的发病率大为降低。

一、护理评估

1. 健康史 详细询问患者既往是否有麻疹、百日咳、支气管肺炎迁延不愈；有无反复发作的呼吸道感染病史。

2. 身体状况 如下所述。

1）主要症状

（1）慢性咳嗽、大量脓痰：咳嗽、咳痰与体位改变有关，晨起及晚间卧床改变体位时咳嗽明显、痰量增多。感染急性发作时，黄绿色脓痰明显增加，一日达数百毫升；如有厌氧菌混合感染时，痰有恶臭味，呼吸有臭味。痰液收集于玻璃瓶中静置后分为四层：上层为泡沫，下悬脓性成分，中层为浑浊黏液，下层为坏死组织沉淀物。

（2）反复咯血：50%~70% 的患者反复咯血，量不等，从痰中带血至大咯血，咯血量与病情程度、病变范围不一致。部分患者仅有反复咯血，临床上称为"干性支气管扩张"，常见于结核性支气管扩张，病变多发生在引流良好的上叶支气管，且不易感染。

（3）反复肺部感染：其特征是同一肺段反复发生肺炎并迁延不愈。这是由于扩张的支气管清除分泌物的功能丧失，引流差，易于反复发生感染。

（4）全身中毒症状：反复的肺部感染引起全身中毒症状，出现间歇发热或高热、乏力、食欲减退、盗汗、消瘦、贫血等，严重者出现气促或发绀。

2）体征：早期或干性支气管扩张无异常肺部体征。典型体征是在两肺下方持续存在的粗、中湿啰音，咳嗽、咳痰后啰音可暂时消失，以后又出现。结核引起的支气管扩张，湿啰音多位于肩胛间区；有时可伴哮鸣音。部分慢性患者可出现杵状指（趾）、贫血，肺功能严重下降的患者活动后可出现发绀等。

3. 心理－社会状况　支气管扩张是长期反复感染的慢性疾病，病程长，发病年龄较轻，给患者的学习、工作、甚至婚姻问题带来影响，尤其病情迁延反复，检查治疗收效不显著，患者出现悲观、焦虑情绪；痰多、有口臭的患者，在心理上产生极大压力，表现自卑、孤独、回避。若突然大咯血时，又可出现精神紧张、恐惧等表现。

4. 辅助检查　如下所述。

（1）胸部 X 线检查：早期轻者一侧或双侧肺纹理增多、增粗现象；典型 X 线表现为粗乱肺纹理中有多个不规则的蜂窝状透亮阴影，或沿支气管的卷发状阴影，感染时阴影内出现液平面。

（2）胸部 CT 检查：显示管壁增厚的柱状扩张，或成串成簇的囊样改变。

（3）支气管造影：是诊断支气管扩张的主要依据，可确诊本病，确定病变部位、性质、范围、严重程度，为治疗或手术切除提供重要参考依据。

（4）纤维支气管镜检查：明确出血、扩张或阻塞部位，还可进行活检、局部灌洗、局部止血，取冲洗液做微生物检查。

（5）实验室检查：继发肺部感染时白细胞总数和中性粒细胞增多。痰涂片或培养发现致病菌。

二、治疗原则

其原则是控制呼吸道感染，保持呼吸道引流通畅，处理咯血，必要时手术治疗。

1. 控制感染　是急性感染期的主要治疗措施。急性感染时根据病情、痰培养及药物敏感实验选用合适抗生素控制感染。

2. 加强痰液引流　痰液引流和抗生素治疗同样重要，可保持气道通畅，减少继发感染和减轻全身中毒症状。主要治疗方法有物理治疗法、药物祛痰法、纤维支气管镜吸痰法等。

3. 手术治疗　适用于病灶范围较局限，全身情况较好，经药物治疗仍有反复大咯血或感染者。根据病变范围行肺段或肺叶切除术；病变范围广泛或伴有严重心、肺功能障碍者不宜手术治疗。

4. 咯血处理　少量咯血给予药物止血；大量咯血时常用垂体后叶素缓慢静脉注射，经药物治疗无效者，行支气管动脉造影，根据出血小动脉的定位，注入明胶海绵或聚乙烯醇栓，或行栓塞止血。

三、护理措施

1. 一般护理　如下所述。

（1）急性感染或病情严重者卧床休息；保持室内空气流通，维持适宜的温度、湿度，注意保暖；使用防臭、除臭剂，消除室内异味。避免到空气污染的公共场所，戒烟、避免接触呼吸道感染患者。

（2）加强营养，摄入总热量以不低于 3 000kcal/d 为宜，指导患者多进食肉类、蛋类、豆类及新鲜蔬菜、水果等高蛋白、高热量及富含维生素和矿物质的饮食，增强机体抵抗力；高热者给予物理降温，鼓励患者多饮水，保证摄入足够的水分，饮水量在 1.5～2L/d，利于痰液稀释，易于咳出。大咯血时应暂禁食。

2. 病情观察　观察患者咳嗽、咳痰的量、颜色、黏稠度及痰液的气味，咳嗽、咳痰与体位的关系；有无咯血，以及咯血的量、性质；有无胸闷、气急、烦躁不安、面色苍白、神色紧张、出冷汗等异常表现，并密切观察患者体温、心率、呼吸、血压的变化，警惕窒息的发生。

3. 体位引流护理　体位引流是利用重力作用促使呼吸道分泌物流入支气管、气管排出体外。有助于排除积痰，减少继发感染和全身中毒症状。对痰多、黏稠而不易排除者，其作用有时不亚于抗生素，具体措施如下：

（1）引流前向患者说明体位引流的目的及操作过程，消除顾虑，取得患者的合作。

（2）根据病变部位及患者自身体验，采取相应体位。原则上抬高患肺位置，使引流支气管开口向下，同时辅以拍背，以借重力作用使痰液流出。

（3）引流宜在饭前进行，以免饭后引流导致呕吐。引流 1~3 次/d，15~20min/次，时间安排在早晨起床时、晚餐前及睡前。

（4）引流过程中鼓励患者做深呼吸及有效咳嗽，以利于痰液排出；同时注意观察患者反应，如出现咯血、头晕、发绀、呼吸困难、出汗、疲劳等症状，及时停止。

（5）对痰液黏稠者，先用生理盐水超声雾化吸入或服用祛痰药（氯化铵、溴己新等），以稀释痰液，提高引流效果。

（6）引流完毕，给予清水漱口，去除痰液气味，保持口腔清洁，记录排出的痰量和性质，必要时送检。引流过程中应有护士或家人的协助。

4. 预防咯血窒息的护理　如下所述。

（1）嘱少量咯血患者卧床休息，大咯血者绝对卧床休息，取侧卧位或头侧平卧位，避免窒息。

（2）准备好抢救物品（如吸引器、氧气、气管插管、气管切开包、鼻导管、喉镜、止血药、呼吸兴奋剂、升压药及备血等）。

（3）如果发现患者咯血时突然出现胸闷、气急、发绀、烦躁、神色紧张、面色苍白、冷汗、突然坐起等，应怀疑患者发生了窒息，立即通知医师；同时让患者侧卧取头低脚高位，轻拍背部，协助将血咯出；无效时可直接用鼻导管抽吸，必要时行气管插管或气管切开，以解除呼吸道梗阻。

（4）发生大咯血时，安慰患者，嘱其保持镇静，不能屏气，将血轻轻咯出。

5. 心理护理　以尊重、亲切的态度，多与患者交谈，给予心理支持，帮助患者树立治疗信心，消除紧张、焦虑情绪；发生大咯血时，守护在患者身边，安慰患者，轻声、简要解释病情，减轻患者的紧张情绪，消除恐惧感，告知患者心情放松有利止血，并配合治疗。

四、健康教育

（1）做好麻疹、百日咳等呼吸道传染性疾病的预防接种工作，积极防治支气管肺炎、肺结核等呼吸道感染；治疗上呼吸道的慢性病灶，如扁桃体炎、鼻窦炎、龋齿等，减少呼吸道反复感染的机会。急性感染期，选用有效的抗生素，防止病情加重。注意口腔清洁卫生，用复方硼酸溶液漱口，一日数次。痰液经灭菌处理或焚烧。

（2）锻炼身体，避免受凉，减少刺激性气体吸入，务必戒烟。

（3）教会患者体位引流的方法和选择体位的原则，如两上肺叶的病变，选择坐位或头高脚低的卧位；中、下肺叶的病变，选择头低脚高的健侧卧位。体位的选择不宜刻板，患者还可根据自身体验（有利于痰液排除的体位）选择最佳的引流体位。指导患者和家属掌握有效咳嗽、雾化吸入的方法，观察感染，咯血等症状，以及引流过程中不良反应的处理，一旦症状加重，及时就诊。

（4）向患者说明咯血量的多少与病情程度不一定成正比，咯血时不要惊慌，及时就诊。

（5）对合并肺气肿者应进行呼吸功能锻炼。

（张建璞）

第四节　肺炎

肺炎是指终末气道、肺泡和肺间质的炎症，可由病原微生物、理化因素、免疫损伤、过敏及药物所致，是呼吸系统的常见疾病，任何季节都会发病，但冬季和早春多见，任何年龄均有可能被感染。在我国，发病率及病死率高，尤其是老年人或免疫功能低下者，在各种致死病因中居第五位。随着抗生素的应用和发展，其病死率明显下降，但是，老年人及免疫功能低下者并发肺炎时，其病死率仍较高。临床表现主要有发热、咳嗽、咳痰和呼吸困难等，肺部 X 线可见炎性浸润阴影。肺炎预后良好，可以恢复其原来的结构和功能。

一、肺炎链球菌肺炎（streptococcus pneumoniae）

肺炎链球菌肺炎是由肺炎链球菌所引起的肺实质的炎症，为最常见的细菌性肺炎，约占社区获得性肺炎的半数。本病以冬季与初春为高发季节，多发生于原先健康的青壮年男性，老年或婴幼儿呼吸道免疫功能受损或有慢性基础疾病等均易遭受肺炎链球菌侵袭。临床起病急骤，患者均有寒战、高热、胸痛、咳嗽和血痰等症状。近年来因抗生素及时广泛的应用，发病率逐渐下降，不典型病例较前增多。

1. 护理评估　如下所述。

1）健康史：询问患者发病情况，有无受凉淋雨、过度疲劳、醉酒，是否年老体弱、长期卧床、意识不清、吞咽和咳嗽反射障碍、患慢性或重症疾病；是否长期使用糖皮质激素或免疫抑制剂、接受机械通气及大手术等；了解患者既往的健康状况，起病前是否存在使机体抵抗力下降、呼吸道防御功能受损的因素。

2）身体评估

（1）症状：典型表现为起病急骤，畏寒、高热、全身肌肉酸痛，体温通常在数小时内升至 39 ～ 40℃，呈稽留热型。患侧胸痛，可放射至肩部或腹部，咳嗽或深呼吸时加剧。咳嗽，咳痰，痰中带血，典型者咳铁锈色痰。当病变范围广泛时，引起呼吸功能受损，表现为呼吸困难、发绀等。

（2）体征：患者呈急性病容，面颊绯红，鼻翼扇动，皮肤灼热、干燥，口角及鼻甲周围可出现单纯性疱疹；早期肺部无明显异常体征。肺实变时，触觉语颤增强，叩诊浊音，听诊闻及支气管呼吸音，消散期可闻及湿啰音。严重者有发绀，心率过速或心律不齐。

3）心理 - 社会状况：由于肺炎起病多急骤，短期内病情严重，加之高热和全身中毒症状明显，患者及家属常有焦虑不安；当出现较严重的并发症时，患者会出现忧虑和恐惧。

4）辅助检查

（1）血常规：除年老体弱、酗酒、免疫功能低下者白细胞计数可不增高外，其余白细胞计数升高，中性粒细胞多在80%以上，伴核左移。

（2）痰液检查：痰涂片发现典型的革兰染色阳性，带荚膜的双球菌或链球菌。

（3）胸部 X 线检查：早期仅见肺纹理增多，随着病情进展，表现为大片炎性浸润阴影或实变影，在消散期，X 线显示炎性浸润逐渐吸收，可有片状区域吸收较快，呈现"假空洞"征。

2. 治疗原则　如下所述。

（1）早期应用抗生素治疗：首选青霉素 G，滴注时每次尽可能在 1h 内滴完，以达到有效的血药浓度。青霉素过敏者，可选用红霉素、头孢菌素等。

（2）抗生素治疗时应给予支持治疗及对症治疗，如卧床休息，保证热量、维生素及蛋白质的摄入量，纠正脱水，维持水、电解质平衡。

（3）有感染性休克时按感染性休克治疗方法处理。

二、肺炎支原体肺炎（mycoplasmal pneumonia）

肺炎支原体肺炎是由肺炎支原体（mycoplasma pneumomae）引起的呼吸道和肺部的急性炎症改变。本病约占非细菌性肺炎的1/3以上，或各种原因引起的肺炎的10%。常于秋冬季节发病。患者以儿童和青年人居多，婴儿有间质性肺炎时应考虑支原体肺炎的可能性。本病经有效治疗多在 2 ～ 4 周内痊愈，有严重并发症者可使病程迁延。

1. 护理评估　如下所述。

1）健康史：起病通常缓慢，发病前常有鼻炎、咽炎等前驱症状。

2）身体评估

（1）症状：有咽痛、咳嗽、畏寒、发热、头痛、乏力、肌痛等症状。咳嗽多为阵发性刺激性呛咳，咳少量黏液，发热可持续 2～3 周，体温恢复正常后可能仍有咳嗽。

（2）体征：肺部体征多不明显，一般无肺实变体征，可有局限性呼吸音减低及少量干湿性啰音。

3）心理 – 社会状况：患者对本病的病因及预防知识缺乏，常因剧烈的咳嗽而烦躁不安、焦虑。

4）辅助检查：血常规白细胞总数正常或稍增高，以中性粒细胞为主；可有血沉增快；血清学检查是确诊肺炎支原体感染最常用的检测手段；X 线表现无特征性。

2. 治疗原则　如下所述。

（1）早期使用适当的抗生素可以减轻症状，缩短疗程至 7～10d。肺炎支原体肺炎可在 3～4 周自行消散。

（2）治疗首选药物为大环内酯类抗生素，红霉素静脉滴注速度不宜过快，浓度不宜过高，以免引起疼痛及静脉炎。用药疗程不少于 10d。青霉素或头孢菌素类抗生素无效。

（3）对剧烈呛咳者，应适当给予镇咳药。

三、军团菌肺炎（Legionella pneumonia）

军团菌肺炎是由革兰染色阴性嗜肺军团杆菌引起的一种以肺炎为主的全身性疾病，又称军团病，1976 年被确认。该菌存在于水和土壤中，常经供水系统、空调和雾化吸入而被吸入，引起呼吸道感染，可呈小的暴发流行，夏季与初秋为多发季节，常侵及老年人、患有慢性病或免疫功能受损者。

1. 护理评估　如下所述。

1）健康史：一般起病缓慢，也可经 2～10d 潜伏期后突然发病。老年人或原有慢性疾病、血液病、恶性肿瘤、艾滋病或接受免疫抑制剂致免疫功能低下者易患本病。

2）身体评估

（1）症状：开始有倦怠、乏力和低热，1～2d 后出现高热、寒战、肌痛、头痛。呼吸道症状为咳嗽、痰少而黏稠，痰可带血，一般不呈脓性。可伴胸痛，进行性呼吸困难；消化道症状为恶心、呕吐和水样腹泻；严重者有焦虑、感觉迟钝、定向障碍、谵妄等神经精神症状，并可出现呼吸衰竭、休克和肾功能损害。

（2）体征：20% 的患者可有相对缓脉，肺实变体征，两肺散在干、湿啰音，心率加快，胸膜摩擦音。

3）心理 – 社会状况：本病起病急骤，短期内病情严重，患者常因疾病来势凶猛而烦躁不安、焦虑。

4）辅助检查：血白细胞计数多超过 10×10^9/L，中性粒细胞核左移，血沉快。动脉血气分析可提示低氧血症。支气管抽吸物、胸腔积液、支气管肺泡灌洗液做革兰染色可以查见细胞内的军团杆菌。

2. 治疗原则　如下所述。

（1）首选红霉素，用药 2～3 周，必要时可加利福平，或多西环素疗程 3 周以上，否则易复发。

（2）氨基糖苷类和青霉素、头孢菌素类抗生素对本病无效。

四、传染性非典型肺炎

传染性非典型肺炎是由 SARS 冠状病毒（SARS – Cov）引起的具有明显传染性、可累及多个脏器系统的特殊肺炎，世界卫生组织（WHO）将其命名为严重急性呼吸综合征（severe acute respiratory syndrome，SARS）。主要临床特征为急性起病、发热、干咳、呼吸困难、白细胞不高或降低、肺部阴影及抗生素治疗无效。本病依据报告病例计算的平均死亡率达 9.3%。人群普遍易感，呈家庭和医院聚集性发病，多见于青壮年，儿童感染率较低。

1. 护理评估　如下所述。

1）健康史：询问患者接触史、家族史、个人史及既往健康情况，有无与 SARS 患者密切接触（指与 SARS 患者共同生活，照顾 SARS 患者，或曾经接触 SARS 患者的排泄物，特别是气道分泌物），特别询问是否到过收治 SARS 患者的医院和场所等不知情接触史。是否到过 SARS 流行地区，家族中有无相同患者；了解病程经过以及诊治情况，患者近期活动范围等；其潜伏期为 2 ~ 10d。

2）身体评估

（1）症状：起病急骤，发热，体温常大于 38℃，有寒战、咳嗽、少痰，偶有血丝痰，心悸、气促，甚至呼吸窘迫；伴有肌肉酸痛、头痛、关节痛、乏力和腹泻。患者多无上呼吸道卡他症状。

（2）体征：肺部体征多不明显，部分患者可闻及少许湿啰音，或有肺实变体征。

3）心理 - 社会状况：评估患者因患病以及隔离治疗是否表现有焦虑、忧郁、恐惧、悲观、自卑、孤独等心理反应，评估家庭成员对患者的态度、关心程度、照顾方式、患者的经济状况等。

4）辅助检查

（1）血液检查：血白细胞计数不升高，或降低，常有淋巴细胞减少，血小板降低。部分患者血清转氨酶、乳酸脱氢酶等升高。

（2）病原学检查：早起用鼻咽部冲洗或吸引物、血、尿、便等标本进行病毒分离和聚合酶链反应（PCR）。平行检测进展期和恢复期双份血清 SARS 病毒特异性 IgM、IgG 抗体，抗体阳转或 4 倍以上升高，具有病原学诊断意义。

（3）胸部 X 线检查：早期无异常，1 周内逐渐出现肺纹理粗乱的间质性改变、斑片状或片状渗出影，典型的改变为磨玻璃影及肺实变影。在 2 ~ 3d 波及一侧肺野或两肺，约半数波及双肺。病灶多在中下叶呈外周分布。

2. 治疗原则　以对症治疗为主，卧床休息，加强营养支持和器官功能保护，酌情静脉输液及吸氧，注意消毒隔离，预防交叉感染；已明确合并细菌感染者，及时选用敏感的抗生素；给予抗病毒药物，如利巴韦林、阿昔洛韦等，发病早期给予奥司他韦有助于减轻发病和症状；重症患者酌情使用糖皮质激素，密切注意其不良反应和 SARS 并发症。出现低氧血症的患者，使用无创机械通气，持续用至病情缓解，效果不佳或出现 ARDS，及时进行有创机械通气治疗。出现休克或多器官功能障碍综合征，应予相应治疗。

五、肺炎患者的护理

1. 环境　室内阳光充足、空气新鲜，每日定时通风，保持适宜的温湿度。病房环境保持整齐、清洁、安静和舒适并适当限制探视。

2. 休息　急性期卧床休息，尤其对于体温尚未恢复的患者，卧床休息可以减少组织耗氧量，利于机体组织的修复。卧床休息时，协助患者取半卧位，可增强肺通气量，减轻呼吸困难。应尽量将治疗、检查与护理操作集中进行，避开患者的睡眠和进餐时间，确保患者得到充分的休息。

3. 饮食　高热时，应及时补充营养和水分，给予高热量、高蛋白、高维生素、易消化的流质或半流质饮食。鼓励患者多饮水，每日饮水量在 2 000ml 以上。高热、暂不能进食者需静脉补液，滴速不宜过快，以免引起肺水肿。有明显麻痹性肠梗阻或胃扩张时，应暂时禁食、禁水，给予胃肠减压，直至肠蠕动恢复。

4. 病情观察　如下所述。

（1）意识状态：肺炎患者若出现烦躁不安或反应迟钝等精神症状时，须警惕休克的发生。

（2）脉搏：脉搏的强度和频率是观察休克症状的重要依据。脉搏快而弱后往往出现血压下降；脉搏细弱不规则或不能触及，表示血容量不足或心力衰竭。

（3）呼吸：休克患者呼吸浅促，若呼吸深而快常提示代谢性酸中毒。

（4）血压及脉压：早期血压下降，若在 10.6/6.7kPa（80/50mmHg）以下，脉压差小，提示严重感染引起毛细血管通透性增加，周围循环阻力增加，心排量减少，有效血容量不足，病情严重。

（5）尿量：是观测休克期病情变化的重要指标，休克严重时常发生尿量减少或无尿。监测每小时尿量和尿比重，准确记录 24h 出入量。

（6）皮肤黏膜色泽及温湿度：反应皮肤血液灌注情况，如面、唇、甲床苍白和四肢厥冷，显示血液灌注不足。

（7）痰液：观察痰液的量、颜色和气味。如肺炎链球菌肺炎呈铁锈色痰，克雷白杆菌肺炎典型痰液为砖红色胶冻状，厌氧菌感染者痰液多有恶臭味等。

（8）监测血白细胞计数和分类计数、动脉血气分析结果。

5. 高热护理　如下所述。

（1）寒战时注意保暖，及时添加被褥，使用热水袋时防止烫伤，一般寒战可持续半小时左右，此期禁止物理降温。

（2）高热时，应给予物理降温，如酒精擦浴、冰袋、冰帽等方法，物理降温的同时，要注意保暖，如足底部置热水袋保暖。高热持续不退者，遵医嘱给予解热镇痛药物。

（3）大量出汗者应及时更换衣服和被褥，协助擦汗，避免受凉，并注意保持皮肤的清洁干燥。

（4）做好口腔护理：高热使唾液分泌减少，口腔黏膜干燥，同时机体抵抗力下降，易引起口唇干裂、口唇疱疹、口腔炎症、溃疡。因此，应做好口腔护理，协助患者漱口或用漱口液清洁口腔，口唇干裂可涂润滑油保护。

（5）卧床休息，以减轻头痛、乏力、肌肉酸痛症状。

（6）高热伴烦躁不安者，应注意安全护理，防止摔伤，必要时，应用约束带。

6. 保持呼吸道通畅　指导患者进行有效咳嗽，协助排痰，采取翻身、拍背、雾化吸入等措施。对痰量较多且不易咳出者，遵医嘱应用祛痰剂。协助患者取半卧位休息，以增强肺通气量，减轻呼吸困难。有气急发绀者，应给予氧气吸入，流量为 $2 \sim 4L/min$。

7. 胸痛患者　应采取患侧卧位，也可在呼气状态下用宽胶布固定胸廓，降低呼吸幅度而减轻痛苦，必要时遵医嘱给予止疼药。早期干咳而胸痛明显者，遵医嘱使用镇咳剂治疗以减轻疼痛。

8. 休克型肺炎的观察和护理　如下所述。

（1）将患者安置在监护室，专人护理：取抬高头胸部约20°，抬高下肢约30°的仰卧中凹位，以利于呼吸和静脉血回流，增加心排出量。尽量减少搬动，并注意保暖。

（2）迅速建立两条静脉通路，遵医嘱给予扩充血容量、纠正酸中毒、应用血管活性药物和糖皮质激素等抗休克治疗及应用抗生素抗感染治疗，恢复正常组织灌注，改善微循环功能。

1）扩充血容量：扩容是抗休克的最基本措施。一般先输低分子右旋糖酐，以迅速扩充血容量、降低血黏稠度、防止 DIC 的发生；继之输入5%葡萄糖盐水、复方氯化钠溶液、葡萄糖溶液等。输液速度应先快后慢，输液量宜先多后少，可在中心静脉压的监测下决定补液的量和速度。扩容治疗要求达到比较理想的效果：收缩压大于90mmHg（12.0kPa），脉压大于30mmHg（4.0kPa）。中心静脉压不超过$10cmH_2O$；尿量多于30ml/h；脉率少于100次/min；患者口唇红润、肢端温暖。

2）纠正酸中毒：常用5%碳酸氢钠溶液静脉滴注。纠正酸中毒可以增强心肌收缩力，改善微循环。

3）血管活性药物：在补充血容量和纠正酸中毒后，末梢循环仍无改善时可应用血管活性药物，如多巴胺、酚妥拉明、间羟胺等。血管活性药物应由单独一路静脉输入，并随时根据血压的变化来调整滴速。滴注多巴胺时，要注意药液不得外渗至组织中，以免引起局部组织的缺血坏死。

4）抗感染治疗：应早期使用足量有效的抗生素，重症患者常需联合用药并经静脉给药。用药过程中，要注意观察疗效和不良反应，发现异常及时报告并处理。

5）糖皮质激素的应用：病情严重，经上述药物治疗仍不能控制者，可使用糖皮质激素，以解除血管痉挛，改善微循环，稳定溶酶体膜，以防酶的释放，从而达到抗休克的作用。常用氢化可的松、地塞米松加入葡萄糖液中静脉滴注。

9. 心理护理　以通俗易懂的语言耐心讲解疾病的知识，各种检查、治疗和护理的目的。特别是休克型肺炎患者，及时与患者及家属进行沟通，减轻其心理负担，使患者能够积极配合治疗。

六、健康教育

1. 对疾病相关知识的宣教　讲解肺炎的病因和诱因，指导患者避免受凉、淋雨、吸烟、酗酒和防止过度疲劳。有皮肤痈、疖、伤口感染、毛囊炎、蜂窝织炎时及时治疗，尤其是免疫功能低下者和慢支、支气管扩张者。

2. 自我护理与疾病监测的指导　慢性病、年老体弱、长期卧床者，应注意经常改变体位、翻身、拍背、咳出气道痰液，有感染征象时及时就诊。

3. 饮食与活动的指导　增加营养的摄入，保证充足的休息时间，劳逸结合，生活有规律性。积极参加体育锻炼，增强体质，防止感冒。

4. 用药的指导　指导患者遵医嘱按时服药，了解肺炎治疗药物的疗效、用法、疗程、不良反应，防止自行停药或减量，定期随访。

（熊　芹）

第五节　肺脓肿

肺脓肿是由多种病原菌引起肺实质坏死的肺部化脓性感染。早期为肺组织的化脓性炎症，继而坏死、液化，由肉芽组织包绕形成脓肿。临床特征为高热、咳嗽和咳大量脓臭痰。胸部 X 线显示一个或多发的含气液平的空洞，如多个直径小于 2cm 的空洞则称为坏死性肺炎。本病可见于任何年龄，青壮年男性及年老体弱有基础疾病者多见。自抗生素广泛应用以来，肺脓肿发病率明显降低。

病原体常为上呼吸道、口腔的定植菌，包括需氧、厌氧和兼性厌氧菌。90%肺脓肿患者合并有厌氧菌感染。常见的其他病原体包括金黄葡萄球菌、化脓性链球菌、肺炎克雷白杆菌和铜绿假单胞菌。根据感染途径，肺脓肿可分为三种类型：吸入性肺脓肿、继发性肺脓肿和血源性肺脓肿。

一、护理评估

1. 健康史　了解患者有无意识障碍、肺部感染，以及齿、口、鼻咽部感染等相关病史；询问有无手术、劳累、醉酒、受凉和脑血管病等病史，以及身体其他部位的感染病史；了解细菌的来源和脓肿的发生方式。

2. 身体评估　如下所述。

（1）症状：急性起病，畏寒、高热，体温达 39～40℃，伴有咳嗽、咳黏痰或黏液脓性痰。炎症累及壁层胸膜可引起胸痛，且与呼吸有关。病变范围大时可出现气促。此外还有精神不振、全身乏力、食欲减退等全身中毒症状。如感染控制不及时，可于发病的 10～14d，突然咳出大量脓臭痰及坏死组织，每 d 可达 300～500ml，静置后可分为 3 层。偶有 1/3 患者有不同程度的咯血，偶有中、大量咯血而突然窒息致死。一般在咳出大量脓痰后，体温明显下降，全身中毒症状随之减轻，数周内一般情况逐渐恢复正常。肺脓肿破溃到胸膜腔，可出现突发性胸痛、气急，出现脓气胸。部分患者缓慢发病，仅有一般的呼吸道感染症状。血源性肺脓肿多先有原发病灶引起的畏寒、高热等全身脓毒症的表现。经数日或数周后才出现咳嗽、咳痰，痰量不多，极少咯血。慢性肺脓肿患者常有咳嗽、咳脓痰、反复发热和咯血，持续数周到数日。可有贫血、消瘦等慢性中毒症状。

（2）体征：与肺脓肿的大小和部位有关。初起时肺部可无阳性体征，或患侧可闻及湿啰音；病变继续发展，可出现肺实变体征，可闻及支气管呼吸音；肺脓腔增大时，可出现空嗡音；病变累及胸膜可闻及胸膜摩擦音或呈现胸腔积液体征。血源性肺脓肿多无阳性体征。慢性肺脓肿常有杵状指（趾）。

3. 心理 - 社会状况　急性肺脓肿起病急，症状明显，患者易产生紧张不安的情绪；慢性肺脓肿病程长，破坏了正常的工作、生活秩序，咳出大量脓性臭痰，无论对本人还是其他人都是一种不良刺激，患者常出现情绪抑郁，表现为悲观、失望、焦虑等。

4. 辅助检查　如下所述。

（1）血常规检查：急性肺脓肿血白细胞总数可达（20～30）×10⁹/L，中性粒细胞在 90% 以上，核明显左移，常有中毒颗粒。慢性患者的白细胞可稍有升高或正常，红细胞和血红蛋白减少。

（2）痰细菌学检查：气道深部痰标本细菌培养可有厌氧菌和（或）需氧菌存在。

（3）胸部X线检查：X线胸片早期可见大片浓密模糊浸润阴影，边缘不清或团片状浓密阴影。脓肿形成，脓液排出后，可见圆形透亮区及液平面。经脓液引流和抗生素治疗后，周围炎症先吸收，最后可仅残留纤维条索状阴影。血源性肺脓肿典型表现为两肺外侧有多发球形致密阴影，大小不一，中央有小脓腔和气液平面。

（4）纤维支气管镜检查：有助于明确病因、病原学诊断及治疗。

二、治疗原则

本病的治疗原则是抗菌药物治疗和脓液引流。

1. 抗菌药物治疗　一般选用青霉素。对青霉素过敏或不敏感者，可用林可霉素、克林霉素或甲硝唑等药物。若疗效不佳，要注意根据细菌培养和药物敏感试验结果选用有效抗菌药物。

2. 脓液引流　是提高疗效的有效措施。痰液黏稠不易咳出者可用祛痰药或雾化吸入生理盐水、祛痰药或支气管舒张剂以利痰液引流。身体状况较好者可采取体位引流排痰。

3. 支气管肺泡灌洗术（bronchoalveolar lavage，BAL）　是一种介入性操作，在纤维支气管镜直视下操作，能有效清除肺脓肿腔内的脓性分泌物，并可直接注入抗生素。

4. 手术治疗　略。

三、护理措施

1. 环境　肺脓肿患者咳痰量大，常有厌氧菌感染，痰有臭味，应保持室内空气流通，同时注意保暖，如有条件最好住单间。

2. 饮食护理　由于脓肿的肺组织在全身消耗严重的情况下修复困难，机体需要较强的支持疗法，应加强营养，给予高蛋白、高维生素、高热量、易消化饮食，食欲欠佳者应少量多餐。

3. 咳嗽、咳痰的护理　肺脓肿患者通过咳嗽排出大量脓痰。应鼓励患者进行有效的咳嗽，经常活动和变换体位，以利痰液排出。鼓励患者增加液体摄入量，以促进体内的水化作用，使脓痰稀释而易于咳出。要注意观察痰的颜色、性质、气味和静置后是否分层。准确记录24h痰液排出量。当发现血痰时，应及时报告医生，若痰中血量较多，要严密观察病情变化，并准备好抢救药品和用品，嘱患者头偏向一侧，最好取患侧卧位，注意大咯血或窒息的发生。

4. 体位引流的护理　体位引流有利于大量脓痰排出体外，根据病变部位采用肺段、支气管引流的体位，使支气管内痰液借重力作用，经支气管、气管排出体外。具体措施参见"支气管扩张"一节。对脓痰甚多，且体质虚弱的患者应做监护，以免大量脓痰涌出但无力咳出而窒息。年老体弱、呼吸困难明显者或在高热、咯血期间不宜行体位引流。必要时，应用负压吸引器给予经口吸痰或支气管镜抽吸排痰。痰量不多，中毒症状严重，提示引流不畅，应积极进行体位引流。发绀、呼吸困难、胸痛明显者，应警惕脓气胸。

5. 口腔护理　肺脓肿患者高热时间较长，唾液分泌减少，口腔黏膜干燥；又因咳大量脓臭痰，利于细菌繁殖，易引起口腔炎及黏膜溃疡；而大量抗生素的应用，易诱发真菌感染。因此要在晨起、饭后、体位引流后、临睡前协助患者漱口，做好口腔护理。

6. 用药护理　遵医嘱给予抗生素、祛痰药、支气管扩张剂，或给予雾化吸入。以利痰液稀释、排出。

7. 心理护理　本病患者常有焦虑、抑郁、内疚等不良心理状态。护理人员应富有同情心和责任感，向患者解释肺脓肿的有关知识，多进行安慰，对患者提出的问题耐心解答，建立，良好的护患关系，使患者能积极主动配合治疗，以缩短疗程，争取早日彻底康复。

四、健康教育

1. 疾病预防指导　让患者了解肺脓肿的感染途径，彻底治疗口腔、上呼吸道慢性感染病灶如龋齿、化脓性扁桃体炎、鼻窦炎、牙周溢脓等，以防止病灶分泌物吸入肺内，诱发感染。重视口腔清洁，经常漱口，多饮水，预防口腔炎的发生。积极治疗皮肤外伤感染、痈、疖等化脓性病灶，不挤压痈、疖，防止血源性肺脓肿的发生。不酗酒。

2. 疾病知识指导 如下所述。

（1）教会患者有效咳嗽、体位引流的方法，及时排出呼吸道异物，防止吸入性感染，保持呼吸道通畅，促进病变的愈合。

（2）指导慢性病、年老体弱患者家属经常为患者翻身、叩背，促进痰液排出，疑有异物吸入时要及时清除。

（3）肺脓肿患者的抗生素治疗需时较长，才能治愈，防止病情反复。患者及家属应了解其重要性，遵从治疗计划。

（熊　芹）

第六节　慢性阻塞性肺疾病

慢性阻塞性肺疾病（chronic obstructive pulmonary disease，COPD）是一种具有气流受限特征的可以预防和治疗的疾病，气流受限不完全可逆、呈进行性发展，与肺部对香烟烟雾等有害气体或有害颗粒的异常炎症反应有关。COPD 主要累及肺脏，但也可引起全身（或称肺外）的不良效应。

COPD 与慢性支气管炎和肺气肿密切相关。通常，慢性支气管炎是指在除外慢性咳嗽的其他已知原因后，患者每年咳嗽、咳痰 3 个月以上，并连续 2 年者。肺气肿则指肺部终末细支气管远端气腔出现异常持久的扩张，并伴有肺泡壁和细支气管的破坏而无明显的肺纤维化。当慢性支气管炎、肺气肿患者肺功能检查出现气流受限，并且不能完全可逆时，则能诊断为 COPD。如患者只有"慢性支气管炎"和（或）"肺气肿"，而无气流受限，则不能诊断为 COPD。

COPD 由于其病人数多，死亡率高，社会经济负担重，已成为一个重要的公共卫生问题。COPD 目前居全球死亡原因的第 4 位，世界银行/世界卫生组织公布，至 2020 年 COPD 将位居世界疾病经济负担的第 5 位。在我国，COPD 同样是严重危害人民身体健康的重要慢性呼吸系统疾病。

一、护理评估

1. 健康史 评估患者慢性支气管炎等既往呼吸道感染的病史；注意询问吸烟史；评估患者的生活环境和职业，是否长期接触有害物质及生产劳动环境；评估既往健康情况，有无慢性肺部疾病；此次患病的起病情况、表现特点和诊治经过等。

2. 病史特征 COPD 患病过程应有以下特征。

（1）吸烟史：多有长期较大量吸烟史。

（2）职业性或环境有害物质接触史：如较长期粉尘、烟雾、有害颗粒或有害气体接触史。

（3）家族史：COPD 有家族聚集倾向。

（4）发病年龄及好发季节：多于中年以后发病，症状好发于秋冬寒冷季节，常有反复呼吸道感染及急性加重史。随病情进展，急性加重越渐频繁。

（5）慢性肺源性心脏病史：COPD 后期出现低氧血症和（或）高碳酸血症，可并发慢性肺源性心脏病和右心衰竭。

3. 身体评估 如下所述。

1）症状

（1）慢性咳嗽：通常为首发症状。初起咳嗽呈间歇性，早晨较重，以后早晚或整日均有咳嗽，但夜间咳嗽并不显著。少数病例咳嗽不伴咳痰。也有部分病例虽有明显气流受限但无咳嗽症状。

（2）咳痰：咳嗽后通常咳少量黏液性痰，部分患者在清晨较多；合并感染时痰量增多，常有脓性痰。

（3）气短或呼吸困难：这是 COPD 的标志性症状，是使患者焦虑不安的主要原因，早期仅于劳力时出现，后逐渐加重，以致日常活动甚至休息时也感气短。

（4）喘息和胸闷：不是COPD的特异性症状。部分患者特别是重度患者有喘息；胸部紧闷感通常于劳力后发生，与呼吸费力、肋间肌等容性收缩有关。

（5）全身性症状：在疾病的临床过程中，特别在较重患者，可能会发生全身性症状，如体重下降、食欲减退、外周肌肉萎缩和功能障碍、精神抑郁和（或）焦虑等。

2）体征：COPD早期体征可不明显，随疾病进展，常有以下体征。

（1）视诊及触诊：胸廓形态异常，包括胸部过度膨胀、前后径增大、剑突下胸骨下角（腹上角）增宽及腹部膨凸等；常见呼吸变浅，频率增快，辅助呼吸肌如斜角肌及胸锁乳突肌参加呼吸运动，重症可见胸腹矛盾运动；患者不时采用缩唇呼吸以增加呼出气量；呼吸困难加重时常采取前倾坐位；低氧血症者可出现黏膜及皮肤发绀，伴右心衰竭者可见下肢水肿、肝脏增大。

（2）叩诊：由于肺过度充气使心浊音界缩小，肺肝界降低，肺叩诊可呈过度清音。

（3）听诊：两肺呼吸音可减低，呼气相延长，平静呼吸时可闻干性啰音，两肺底或其他肺野可闻湿啰音；心音遥远，剑突部心音较清晰响亮。

4. 临床分期　COPD病程可分为急性加重期与稳定期。

（1）COPD急性加重期是指患者出现超越日常状况的持续恶化，并需改变基础COPD的常规用药者，通常在疾病过程中，患者短期内咳嗽、咳痰、气短和（或）喘息加重，痰量增多，呈脓性或黏脓性，可伴发热等炎症明显加重的表现。

（2）稳定期则指患者咳嗽、咳痰、气短等症状稳定或症状轻微。

5. 心理－社会状况　由于病程长，病情反复发作、健康状况每况愈下，患者出现逐渐加重的呼吸困难，导致劳动能力逐渐丧失，同时也给患者带来较重的精神负担和经济负担，患者易出现焦虑、悲观、沮丧等心理反应，甚至对治疗失去信心。病情一旦发展到影响工作和生活时，患者容易产生自卑和孤独的心理。

6. 辅助检查　如下所述。

（1）肺功能检查：肺功能检查是判断气流受限的客观指标，其重复性好，对COPD的诊断、严重程度评价、疾病进展、预后及治疗反应等均有重要意义。气流受限是以第一秒用力呼气量（FEV_1）占用力肺活量百分比（FEV_1/FVC）降低来确定的。FEV_1/FVC是COPD的一项敏感指标，可检出轻度气流受限。FEV_1占预计值的百分比（$FEV_1\%$预计值）是中、重度气流受限的良好指标，它变异性小，易于操作，应作为COPD肺功能检查的基本项目。

（2）胸部X线检查：X线检查对确定肺部并发症及与其他疾病（如肺间质纤维化、肺结核等）鉴别有重要意义。COPD早期X线胸片可无明显变化，以后出现肺纹理增多、紊乱等非特征性改变；主要X线体征为肺过度充气。并发肺动脉高压和肺源性心脏病时，除右心增大的X线征外，还可有肺动脉圆锥膨隆，肺门血管影扩大及右下肺动脉增宽等。

（3）动脉血气分析：血气异常首先表现为轻、中度低氧血症。随疾病进展，低氧血症逐渐加重，并出现高碳酸血症。

（4）其他检查：低氧血症时，血红蛋白及红细胞可增高。并发感染时外周血白细胞增高，核左移，痰培养可检出各种病原菌，常见者为肺炎链球菌、流感嗜血杆菌、卡他莫拉菌、肺炎克雷白杆菌等。

二、治疗原则

1. COPD稳定期治疗　如下所述。

1）治疗目的

（1）减轻症状，阻止病情发展。

（2）缓解或阻止肺功能下降。

（3）改善活动能力，提高生活质量。

（4）降低病死率。

2）教育与管理：主要内容包括：①教育与督促患者戒烟。②使患者了解 COPD 的病理生理与临床基础知识。③掌握一般和某些特殊的治疗方法。④学会自我控制病情的技巧，如腹式呼吸及缩唇呼吸锻炼等。⑤了解赴医院就诊的时机。⑥社区医生定期随访管理。

3）控制职业性或环境污染：避免或防止粉尘、烟雾及有害气体吸入。

4）药物治疗：根据疾病的严重程度，逐步增加治疗，如果没有出现明显的药物不良反应或病情的恶化，应在同一水平维持长期的规律治疗。根据患者对治疗的反应及时调整治疗方案。

（1）支气管舒张剂：是控制 COPD 症状的主要治疗措施。主要的支气管舒张剂有 β_2 受体激动剂、抗胆碱药及甲基黄嘌呤类。

（2）糖皮质激素：长期规律吸入糖皮质激素较适用于 FEV_1 <50% 预计值（Ⅲ级和Ⅳ级）并且有临床症状以及反复加重的 COPD 患者。目前常用剂型有沙美特罗 + 氟替卡松、福莫特罗 + 布地奈德。

（3）其他药物：祛痰药；抗氧化剂；免疫调节剂；流感疫苗；中药。

5）氧疗：COPD 稳定期进行长期家庭氧疗对具有慢性呼吸衰竭的患者可提高生存率。对血流动力学、血液学特征、运动能力、肺生理和精神状态都会产生有益的影响。

6）康复治疗：包括呼吸生理治疗、肌肉训练、营养支持、精神治疗与教育等多方面措施。

7）外科治疗：包括肺大疱切除术、肺减容术和肺移植术。

2. COPD 急性加重期的治疗　如下所述。

1）确定 COPD 急性加重的原因。

2）COPD 急性加重的诊断和严重性评价。

3）院外治疗：对于 COPD 加重早期，病情较轻的患者可以在院外治疗，但需注意病情变化，及时决定送医院治疗的时机。院外治疗包括适当增加以往所用支气管舒张剂的剂量及频度。口服糖皮质激素，也可糖皮质激素联合长效 β_2 受体激动剂雾化吸入治疗。咳嗽痰量增多并呈脓性时应积极给予抗生素治疗。

4）住院治疗：COPD 加重期主要的治疗方案如下。

（1）根据症状、血气分析、胸部 X 线片等评估病情的严重程度。

（2）控制性氧疗：氧疗是 COPD 加重期住院患者的基础治疗。

（3）抗生素：COPD 急性加重多由细菌感染诱发，故抗生素在 COPD 加重期治疗中具有重要地位。

（4）支气管舒张剂：短效 β_2 受体激动剂较适用于 COPD 急性加重期的治疗。若效果不显著，建议加用抗胆碱能药物。对于较为严重的 COPD 加重者，可考虑静脉滴注茶碱类药物。

（5）糖皮质激素：在应用支气管舒张剂基础上，口服或静脉滴注糖皮质激素。

（6）机械通气：可通过无创或有创方式给予机械通气，根据病情需要，可首选无创性机械通气。

（7）其他治疗措施：维持液体和电解质平衡；注意补充营养。

三、护理措施

1. 环境　提供整洁、舒适、阳光充足的环境。保持室内空气新鲜，定时通风，但应避免对流，以免患者受凉。维持适宜的温湿度。

2. 饮食　根据患者的病情和饮食习惯，给予高热量、高蛋白、高维生素的易消化饮食，食物宜清淡，避免油腻、辛辣。避免过冷、过热及产气食物，以防腹胀而影响膈肌运动。指导患者少食多餐，避免因过度饱胀而引起呼吸不畅。注意保持口腔清洁卫生，以增进食欲，补充机体必需营养物质，预防营养不良及呼吸肌疲劳的发生；便秘者，应鼓励多进食富含纤维素的蔬菜和水果。在患者病情允许时，鼓励患者多饮水，每天保证饮水在 1 500ml 以上，足够的水分可保证呼吸道黏膜的湿润和病变黏膜的修复，有利于痰液的稀释和排出。

3. 休息　急性加重期，卧床休息，协助患者取舒适体位，以减少机体消耗。稳定期可适当活动，帮助患者制定活动计划，活动应量力而行，循序渐进，以患者不感到疲劳为宜。

4. 病情观察　监测患者呼吸频率、节律、深度及呼吸困难的程度。监测生命体征，尤其是血压、心率和心律的变化。观察缺氧及二氧化碳潴留的症状和体征。密切观察患者咳嗽、咳痰情况。注意有无并发症的发生。监测动脉血气分析、电解质、酸碱平衡状况。

5. 保持呼吸道通畅　及时清除呼吸道分泌物，保持气道通畅，是改善通气，防止和纠正缺氧与二氧化碳潴留的前提。护理措施包括胸部物理疗法、湿化和雾化、机械吸痰及必要时协助医生建立人工气道。

6. 用药护理　遵医嘱正确、及时给药，指导患者正确使用支气管解痉气雾剂。长期或联合使用抗生素可导致二重感染，应注意观察。

7. 氧疗护理　在氧疗实施过程中，应注意观察氧疗效果，如吸氧后患者呼吸困难减轻、呼吸频率减慢，发绀减轻、心悸缓解、活动耐力增加或动脉血 PaO_2 达到55mmHg以上，$PaCO_2$ 呈逐渐下降趋势，显示氧疗有效。应根据动脉血气分析结果和患者的临床表现，及时调整吸氧流量或浓度，达到既保持氧疗效果，又可防止氧中毒和二氧化碳麻醉的目的。注意保持吸入氧气的湿化，以免干燥的氧气对呼吸道产生刺激和气道黏液栓形成。输送氧气的导管、面罩、气管导管等应妥善固定，以使患者感到舒适；保持其清洁与通畅，所有吸氧装置均应定期消毒，专人使用，预防感染和交叉感染。向患者家属交代氧疗的重要性，嘱其不要擅自停止吸氧或变动氧流量。特别是睡眠时氧疗不可间歇，以防熟睡时呼吸中枢兴奋性减弱或上呼吸道阻塞而加重低氧血症。

8. 呼吸功能锻炼　适合稳定期患者，其目的是使浅而快的呼吸变为深而慢的有效呼吸。进行腹式呼吸和缩唇呼吸等呼吸功能训练，能有效加强膈肌运动，提高通气量，减少耗氧量，改善呼吸功能，减轻呼吸困难，增加活动耐力。具体方法如下。

（1）腹式呼吸训练：指导患者采取立位、坐位或平卧位，左、右手分别放在腹部和胸前，全身肌肉放松，静息呼吸。吸气时，用鼻吸入，尽力挺腹，胸部不动；呼气时，用口呼出，同时收缩腹部，胸廓保持最小活动幅度，缓呼深吸，增加肺泡通气量。理想的呼气时间应是吸气时间的2~3倍；呼吸7~8次/min，反复训练，10~20min/次，2次/d。熟练后逐步增加次数和时间，使之成为不自觉的呼吸习惯。

（2）缩唇呼吸训练：用鼻吸气用口呼气，呼气时口唇缩拢似吹口哨状，持续而缓慢地呼气，同时收缩腹部。吸与呼时间之比为1:2或1:3，尽量深吸缓呼，呼吸7~8次/min，10~15min/次，训练2次/d。缩唇呼气使呼出的气体流速减慢，延缓呼气气流下降，防止小气道因塌陷而过早闭合，改善通气和换气。

9. 心理护理　了解和关心患者的心理状况，经常巡视，患者在严重呼吸困难期间，护士应尽量在床旁陪伴，或者将呼叫器放在患者易取之处，听到呼叫立即应答。允许患者提问和表达恐惧心理，让患者说出或写出引起焦虑的因素，教会患者自我放松等缓解焦虑的方法，也有利于缓解呼吸困难，改善通气。稳定期应鼓励患者生活自理及进行社交活动，以增强患者自信心。

四、健康教育

（1）了解COPD的概况，包括COPD的定义，气流受限特点，防控COPD的社会经济意义等。

（2）知道通过长期规范的治疗能够有效控制其症状，不同程度地减缓病情进展速度。

（3）了解COPD的病因，特别是吸烟的危害以及大气污染、反复发生上呼吸道感染等因素的作用。

（4）了解COPD的主要临床表现。

（5）了解COPD的诊断手段，以及如何评价相关检查结果，包括X线胸片和肺功能测定结果。

（6）知道COPD的主要治疗原则，了解常用药物的作用、用法和不良反应，包括掌握吸入用药技术。

（7）根据我国制定的COPD防治指南，结合患者的病程和病情，医患双方制定出初步的治疗方案，包括应用抗胆碱能药物、茶碱和 β_2 受体激动剂、必要时吸入糖皮质激素甚至短期口服激素，以后根据病情变化及治疗反应（包括肺功能测定指标）不断调整和完善，并制定出相应的随访计划。

（8）了解COPD急性加重的原因、临床表现及预防措施。发生急性加重时能进行紧急自我处理。

（9）知道在什么情况下应去医院就诊或急诊。

（10）学会最基本的、切实可行的判断病情轻重的方法，如 6min 步行、登楼梯或峰流速测定。

（11）帮助至今仍吸烟者尽快戒烟并坚持下去，包括介绍戒烟方法，必要时推荐相关药品。

（12）介绍并演示一些切实可行的康复锻炼方法，如腹式呼吸、深呼吸、缩唇呼吸。

（13）对于符合指征且具备条件者，指导其开展长期家庭氧疗及家庭无创机械通气治疗。

（14）设法增强或调整患者的机体免疫力，减少 COPD 的急性加重。如接种肺炎疫苗和每年接种 1 次流感疫苗。

（熊 芹）

第五章

循环系统常见症状的护理

第一节 心悸

一、定义

心悸是指患者自觉心跳或心慌，伴有心前区不适感。由各种原因引起的心动过速、心动过缓及心房颤动等心律失常，均易引起心悸。

正常情况下，人在静态或休息时不会感到自己的呼吸和心跳。如果在静态或休息状态下自觉心脏搏动并有不适感，则为心悸。此时，体格检查可发现心脏搏动增强、心率和心律变化，部分患者亦可正常。心悸是一种常见的临床症状，与患者的敏感性，以及心搏强度、速率或节律的变化有关。

二、护理评估

1. 病因评估　如下所述。

（1）病史询问：患者有无心慌、心跳、心惊、胸部跳蹦，甚至感到心脏跳到咽喉部等症状；有无与心悸发生有关的心脏病病史或其他疾病病史，了解心功能状态；心悸与气候、环境、体力劳动、情绪、饮食起居、服药的关系。

（2）体格检查：重点了解心脏大小、脉搏、心率、心律与心音的变化，各瓣膜区有无杂音，有无贫血体征，有无甲状腺肿大等。

（3）实验室及其他辅助检查：除血常规、血糖及儿茶酚胺浓度外，应特别注意心电图、甲状腺功能检查的结果。

通过上述病史询问、相关体格检查和实验室及其他辅助检查，判断患者有无心悸，确定其心悸的性质为功能性或器质性。

2. 心悸发作时间、部位、性质、程度及其伴随症状　如下所述。

（1）时间：自第一次发作至今有多长时间，心悸发作的频率，每次发作持续与间隔的时间，突发性、暂时性还是持续性等，一般器质性心脏病引起的持续时间较长。

（2）部位：多数患者心悸位于心前区，少部分位于心尖波动处或胸骨下等，极少数患者从心前区直至咽喉部。

（3）性质和程度：心悸为主观感觉，依个人感受不同，其程度差异也较大。有心律失常引起的心悸，在检查患者的当时其心律失常不一定存在，因此，务必让患者详细陈述其发生心悸当时的主观感觉，如心跳是过快还是过慢、有无不规则样感觉等，帮助鉴别快速型或慢速型心律失常。

（4）伴随症状：心悸是否有前驱症状或伴有胸痛、呼吸困难、头晕、发热等症状，确定心悸的病因。

3. 目前诊断和治疗的情况　引起心悸的原因很多，其性质可能是功能性的，也可能是器质性的，诊断和治疗也会存在很大差异，应仔细询问患者目前的诊断和用药情况，有无采用电学方法（如电复律、人工心脏起搏）、外科手术或其他治疗方法，疗效如何等。

4. 评估心悸对患者的影响 重点是评估患者目前的睡眠、工作和日常生活有无因心悸而改变，其程度如何，以及有无与心悸有关的情绪改变等。

三、护理措施

1. 病情观察 注意心悸发生的时间、性质、程度、诱发或使其减轻的因素，以及呼吸困难、胸痛、晕厥等伴随症状的变化，重点观察心脏的体征，尤其是心率、心律的变化。监测心电图的变化及各相关检查的结果。

2. 心理护理 建立相互信任的护患关系，倾听患者的述说，了解患者的心理状态和心理需求，给予患者必要的精神安慰，解除紧张、焦虑的情绪，增强安全感和治疗的信心。对神经症患者更应关心。此外，舒适、安静的环境，有利于患者身心放松。

3. 控制诱发因素 包括限制饮酒、吸烟、饮用刺激性饮料；调整运动强度、工作压力和环境刺激；避免寒冷、刺激性谈话及电视或电影等。

4. 减轻症状 如下所述。

（1）休息：原则上根据心悸原发病的轻重、心功能不全的程度，决定如何休息。严重心律失常（阵发性室上性心动过速，多发、多源、连发的室性期前收缩伴 RonT 现象，Ⅱ度和Ⅲ度房室传导阻滞，发作频繁的窦性停搏等）者应卧床休息，直到心悸好转后再逐渐起床活动。心功能 3 级及以上者，应以绝对卧床休息为主。

（2）体位：心悸明显者卧床时应避免左侧卧位，因左侧卧位较易感觉到心悸；器质性心脏病伴心功能不全者，为减少回心血量和减轻心悸，宜取半坐卧位。衣服宜宽松，以免患者因衣服的束缚而使心悸加重。

（3）吸氧：对心律失常尤其是严重心律失常者，或器质性心脏病引起的心悸伴气急、不能平卧、发绀者，可行面罩或鼻导管吸氧，以增加重要脏器的氧供，提高血氧浓度，改善患者的自觉症状。

5. 饮食 器质性心脏病所致心悸者，应给予少盐、易消化饮食，少量多餐，以减轻水肿及心脏前负荷；多食富含维生素的水果、蔬菜，以利于心肌代谢，防止低钾；控制总热量，以降低新陈代谢，减轻心脏负担；避免饱餐，因饱餐可诱发室性期前收缩、阵发性室上性心动过速等心律失常，加重心悸。

6. 排便护理 养成良好排便习惯，防止便秘发生；适当增加全身运动量，增加直肠血供及肠蠕动，以利排便；做好腹部按摩或仰卧起坐运动，锻炼膈肌、腹肌和提肛肌力，促进排便；避免过久过度无效排便，导致心脏不适、脱肛、痔疮等。

7. 药物治疗的护理 抗心律失常药、强心药、利尿药、扩血管药、降血压药、肾上腺糖皮质激素、抗生素、抗甲状腺药等被用于治疗不同原因的心悸患者。护士应掌握上述药物的药理机制、使用方法和不良反应，用于指导药物疗效和不良反应的观察。

8. 特殊治疗的护理 对做心电监护、床旁血流动力学监测、电复律、人工心脏起搏等特殊检查和治疗的患者，必须做好相应的护理。

9. 健康教育 如下所述。

（1）指导患者正确描述症状，如心悸的时间、性质、程度、伴随症状、诱发或使症状减轻的因素等。

（2）应向患者说明心悸的原因和发生机制，避免过度劳累、精神刺激、情绪激动、饮酒、饮用咖啡和浓茶等可能诱发或加重心悸的因素。

（3）遵照医嘱用药，定期门诊随访。

（梁　倩）

第二节 心源性呼吸困难

一、定义

呼吸困难（dyspnea），是指患者主观感到空气不足、呼吸费力，客观上表现为呼吸运动用力，严重时可出现张口呼吸、鼻翼煽动、端坐呼吸，甚至发绀，辅助呼吸肌参与活动，并伴有呼吸频率、深度与节律的改变。全身重要脏器疾病常伴有呼吸困难。心源性呼吸困难（cardiac dyspnea），又称气促或气急，是患者在休息和轻体力活动中自我感觉到的呼吸异常。循环系统疾病引起的呼吸困难最常见的病因是左心衰竭，也可出现于右心衰竭、心肌病、心包炎、心脏压塞时。由左心衰竭所致的呼吸困难较为严重。

二、护理评估

1. 病史　询问患者有无心血管疾病、肺部疾病、神经精神性疾病、血液系统疾病及中毒症状等。呼吸困难发生与发展的特点，呼吸困难的表现形式或严重程度，引起呼吸困难的体力活动类型，睡眠情况，何种方法可使呼吸困难减轻，是否有咳嗽、咳痰、咯血、乏力等伴随症状。

2. 症状与体征的评估　如下所述。

（1）评估呼吸频率、节律、深度；脉搏；血压；意识状况；面容与表情；营养状况；体位；皮肤黏膜有无水肿、发绀；颈静脉有无怒张。

（2）胸部体征：两侧肺部是否可闻及湿啰音或哮鸣音，啰音的分布是否可随体位而改变。

（3）心脏检查：心脏有无扩大，心率、心律、心音有无改变，有无奔马律。

3. 相关因素评估　如下所述。

（1）实验室检查：评估血氧饱和度、血气分析，判断患者缺氧程度及酸碱平衡状况。

（2）肺部X线检查：有助于判断肺淤血、肺水肿或肺部感染的严重程度，有无胸腔积液或心包积液。

（3）评估呼吸困难对患者生理心理的影响：是否影响睡眠；随着呼吸困难的逐步加重，对日常生活和机体活动耐力的影响，能否生活自理；患者是否有精神紧张和焦虑不安甚至悲观绝望。

三、护理措施

1. 调整体位　宜采取半卧位或坐位，尤其夜间睡眠应保持半卧位，以改善呼吸和减少回心血量。发生左心衰竭时，应迅速保持其两腿下垂坐位及给予其他对症措施；避免臂、肩、骶、膝部受压或滑脱，可用枕或软垫支托。可让患者伏于床旁桌上保持半卧位。

2. 氧疗　吸氧可增加血氧浓度，改善组织缺氧，减轻呼吸困难。给予氧气间断或持续吸入，根据缺氧程度调节氧流量，根据病情选择合适的湿化液。

3. 活动与休息　患者应尽量减少活动和不必要的谈话，以减少耗氧量，从而减轻呼吸困难。保持环境干净、整洁、空气流通，患者衣服宽松，盖被松软，减轻憋闷感；提供适合的温度和湿度，有利于患者的放松和休息。呼吸困难加重时，加强生活护理，照顾其饮食起居，注意口腔护理，协助大、小便等，以减轻心脏负荷。

4. 心理护理　多巡视、关心患者，经常和患者接触，了解其心理动态。鼓励患者充分表达自己的感受。告知患者通过避免诱因，合理用药可以控制病情继续进展，缓解症状；相反，焦虑不利于呼吸困难的改善，甚至加重病情。以安慰和疏导，稳定患者情绪，降低其交感神经的兴奋性，使患者心率减慢、心肌耗氧量减少而减轻呼吸困难。

5. 密切观察病情　如观察呼吸困难有无改善，皮肤发绀是否减轻，血气分析结果是否正常。及时发现病情变化，尤其需加强夜间巡视和床旁安全监护。

6. 遵医嘱用药　如给予抗心衰、抗感染等药物治疗，观察药物的不良反应。用药的目的是改善肺泡通气。静脉输液时严格控制滴速，通常是 20~30 滴/min，防止诱发急性肺水肿。准确记录出入量，以了解体液平衡情况。

（梁　倩）

第三节　心源性水肿

一、定义

当人体血管外组织间隙体液积聚过多时称为水肿（edema）。心源性水肿是指由于各种心脏病所致的心功能不全引起体循环静脉淤血，使机体组织间隙有过多的液体积聚。心源性水肿最常见的病因是右心衰竭或全心衰竭，也可见于渗出性心包炎或缩窄性心包炎。其特点是早期出现在身体低垂部位，如卧床患者的背骶部或非卧床患者的胫前、足踝部，用指端加压水肿部位，局部可出现凹陷，称为压陷性水肿。重者可延及全身，出现胸腔积液、腹腔积液。

二、护理评估

1. 病因或诱发因素评估　从既往病史中了解水肿的原因，如有无心脏病，是否伴活动后心悸、呼吸困难、不能平卧等。

2. 症状与体征的评估　如下所述。

（1）检查水肿的部位、范围、程度，压之是否凹陷，水肿部位皮肤是否完整。

（2）测量血压、脉搏、呼吸、体重、腹围等反映机体液体负荷量的项目，短时间内体重的骤然增加，也提示组织间隙有水钠潴留的可能。

（3）与水肿原发疾病有关的体征：如有无心脏杂音、颈静脉充盈、肝颈静脉回流征阳性、肝大、脾大等，注意有无胸水体征、腹水体征。

3. 相关因素评估　如下所述。

（1）根据水肿的特点，评估水肿与饮食、体位及活动的关系，导致水肿的原因，饮水量、摄盐量、尿量等。

（2）患者目前休息状况，用药名称、剂量、时间、方法及其疗效。

（3）实验室及其他检查：了解患者有无低蛋白血症及电解质紊乱。

（4）评估患者目前的心理状态：是否因水肿引起躯体不适和形象改变而心情烦躁，或因病情反复而失去信心。

三、护理措施

1. 休息与体位　嘱患者多卧床休息，下肢抬高，伴胸水或腹水的患者宜采取半卧位。

2. 饮食护理　给予低盐、高蛋白、易消化的饮食。根据心功能不全程度和利尿治疗的效果限制钠盐。应向患者和家属说明钠盐与水肿的关系，告诉他们限制钠盐和养成清淡饮食习惯的重要性，注意患者口味和烹调技巧以促进食欲。根据病情适当限制液体摄入量。

3. 维持体液平衡　如下所述。

（1）观察尿量和体重的变化。

（2）严重水肿且利尿效果不佳时，每日进液量控制在前一天尿量加 500ml 左右。

（3）输液时应根据血压、心率、呼吸情况调节和控制滴数，以 20~30 滴/min 为宜。

4. 皮肤护理　如下所述。

（1）保持床单清洁、平整、干燥。给患者翻身、使用便盆时动作轻巧，无强行推、拉，防止擦伤皮肤。定时协助和指导患者更换体位，严重水肿者可使用气垫床，预防压疮的发生。

（2）水肿局部血液循环不良，皮肤抵抗力低，感觉迟钝，破损后易感染，注意防护。

（3）用热水袋保暖时，水温不宜太高（<50℃），用毛巾包裹避免烫伤。

（4）肌内注射时应严密消毒皮肤并做深部肌内注射，拔针后用无菌棉球按压避免药液外渗，如有外渗，用无菌敷料包扎。

（5）对水肿明显的部位如骶、踝、足跟等处适当予以抬高，避免长时间受压。

（6）保持会阴部皮肤清洁、干燥，男患者可用托带支托阴囊。

（7）经常观察水肿部位及其他受压处皮肤有无发红、破溃现象；一旦发生压疮，积极按压疮进行处理。

5. 用药护理　遵医嘱使用利尿剂，观察用药后的尿量、体重变化及水肿消退情况，监测药物不良反应及有无电解质紊乱，观察有无低钠、低钾的症状。合理安排用药时间，利尿剂不宜晚间服用，以免夜间因排尿影响患者睡眠。

6. 病情观察　准确记录24h液体出入量，每天用同一台体重秤、在同一时间测量患者体重。注意水肿的分布及程度变化，必要时测量腹围和下肢周径，了解腹水和下肢水肿的消退情况，判断病情发展及对药物治疗的反应。

7. 其他　给予患者及其家人以心理支持，鼓励其坚持治疗，保持积极乐观的心态。

（梁　倩）

第四节　心源性晕厥

一、定义

心源性晕厥是指由于心排血量突然骤减、中断或严重低血压而引起一过性脑缺血、缺氧，表现为突发的短暂意识丧失。

二、护理评估

1. 病史　向患者询问发作前有无诱因及先兆症状，发作的频率。有无器质性心脏病或其他疾病史，有无服药、外伤史。了解发作时的体位、晕厥持续时间、伴随症状等。

2. 病因评估　通常病因包括严重心律失常和器质性心脏病。常见原因如下。

（1）心律失常：严重的窦性心动过缓、房室传导阻滞、心脏的停搏、阵发性室性心动过速等。

（2）心脏瓣膜病：严重的主动脉狭窄。

（3）心肌梗死。

（4）心肌疾病：梗阻性肥厚型心肌病。

（5）心脏压塞。

（6）其他：左房黏液瘤、二尖瓣脱垂等。

3. 症状与体征的评估　如下所述。

（1）检查患者的生命体征、意识状态，有无面色苍白或发绀，有无心率、心律变化及心脏杂音。

（2）倾听患者晕厥发生前和苏醒后的主诉，有无头晕、心悸等。

（3）肢体活动能力，有无外伤。

4. 相关因素评估　如下所述。

（1）实验室及其他检查：心电图、动态心电图、超声心电图等有助于判断晕厥的原因。

（2）晕厥发生时患者周围环境，看空气是否流通，是否人多嘈杂等，排除外界环境因素。

（3）评估当时周围环境是否安全、是否有利于施救。

（4）评估患者对晕厥发作的心理反应，是否有恐惧、沮丧的心情。

三、护理措施

1. 发作时的护理　立即平躺于空气流通处，将头部放低，同时松解衣领，注意保暖。尽可能改善脑供血，促使患者较快清醒。

2. 休息与活动　晕厥发作频繁的患者应卧床休息，加强生活护理。嘱患者应避免单独外出，防止意外。

3. 避免诱发因素　嘱患者避免剧烈活动、情绪激动或紧张、快速改变体位等，改善闷热、通风不良的环境，防止晕厥发生。一旦有头晕、黑矇等先兆时立即平卧，以免摔伤。

4. 遵医嘱给予治疗　如心率显著缓慢的患者可予阿托品、异丙肾上腺素等药物或配合人工心脏起搏治疗；对其他心律失常患者可予抗心律失常药物。建议主动脉瓣狭窄、肥厚型心肌病患者有手术指征时尽早接受手术或其他治疗。

5. 心理护理　耐心进行病情解释，宽慰患者，使其精神放松。

（解红娟）

第六章

循环系统常见疾病护理

第一节 心力衰竭

在致病因素作用下，心功能必将受到不同程度的影响，即为心功能不全（heart insufficiency）。在疾病的早期，机体能够通过心脏本身的代偿机制以及心外的代偿措施，可使机体的生命活动处于相对恒定状态，患者无明显的临床症状和体征，此为心功能不全的代偿阶段。心力衰竭（heart failure），简称心衰，称充血性心力衰竭，一般是指心功能不全的晚期，属于失代偿阶段，是指在多种致病因素作用下，心脏泵功能发生异常变化，导致心排血量绝对减少或相对不足，以致不能满足机体组织细胞代谢需要，患者有明显的临床症状和体征的病理过程。常见心力衰竭分类见图6-1。

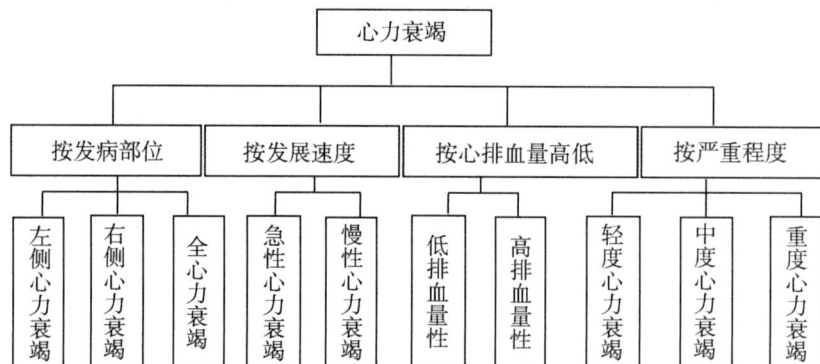

```
                          心力衰竭
     ┌───────────┬───────────┬───────────┬───────────┐
  按发病部位    按发展速度    按心排血量高低   按严重程度
  ┌──┬──┬──┐   ┌──┬──┐      ┌──┬──┐      ┌──┬──┬──┐
 左  右  全   急  慢      低    高     轻  中  重
 侧  侧  心   性  性      排    排     度  度  度
 心  心  力   心  心      血    血     心  心  心
 力  力  衰   力  力      量    量     力  力  力
 衰  衰  竭   衰  衰      性    性     衰  衰  衰
 竭  竭       竭  竭                   竭  竭  竭
```

图6-1 心力衰竭的分类

近年来，很多学者将心力衰竭按危险因素和终末等级进行了分类，并指出新的治疗方式可以改善患者的生活质量。

A和B阶段指患者缺乏心力衰竭早期征象或症状，但存在有风险因素或心脏的异常，这些可能包括心脏形态和结构上的改变。

C阶段指患者目前或既往有过心力衰竭的症状，如气短等。

D阶段指患者目前有难治性心力衰竭，并适于进行特殊的进阶治疗，包括心脏移植。

一、病因与发病机制

（一）病因

1. 基本病因 心力衰竭的关键环节是心排血量的绝对减少或相对不足，而心排血量的多少与心肌收缩性的强弱、前负荷和后负荷的高低以及心率的快慢密切相关。因此，凡是能够减弱心肌收缩性、使心脏负荷过度和引起心率显著加快的因素均可导致心力衰竭的发生。

2. 诱因　如下所述。

（1）感染：呼吸道感染为最多，其次是风湿热。女性患者中泌尿道感染亦常见。亚急性感染性心内膜炎也常诱发心力衰竭。

（2）过重的体力劳动或情绪激动。

（3）钠盐摄入过多。

（4）心律失常：尤其是快速性心律失常，如阵发性心动过速、心房颤动等。

（5）妊娠分娩。

（6）输液（特别是含钠盐的液体）或输血过快或过量。

（7）洋地黄过量或不足。

（8）药物作用：如利舍平类、胍乙啶、维拉帕米、奎尼丁、肾上腺皮质激素等。

（9）其他：出血和贫血、肺栓塞、室壁膨胀瘤、心肌收缩不协调，乳头肌功能不全等。

（二）发病机制

心脏有规律的协调的收缩与舒张是保障心排血量的重要前提，其中收缩性是决定心排血量的最关键因素，也是血液循环动力的来源。因此，心力衰竭发病的中心环节，主要是收缩性减弱，但也可见于舒张功能障碍，或二者兼而有之。心肌收缩性减弱的基本机制包括：①心肌结构破坏，导致收缩蛋白和调节蛋白减少。②心肌能量代谢障碍。③心肌兴奋 – 收缩耦联障碍。④肥大心肌的不平衡生长。

二、临床表现与诊断

（一）临床表现

1. 症状和体征　心力衰竭的临床表现与左右心室或心房受累有密切关系。左侧心力衰竭的临床特点主要是由于左心房和（或）左心室衰竭引起肺淤血、肺水肿；右侧心力衰竭的临床特点是由于右心房和（或）右心室衰竭引起体循环静脉淤血和钠水潴留。发生左侧心力衰竭后，右心也常相继发生功能损害，最终导致全心心力衰竭。出现右侧心力衰竭后，左心衰竭的症状可有所减轻。

2. 辅助检查　如下所述。

（1）X 线：左侧心力衰竭可显示心影扩大，上叶肺野内血管纹理增粗，下叶血管纹理细，有肺静脉内血液重新分布的表现，肺门阴影增大，肺间质水肿引起肺野模糊，在两肺野外侧可见水平位的 Kerley B 线。

（2）心脏超声：利用心脏超声可以评价瓣膜、心腔结构、心室肥厚以及收缩和舒张功能等心脏完整功能参数。其对心室容积的测定、收缩功能和局部室壁运动异常的检出结果可靠。可检测射血分数，心脏舒张功能。

（3）血流动力学监测：除二尖瓣狭窄外，肺毛细血管楔嵌压的测定能间接反应左房压或左室充盈压，肺毛细血管楔嵌压的平均压，正常值为 <1.6kPa（12mmHg）。

（4）心脏核素检查：心血池核素扫描为评价左和右室整体收缩功能以及心肌灌注提供了简单方法。利用核素技术可以评价左室舒张充盈早期相。

（5）吸氧运动试验：运动耐量有助于评价其病情的严重性并监测其进展。运动时最大氧摄入量和无氧代谢阈（AT）。

（二）诊断

1. 急性心力衰竭（AHF）　AHF 的诊断主要依靠症状和体征，辅以适当的检查，如心电图、胸部 X 线、生化标志物和超声心动图。

2. 慢性心力衰竭　诊断如下。

（1）收缩性心力衰竭（SHF）：多指左侧心力衰竭，主要判定标准为心力衰竭的症状、左心腔增大、左心室收缩末容量增加和左室射血分数（LVEF）≤40%。近年研究发现 BNP 在心力衰竭诊断中具有较高的临床价值，其诊断心力衰竭的敏感性为 94%，特异性为 95%，为心力衰竭的现代诊断提供重要的方法。

（2）舒张性心力衰竭（DHF）：是指以心肌松弛性、顺应性下降为特征的慢性充血性心力衰竭，往往发生于收缩性心力衰竭前，约占心力衰竭总数的 1/3，欧洲心脏病协会于 1998 年制定了原发性 DHF 的诊断标准，即必须具有以下 3 点：①有充血性心力衰竭的症状和体征。②LVEF ≥45%。③有左心室松弛、充盈、舒张期扩张度降低或僵硬度异常的证据。这个诊断原则在临床上往往难以做到，因此 Zile 等经过研究认为只要患者满足以下 2 项就可以诊断为 DHF：①有心力衰竭的症状和体征。②LVEF >50%。

三、治疗原则

（一）急性心力衰竭

治疗即刻目标是改善症状和稳定血流动力学状态。

（二）慢性心力衰竭

慢性心力衰竭治疗原则：去除病因；减轻心脏负荷；增强心肌收缩力；改善心脏舒张功能；支持疗法与对症处理。治疗目的：纠正血流动力学异常，缓解症状；提高运动耐量，改善生活质量；防治心肌损害进一步加重；降低病死率。

1. 防治病因及诱因　如能应用药物和手术治疗基本病因，则心力衰竭可获改善。如高血压心脏病的降压治疗，心脏瓣膜病及先天性心脏病的外科手术矫治等。避免或控制心力衰竭的诱发因素，如感染，心律失常，操劳过度及甲状腺功能亢进纠正甲状腺功能。

2. 休息　限制其体力活动，以保证有充足的睡眠和休息。较严重的心力衰竭者应卧床休息。

3. 控制钠盐摄入　减少钠盐的摄入，可减少体内水潴留，减轻心脏的前负荷，是治疗心力衰竭的重要措施。在大量利尿的患者，可不必严格限制食盐。

4. 利尿药的应用　可作为基础用药。控制心力衰竭体液潴留的唯一可靠方法。应该用于所有伴有体液潴留的、有症状的心力衰竭患者。但对远期存活率、死亡率的影响尚无大宗试验验证；多与一种ACEI 类或 β 受体阻滞药合用。旨在减轻症状和体液潴留的表现。

5. 血管扩张药的应用　是通过减轻前负荷和（或）后负荷来改善心脏功能。应用小动脉扩张药如肼屈嗪等，可以降低动脉压力，减少左心室射血阻力，增加心排血量。

6. 洋地黄类药物的应用　洋地黄可致心肌收缩力加强，可直接或间接通过兴奋迷走神经减慢房室传导。能改善血流动力学，提高左室射血分数，提高运动耐量，缓解症状；降低交感神经及肾素－血管紧张素－醛固酮（R－A－A）活性，增加压力感受器敏感性。地高辛为迄今唯一被证明既能改善症状又不增加死亡危险的强心药，地高辛对病死率呈中性作用。

7. 非洋地黄类正性肌力药物　虽有短期改善心力衰竭症状作用，但对远期病死率并无有益的作用。研究结果表明不但不能使长期病死率下降，其与安慰剂相比反而有较高的病死率。

8. 血管紧张素转换酶抑制药（ACEI 类）　其作为神经内分泌拮抗药之一已广泛用于临床。可改善血流动力学，直接扩张血管；降低肾素、血管紧张素Ⅱ（AngⅡ）及醛固酮水平，间接抑制交感神经活性；纠正低血钾、低血镁，降低室性心律失常危险，减少心脏猝死（SCD）。

9. β 受体阻滞药　其作为神经内分泌阻断药的治疗地位日显重要。21 世纪慢性心力衰竭的主要药物是 β 受体阻滞药。可拮抗交感神经及 R－A－A 活性，阻断神经内分泌激活；减缓心肌增生、肥厚及过度氧化，延缓心肌坏死与凋亡；上调 β₁ 受体密度，介导信号传递至心肌细胞；通过减缓心率而提高心肌收缩力；改善心肌松弛，增强心室充盈；提高心电稳定性，降低室性心律失常及猝死率。

四、常见护理问题

（一）有急性左侧心力衰竭发作的可能

1. 相关因素　左心房和（或）左心室衰竭引起肺淤血、肺水肿。

2. 临床表现　突发呼吸困难，尤其是夜间阵发性呼吸困难明显，患者不能平卧，只能端坐呼吸。呼吸急促、频繁，可达 30~40 次/min，同时患者有窒息感，面色灰白、口唇发绀、烦躁不安、大汗淋漓、皮肤湿冷、咳嗽，咳出浆液性泡沫痰，严重时咳出大量红色泡沫痰，甚至出现呼吸抑制、窒息、神志障碍、休克、猝死等。

3. 护理措施　急性左侧心力衰竭发生后的急救口诀：坐位下垂降前荷，酒精高氧吗啡静，利尿扩管两并用，强心解痉激素添。

（二）心排血量下降

1. 相关因素　与心肌收缩力降低、心脏前后负荷的改变、缺氧有关。

2. 临床表现　左、右侧心力衰竭常见的症状和体征均可出现。

3. 护理措施　如下所述。

（1）遵医嘱给予强心、利尿、扩血管药物，注意药效和观察不良反应。

（2）保持最佳体液平衡状态：遵医嘱补液，密切观察效果；限制液体和钠的摄入量；根据病情控制输液速度，一般 20~30 滴/min。

（3）根据病情选择适当的体位。

（4）根据患者缺氧程度予（适当）氧气吸入。

（5）保持患者身体和心理上得到良好的休息：限制活动减少氧耗量；为患者提供安静舒适的环境，限制探视。

（6）必要时每日测体重，记录 24h 尿量。

（三）气体交换受损

1. 相关因素　与肺循环淤血，肺部感染，及不能有效排痰与咳嗽相关。

2. 临床表现　如下所述。

（1）劳力性呼吸困难、端坐呼吸、发绀（是指毛细血管血液内还原血红蛋白浓度超过 50g/L，是指皮肤、黏膜出现青紫的颜色，以口唇、舌、口腔黏膜、鼻尖、颊部、耳垂和指、趾末端最为明显）。

（2）咳嗽、咳痰、咯血。

（3）呼吸频率、深度异常。

3. 护理措施　如下所述。

1）休息：为患者提供安静、舒适的环境，保持病房空气新鲜，定时通风换气。

2）体位：协助患者取有利于呼吸的卧位，如高枕卧位、半坐卧位、端坐卧位。

3）根据患者缺氧程度给予（适当）氧气吸入。

4）咳嗽与排痰方法：协助患者翻身、拍背，利于痰液排出，保持呼吸道通畅。

5）教会患者正确咳嗽、深呼吸与排痰方法：屏气 3~5s，用力地将痰咳出来，连续 2 次短而有力地咳嗽。

（1）深呼吸：首先，患者应舒服地斜靠在躺椅或床上，两个膝盖微微弯曲，垫几个枕头在头和肩部后作为支撑，这样的深呼吸练习，也可以让患者坐在椅子上，以患者的手臂做支撑。其次，护理者将双手展开抵住患者最下面的肋骨，轻轻地挤压，挤压的同时，要求患者尽可能地用力呼吸，使肋骨突起，来对抗护理者手的挤压力。

（2）年龄较大的心力衰竭患者排痰姿势：年龄较大、排痰困难的心衰患者，俯卧向下的姿势可能不适合他们，因为这样可能会压迫横膈膜，使得呼吸发生困难。可采取把枕头垫得很高，患者身体侧过来倚靠在枕头上，呈半躺半卧的姿势，这样将有助于患者排痰。

6）病情允许时，鼓励患者下床活动，以增加肺活量。

7）呼吸状况监测：呼吸频率、深度改变，有无呼吸困难、发绀。血气分析、血氧饱和度改变。

8）向患者或家属解释预防肺部感染方法：如避免受凉、避免潮湿、戒烟等。

（四）体液过多

1. 相关因素　与静脉系统淤血致毛细血管压增高，R-A-A 系统活性和血管加压素水平，升高使水、钠潴留，饮食不当相关。

2. 临床表现 具体如下。

（1）水肿：表现为下垂部位如双下肢水肿，为凹陷性，起床活动者以足、踝内侧和胫前部较明显。仰卧者则表现为骶部、腰背部、腿部水肿，严重者可发展为全身水肿，皮肤绷紧而光亮。

（2）胸腔积液：全心心力衰竭者多数存在，右侧多见，主要与体静脉压增高及胸膜毛细血管通透性增加有关。

（3）腹水：多发生在心力衰竭晚期，常并发有心源性肝硬化，由于腹腔内体静脉压及门静脉压增高引起。

（4）尿量减少，体重增加。

（5）精神差，乏力，焦虑不安。

（6）呼吸短促，端坐呼吸。

3. 护理措施 如下所述。

（1）水肿程度的评估：每日称体重，一般在清晨起床后排空大小便而未进食前穿同样的衣服、用同样的磅秤测量。如 1～2d 内体重快速增加，应考虑是否有水潴留，可增加利尿药的用量，应用利尿药后尿量明显增加，水肿消退。体重下降至正常时，体重又称干体重。同时为患者记出入水量。在急性期出量大于入量，出入量的基本平衡，有利于防止或控制心力衰竭。出量为每日全部尿量、大便量、引流量，同时加入呼吸及皮肤蒸发量 600～800ml。入量为饮食、饮水量、水果、输液等，每日总入量为 1 500～2 000ml。

（2）体位：尽量抬高水肿的双下肢，以利于下肢静脉回流，减轻水肿的程度。

（3）饮食护理：予低盐、高蛋白饮食，少食多餐。按病情限制钠盐及水分摄入，重度水肿盐摄入量为 1g/d、中度水肿 3g/d、轻度水肿 5g/d；还要控制含钠高的食物摄入，如腊制品、发酵的点心、味精、酱油、皮蛋、方便面、啤酒、汽水等。每日的饮水量通常一半量在用餐时摄取，另一半量在两餐之间摄入，必要时可给患者行口腔护理，以减轻口渴感。

（4）用药护理：应用强心苷和利尿药期间，监测水、电解质平衡情况，及时补钾。控制输液量和速度。

（5）保持皮肤清洁干燥，保持衣着宽松舒适，床单、衣服干净平整。观察患者皮肤水肿消退情况，定时更换体位，避免水肿部位长时间受压，避免在水肿明显的下肢行静脉输液，防止皮肤破损和压疮形成。

（五）活动无耐力

1. 相关因素 与心排血量减少，组织缺血、缺氧及胃肠道淤血引起食欲缺乏、进食减少有关。

2. 临床表现 具体如下。

（1）生活不能自理。

（2）活动持续时间短。

（3）主诉疲乏、无力。

3. 护理措施 如下所述。

（1）评估心功能状态。

（2）设计活动目标与计划，以调节其心理状况，促进活动的动机和兴趣。让患者了解活动无耐力原因及限制活动的必要性，根据心功能决定活动量。

（3）循序渐进为原则，逐渐增加患者的活动量，避免使心脏负荷突然增加。

（4）注意监测活动时患者心率、呼吸、面色、发现异常立即停止活动。

（5）在患者活动量允许范围内，让患者尽可能自理，为患者自理活动提供方便条件。①将患者的常用物品放置在患者容易拿到的地方。②及时巡视病房，询问患者有无生活需要，及时满足其需求。③教会患者使用节力技巧。

（6）教会患者使用环境中的辅助设施，如床栏，病区走廊内、厕所内的扶手等，以增加患者的活动耐力。

（7）根据病情和活动耐力限制探视人次和时间。

（8）间断或持续鼻导管吸氧，氧流量 2 ~3L/min，严重缺氧时 4 ~6L/min 为宜。

（六）潜在并发症 – 电解质紊乱

1. 相关因素　如下所述。

（1）全身血流动力学、肾功能及体内内分泌的改变。

（2）交感神经张力增高与 R – A – A 系统活性增高的代偿机制对电解质的影响。

（3）心力衰竭使 $Na^+ – K^+ – ATP$ 酶受抑制，使离子交换发生异常改变。

（4）药物治疗可影响电解质：①袢利尿药及噻嗪类利尿药可导致低钾血症、低钠血症和低镁血症。②保钾利尿药如螺内酯可导致高钾血症。③血管紧张素转换酶抑制药（ACEI）可引起高钾血症，尤其肾功能不全的患者。

2. 临床表现　具体如下。

1）低钾血症：轻度乏力至严重的麻痹性肠梗阻、肌肉麻痹、心电图的改变（T 波低平、U 波）、心律失常，并增加地高辛的致心律失常作用。

2）低钠血症：轻度缺钠的患者可有疲乏、无力、头晕等症状，严重者可出现休克、昏迷，甚至死亡。

3）低镁血症：恶心，呕吐，乏力，头晕，震颤，痉挛，麻痹，严重低镁可导致房性或室性心律失常。

4）高钾血症：乏力及心律失常。高钾血症会引起致死性心律失常，出现以下 ECG 改变：T 波高尖；P – R 间期延长；QRS 波增宽。

3. 护理措施　如下所述。

1）密切监测患者的电解质，及时了解患者的电解质变化，尤其是血钾、血钠和血镁。

2）在服用利尿药、ACEI 等药物期间，密切观察患者的尿量和生命体征变化，观察患者有无因电解质紊乱引起的胃肠道反应、神志变化、心电图改变。

3）一旦出现电解质紊乱，应立即报告医生，给予相应的处理

（1）低钾血症：停用排钾利尿药及洋地黄制剂；补充钾剂，通常应用 10% 枸橼酸钾口服与氯化钾静脉应用均可有效吸收。传统观念认为严重低钾者可静脉补钾，静滴浓度不宜超过 40mmol/L，速度最大为 20mmol/h（1.5g/h），严禁用氯化钾溶液直接静脉推注。但新的观点认为在做好患者生命体征监护的情况下，高浓度补钾也是安全的。

高浓度静脉补钾有如下优点：能快速、有效地提高血钾的水平，防止低钾引起的心肌应激性及血管张力的影响；高浓度静脉补钾避免了传统的需输注大量液体，从而减轻了心脏负荷，尤其适合于心力衰竭等低钾血症患者。

高浓度补钾时的护理：①高浓度静脉补钾必须在严密的监测血清钾水平的情况下和心电监护下进行，需每 1 ~2h 监测 1 次血气分析，了解血清钾水平并根据血钾提高的程度来调整补钾速度，一般心力衰竭患者血钾要求控制在 4.0mmol/L 以上，>45mmol/L 需停止补钾。②严格控制补钾速度，最好用微泵调节，速度控制在 20mmol/h 以内，补钾的通道严禁推注其他药物，避免因瞬间通过心脏的血钾浓度过高而致心律失常。③高浓度静脉补钾应在中心静脉管道内输注，严禁在外周血管注射，因易刺激血管的血管壁引起剧痛或静脉炎。④补钾期间应监测尿量 >30ml/h，若尿量不足可结合中心静脉压（CVP）判断血容量，如为血容量不足应及时扩容使尿量恢复。⑤严密观察心电图改变，了解血钾情况，如 T 波低平，ST 段压低，出现 U 波，提示低钾可能，反之 T 波高耸则表示有高钾血症的可能。⑥补钾的同时也应补镁，因为细胞内缺钾的同时多数也缺镁，且缺镁也易诱发心律失常，甚至有人认为即使血镁正常也应适当补镁，建议监测血钾的同时也监测血镁的情况。

（2）低钠血症：稀释性低钠血症患者对利尿药的反应很差，血浆渗透压低，因此选用渗透性利尿药甘露醇利尿效果要优于其他利尿药，联合应用强心药和袢利尿药。甘露醇 100 ~250ml 需缓慢静滴，

一般控制在 2 ~ 3h 内静滴，并在输注到一半时应用强心药（毛花苷 C），10 ~ 20min 后根据患者情况静脉注射呋塞米 100 ~ 200mg。

真性低钠血症利尿药的效果很差。应当采用联合应用大剂量袢利尿药和输注小剂量高渗盐水的治疗方法。补钠的量可以参照补钠公式计算。

补钠量（g）=（142mmol/L - 实测血清钠）×0.55×体重（kg）/17

根据临床情况，一般第 1d 输入补充钠盐量的 1/4 ~ 1/3，根据患者的耐受程度及血清钠的水平决定下次补盐量。具体方案 1.4% ~ 3.0% 的高渗盐水 150ml，30min 内快速输入，如果尿量增多，应注意静脉给予 10% KCl 20 ~ 40ml/d，以预防低钾血症。入液量为 1 000ml，每天测定患者体重、24h 尿量、血电解质和尿的实验室指标。严密观察心肺功能等病情变化，以调节剂量和滴速，一般以分次补给为宜。

（3）低镁血症：有症状的低镁血症：口服 2 ~ 4mmol/kg 体重，每 8 ~ 24h 服 1 次。补镁的过程中应注意不要太快，如过快会超过肾阈值，导致镁从尿液排出。无症状者亦应口服补充。不能口服时，也可用 50% 硫酸镁 20ml 溶于 50% 葡萄糖 1 000ml 静滴，缓慢滴注。通常需连续应用 3 ~ 5d 才能纠正低镁血症。

（4）高钾血症：出现高钾血症时，应立即停用保钾利尿药，纠正酸中毒；静注葡萄糖酸钙剂对抗高钾对心肌传导的作用，这种作用是快速而短暂的，一般数分钟起作用，但只维持不足 1h。如 ECG 改变持续存在，5min 后再次应用。为了增加钾向细胞内的转移，应用胰岛素 10U 加入 50% 葡萄糖 50ml 静滴可在 10 ~ 20min 内降低血钾，此作用可持续 4 ~ 6h；应用袢利尿药以增加钾的肾排出；肾功能不全的严重高血钾（>7mmol/L）患者应当立即给予透析治疗。

（七）潜在的并发症——洋地黄中毒

1. 相关因素　与洋地黄类药物使用过量、低血钾等因素有关。

2. 临床表现　具体如下。

（1）胃肠道反应：一般较轻，常见食欲缺乏、恶心、呕吐、腹泻、腹痛。

（2）心律失常：服用洋地黄过程中，心律突然转变，是诊断洋地黄中毒的重要依据。如心率突然显著减慢或加速，由不规则转为规则，或由规则转为有特殊规律的不规则。洋地黄中毒的特征性心律失常有：多源性室性期前收缩呈二联律，特别是发生在心房颤动基础上；心房颤动伴完全性房室传导阻滞与房室结性心律；心房颤动伴加速的交接性自主心律呈干扰性房室分离；心房颤动频发交界性逸搏或短阵交界性心律；室上性心动过速伴房室传导阻滞；双向性交界性或室性心动过速和双重性心动过速。洋地黄引起的不同程度的窦房和房室传导阻滞也颇常见。应用洋地黄过程中出现室上性心动过速伴房室传导阻滞是洋地黄中毒的特征性表现。

（3）神经系统表现：可有头痛、失眠、忧郁、眩晕，甚至神志错乱。

（4）视觉改变：可出现黄视或绿视以及复视。

（5）血清地高辛浓度 >2.0ng/ml。

3. 护理措施　如下所述。

（1）遵医嘱正确给予洋地黄类药物。

（2）熟悉洋地黄药物使用的适应证、禁忌证和中毒反应，若用药前心率 <60 次/min，禁止给药。

用药适应证：心功能 Ⅱ 级以上各种心力衰竭，除非有禁忌证，心功能 Ⅲ、Ⅳ 级收缩性心力衰竭，窦性心律的心力衰竭。

用药禁忌证：预激综合征并心房颤动，二度或三度房室传导阻滞，病态窦房结综合征无起搏器保护者，低血钾。

洋地黄中毒敏感人群：老年人；急性心肌梗死心肌炎、肺心病、重度心力衰竭；肝、肾功能不全；低钾血症、贫血、甲状腺功能减退症。

使地高辛浓度升高的药物：奎尼丁、胺碘酮、维拉帕米。

（3）了解静脉使用毛花苷 C 的注意事项：需稀释后才能使用，成人静脉注射毛花苷 C 洋地黄化负荷剂量为 0.8mg，首次给药 0.2mg 或 0.4mg 稀释后静脉推注，每隔 2 ~ 4h 可追加 0.2mg，24h 内总剂量不宜超过 0.8 ~ 1.2mg。对于易于发生洋地黄中毒者及 24h 内用过洋地黄类药物者应根据情况酌情减量或减半量给药。推注时间一般 15 ~ 20min，推注过程中密切观察患者心律和心率的变化，一旦心律出现房室传导阻滞、长间歇，心率 < 60 次/min，均应立即停止给药，并通知医生。

（4）注意观察患者有无洋地黄中毒反应的发生。

（5）一旦发生洋地黄中毒，及时处理洋地黄制剂的毒性反应：①临床中毒患者立即停药，同时停用排钾性利尿药，重者内服不久时立即用温水、浓茶或 1 : 2 000 高锰酸钾溶液洗胃，用硫酸镁导泻。②内服通用解毒药或鞣酸蛋白 3 ~ 5g。③发生少量期前收缩或短阵二联律时可口服 10% 氯化钾液 10 ~ 20ml，3 ~ 4 次/d，片剂有发生小肠炎、出血或肠梗阻的可能，故不宜用。如中毒较重，出现频发的异位搏动，伴心动过速、室性心律失常时，可静脉滴注氯化钾，注意用钾安全。④如有重度房室传导阻滞、窦性心动过缓、窦房阻滞、窦性停搏、心室率缓慢的心房颤动及交界性逸搏心律等，根据病情轻重酌情采用硫酸阿托品静脉滴注、静脉注射或皮下注射。⑤当出现洋地黄引起的各种快速心律失常时如伴有房室传导阻滞的房性心动过速和室性期前收缩等患者，苯妥英钠可称为安全有效的良好药物，可用 250mg 稀释于 20ml 的注射用水或生理盐水中（因为强碱性，不宜用葡萄糖液稀释），于 5 ~ 15min 内注射完，待转为窦性心律后，用口服法维持，每次 0.1g，3 ~ 4 次/d。⑥出现急性快速型室性心律失常，如频发室性期前收缩、室性心动过速、心室扑动及心室颤动等，可用利多卡因 50 ~ 100mg 溶于 10% 葡萄糖溶液 20ml，在 5min 内缓慢静脉注入，若无效可取低限剂量重复数次，间隔 20min，总量不超过 300mg，心律失常控制后，继以 1 ~ 3mg/min 静脉滴注维持。

除上述方法外，电起搏对洋地黄中毒诱发的室上性心动过速和引起的完全性房室传导阻滞且伴有阿 - 斯综合征者是有效而适宜的方法。前者利用人工心脏起搏器发出的电脉冲频率，超过或接近心脏的异位频率，通过超速抑制而控制异位心律；后者是采用按需型人工心脏起搏器进行暂时性右室起搏。为避免起搏电极刺激诱发严重心律失常，应同时合用苯妥英钠或利多卡因。

（八）焦虑

1. 相关因素　与疾病的影响、对治疗及预后缺乏信心、对死亡的恐惧有关。

2. 临床表现　精神萎靡、消沉、失望；容易激动；夜间难以入睡；治疗、护理欠合作。

3. 护理措施　如下所述。

（1）患者出现呼吸困难、胸闷等不适时，守候患者身旁，给患者以安全感。

（2）耐心解答患者提出的问题，给予健康指导。

（3）与患者和家属建立融洽关系，避免精神应激，护理操作要细致、耐心。

（4）尽量减少外界压力刺激，创造轻松和谐的气氛。

（5）提供有关治疗信息，介绍治疗成功的病例，注意正面效果，使患者树立信心。

（6）必要时寻找合适的支持系统，如单位领导和家属对患者进行安慰和关心。

五、健康教育

（一）心理指导

急性心力衰竭发作时，患者因不适而烦躁。护士要以亲切语言安慰患者，告知患者尽量做缓慢深呼吸，采取放松疗法，稳定情绪，配合治疗及护理，才能很快缓解症状。长期反复发病患者，需保持情绪稳定，避免焦虑、抑郁、紧张及过度兴奋，以免诱发心力衰竭。

（二）饮食指导

（1）提供令人愉快、舒畅的进餐环境，避免进餐时间进行治疗。饮食宜少食多餐、不宜过饱，在食欲最佳的时间进食，宜进食易消化、营养丰富的食物。控制钠盐的摄入，每日摄入食盐 5g 以下。对使用利尿药患者，由于在使用利尿药的同时，常伴有体内电解质的排出，容易出现低血钾、低血钠等电解质紊乱，并容易诱发心律失常、洋地黄中毒等，可指导患者多食香蕉、菠菜、苹果、橙子等含钾高的食物。

（2）适当控制主食和含糖零食，多吃粗粮、杂粮，如玉米、小米、荞麦等；禽肉、鱼类，以及核桃仁、花生、葵花子等硬果类含不饱和脂肪酸较多，可多用；多食蔬菜和水果，不限量，尤其是超体重者，更应多选用带色蔬菜，如菠菜、油菜、番茄、茄子和带酸味的新鲜水果，如苹果、橘子、山楂，提倡吃新鲜蔬菜；多用豆油、花生油、菜油及香油等植物油；蛋白质按2g/kg供给，蛋白尽量多用黄豆及其制品，如豆腐、豆干、百叶等，其他如绿豆、赤豆。

（3）禁忌食物：限制精制糖，包括蔗糖、果糖、蜂蜜等单糖类；最好忌烟酒，忌刺激性食物及调味品，忌油煎、油炸等烹调方法；少用猪油、黄油等动物油烹调；禁用动物脂肪高的食物，如猪肉、牛肉、羊肉及含胆固醇高的动物内脏、动物脂肪、蛋黄等；食盐不宜多用，2～4g/d；含钠味精也应适量限用。

（三）作息指导

减少干扰，为患者提供休息的环境，保证睡眠时间。有呼吸困难者，协助患者采取适当的体位。教会患者放松疗法如局部按摩、缓慢有节奏的呼吸或深呼吸等。根据不同的心功能采取不同的活动量。在患者活动耐力许可范围内，鼓励患者尽可能生活自理。教会患者保存体力，减少氧耗的技巧，在较长时间活动中穿插休息，日常用品放在易取放位置。部分自理活动可坐着进行，如刷牙、洗脸等。心力衰竭症状改善后增加活动量时，首先是增加活动时间和频率，然后才考虑增加运动强度。运动方式可采取半坐卧、坐起、床边摆动肢体、床边站立、室内活动、短距离步行。

（四）出院指导

（1）避免诱发因素，气候转凉时及时添加衣服，预防感冒。
（2）合理休息，体力劳动不要过重，适当的体育锻炼以提高活动耐力。
（3）进食富含维生素、粗纤维食物，保持大便通畅。少量多餐，避免过饱。
（4）强调正确按医嘱服药，不随意减药或撤换药的重要性。
（5）定期门诊随访，防止病情发展。

（解红娟）

第二节　高血压

高血压是一种以动脉压升高为主要特征，同时伴有心、脑、肾、血管等靶器官功能性或器质性损害以及代谢改变的全身性疾病。我国目前采用的高血压诊断标准是《2005年中国高血压诊治指南》，是在未用抗高血压药情况下，收缩压≥140mmHg和（或）舒张压≥90mmHg，按血压水平将高血压分为3级。收缩压≥140mmHg和舒张压<90mmHg单列为单纯性收缩期高血压。患者既往有高血压史，目前正在用抗高血压药，血压虽然低于140/90mmHg，亦应该诊断为高血压见表6－1。

表6－1　高血压诊断标准

类别	收缩压（mmHg）	舒张压（mmHg）
正常血压	<120	<80
正常高值	120～139	80～89
高血压	≥140	≥90
1级高血压（轻度）	140～159	90～99
2级高血压（中度）	160～179	100～109
3级高血压（重度）	≥180	≥110
单纯收缩期高血压	≥140	<90

注：若患者的收缩压与舒张压分属不同的级别时，则以较高的分级为准。单纯收缩期高血压也可按照收缩压水平分为1、2、3级。

临床上高血压见于两类疾病，第一类为原发性高血压，又称高血压病，是一种以血压升高为主要临床表现而病因尚不明确的独立疾病（占所有高血压病患者的90%以上）。第二类为继发性高血压，又称症状性高血压，在这类疾病中病因明确，高血压是该种疾病的临床表现之一，血压可暂时性或持续性升高，如继发于急慢性肾小球肾炎、肾动脉狭窄等肾疾病之后的肾性高血压；继发于嗜铬细胞瘤等内分泌疾病之后的内分泌性高血压；继发于脑瘤等疾病之后的神经源性高血压等。下面主要介绍原发性高血压。

一、病因和发病机制

（一）病因

高血压的病因尚未完全明了，可能与下列因素有关。

（1）遗传因素：调查表明，60%左右的高血压病患者均有家族史，但遗传的方式未明。某些学者认为属单基因常染色体显性遗传，但也有学者认为属多基因遗传。

（2）环境因素：包括饮食习惯（如饮食中热能过高以至肥胖或超重，高盐饮食等）、职业、噪声、吸烟、气候改变、微量元素摄入不足和水质硬度等。

（3）神经精神因素：缺少运动或体力活动，精神紧张或情绪创伤与本病的发生有一定的关系。

（二）发病机制

有关高血压的发病原理的学说较多，包括精神神经源学说、内分泌学说、肾源学说、遗传学说以及钠盐摄入过多学说等。各种学说各有其根据，综合起来认为高级神经中枢功能失调在发病中占主导地位，体液、内分泌因素、肾脏以及钠盐摄入过多也参与本病的发病过程。

外界环境的不良刺激以及某些不利的内在因素，引起剧烈、反复、长时间的精神紧张和情绪波动，导致大脑皮质功能障碍和下丘脑神经内分泌中枢功能失调。由此可通过下列几条途径促使周围小动脉痉挛，进而形成高血压：①皮质下血管舒缩中枢形成了以血管收缩神经冲动占优势的兴奋灶，引起细小动脉痉挛，外周血管阻力增加，血压增高。②大脑皮质功能失调可引起神经垂体释放更多的血管升压素，后者可直接引起小动脉痉挛，也可通过肾素－醛固酮系统，引起钠潴留，进一步促使小动脉痉挛。③大脑皮质功能失调也可引起垂体前叶促肾上腺皮质激素（ACTH）和肾上腺皮质激素分泌增加，促使钠潴留。④大脑皮质功能失调还可引起肾上腺髓质激素分泌增多，后者可直接引起小动脉痉挛，也可通过增加心排血量进一步加重高血压。

二、临床表现

（一）一般表现

大多数的高血压患者在血压升高早期仅有轻微的自觉症状，如头痛、头晕、失眠、耳鸣、烦躁、工作和学习精力不易集中，容易出现疲劳等。

（二）并发症

疼痛或出现颈背部肌肉酸痛紧张感。血压持久升高可导致心、脑、肾、血管等靶器官受损的表现。当出现心慌、气促、胸闷、心前区疼痛时表明心脏已受累；出现尿频、多尿、尿液清淡时表明肾脏受累；如果高血压患者突然出现神志不清、呼吸深沉不规则、大小便失禁等提示可能发生脑出血；如果是逐渐出现一侧肢体活动不利、麻木甚至麻痹应当怀疑是否有脑血栓的形成。

（三）高血压危险度分层

据心血管危险因素和靶器官受损的情况　分层如下。

（1）低危组：男性年龄 <55 岁、女性年龄 <65 岁，高血压 1 级、无其他危险因素者，属低危组。典型情况下，10 年随访中患者发生主要心血管事件的危险 <15%。

（2）中危组：高血压 2 级或 1~2 级同时有 1~2 个危险因素，患者应否给予药物治疗，开始药物治疗前应经多长时间的观察，医生需予十分缜密的判断。典型情况下，该组患者随后 10 年内发生主要心血管事件的危险 15% ~ 20%，若患者属高血压 1 级，兼有一种危险因素，10 年内发生心血管事件危险约 15%。

（3）高危组：高血压水平属 1 级或 2 级，兼有 3 种或更多危险因素、兼患糖尿病或靶器官损害或高血压水平属 3 级但无其他危险因素患者属高危组。典型情况下，他们随后 10 年间发生主要心血管事件的危险 20% ~ 30%。

（4）很高危组：高血压 3 级同时有 1 种以上危险因素或兼患糖尿病或靶器官损害，或高血压 1 ~ 3 级并有临床相关疾病。典型情况下，随后 10 年间发生主要心血管事件的危险 ≥ 30%，应迅速开始最积极的治疗。

（四）几种特殊高血压类型

1. 高血压危象　在高血压疾病发展过程中，因为劳累、紧张、精神创伤、寒冷所诱发，出现烦躁不安、心慌、多汗、手足发抖、面色苍白、异常兴奋等临床表现，可伴有心绞痛、心力衰竭，也可伴有高血压脑病的临床表现。血压升高以收缩压升高为主，往往收缩压 > 200mmHg。

2. 高血压脑病　在高血压疾病发展过程中，因为劳累、紧张、情绪激动等诱发，急性脑血液循环障碍，引起脑水肿和颅内压增高，出现头痛、呕吐、烦躁不安、心跳慢、视物模糊、意识障碍甚至昏迷等临床表现。血压升高以舒张压升高为主，往往舒张压 > 120mmHg。

3. 恶性高血压　又称急进性高血压，是指舒张压和收缩压均显著增高，病情进展迅速，常伴有视网膜病变，多见于青年人，常常出现头晕、头痛、视物模糊、心慌、气短、体重减轻等临床表现，舒张压常 > 130mmHg，易并发心、脑、肾等重要脏器的严重并发症，短时间内可因肾衰竭而死亡。

三、治　疗

（一）药物治疗

临床上常用的降压药物主要有六大类：利尿药、α 受体阻断药、钙通道阻滞药（CCBs）、血管紧张素转换酶抑制药（ACEI）、β 受体阻断药以及血管紧张素 II 受体拮抗药（ARBs）。临床试验结果证实几种降血压药物，均能减少高血压并发症。

1. 治疗目标　抗高血压治疗的最终目标是减少心血管和肾脏疾病的发病率和病死率。多数高血压患者，特别是 50 岁以上者 SBP 达标时，DBP 也会达标，治疗重点应放在 SBP 达标上。普通高血压患者降至 140/90mmHg 以下，糖尿病、肾病等高危患者降压目标是 < 130/80mmHg 以下，老年高血压患者的收缩压降至 150mmHg 以下。

需要说明的是，降压目标是 140/90mmHg 以下，而不仅仅是达到 140/90mmHg。如患者耐受，还可进一步降低，如对年轻高血压患者可降至 130/80mmHg 或 120/80mmHg。

2. 治疗原则　高血压的治疗应全面考虑患者的血压升高水平、并存的危险因素、临床情况，以及靶器官损害，确定合理的治疗方案。对不同危险等级的高血压患者应采用不同的治疗原则。选择抗高血压药物时应考虑对其他伴随疾病存在有利和不利的影响。

（1）潜在的有利影响：噻嗪类利尿药有助于延缓骨质疏松患者的矿物质脱失。β 受体阻断药可治疗心房快速房性心律失常或心房颤动，偏头痛，甲亢（短期应用），特发性震颤或手术期高血压。CCBs 治疗雷诺综合征和某些心律失常。α 受体阻断药可治疗前列腺疾病。

（2）潜在的不利影响：噻嗪类利尿药慎用于痛风或有明显低钠血症史的患者。β 受体阻断药禁用于哮喘、反应性气道疾病、二度或三度心脏传导阻滞。ACEI 和 ARBs 不适于准备怀孕的妇女，禁用于孕妇。ACEI 不适于有血管性水肿病史的患者。醛固酮拮抗药和保钾利尿药会导致高钾血症，应避免用于服药前血清钾超过 5.0mEq/L 的患者。

3. 治疗的有效措施　包括以下几点。

（1）降低高血压患者的血压水平是预防脑卒中及冠心病的根本，只要降低高血压患者的血压水平，就对患者有益处。

（2）由于大多数高血压患者需要两种或以上药物联合应用才能达到目标血压，故提倡小剂量降压药的联合应用或固定剂量复方制剂的应用。

（3）利尿药、β受体阻断药、ACE抑制药、钙通道阻滞药、血管紧张素受体拮抗药及小剂量复方制剂均可作为初始或维持治疗高血压的药物。

（4）推荐应用每日口服1次，降压效果维持24h的降压药，强调长期有规律的抗高血压治疗，达到有效、平稳、长期控制的要求。

（二）非药物治疗

非药物治疗是高血压的基础治疗，主要通过改善不合理的生活方式，减低危险因素水平，进而使血压水平下降。对1级高血压患者，仅通过非药物治疗就有可能使血压降至正常水平。对于必须接受药物治疗的2、3级高血压患者，非药物治疗可以提高药物疗效，减少药物用量，从而降低药物的不良反应，减少治疗费用（表6-2）。

表6-2 防治高血压的非药物措施

措施	目标	收缩压下降范围
减重	减少热量，膳食平衡，增加运动，BMI保持20~24kg/m²	5~20mmHg/减重10kg
膳食限盐	北方首先将每人每d平均食盐量降至8g，以后再降至6g，南方可控制在6g以下	2~8mmHg
减少膳食脂肪	总脂肪<总热量的30%，饱和脂肪<10%，增加新鲜蔬菜400~500g/d，水果100g，肉类50~100g，鱼虾类50g蛋类每周3~4枚，奶类250g/d，每d食油20~25g，少吃糖类和甜食	-
增加及保持适当体力活动	一般每周运动3~5次，每次持续20~60min。如运动后自我感觉良好，且保持理想体重，则表明运动量和运动方式会话	4~9mmHg
保持乐观心态，提高应激能力	通过宣教和咨询，提高人群自我防病能力。提倡选择适合个体的体育，绘画等文化活动，增加老年人社交机会，提高生活质量	-
戒烟、限酒	不吸烟；不提倡饮酒，如饮酒，男性每日饮酒精量不超过25g，即葡萄酒小于100~150ml（相当于2~3两），或啤酒小于250~500ml（相当于0.5~1斤），或白酒小于25~50ml（相当于0.5~1两）；女性则减半量，孕妇不饮酒。不提倡饮高度烈性酒。高血压及心脑血管病患者应尽量戒酒	2~4mmHg

注：BMI：体重指数=体重/身高²（kg/m²）。

（三）特殊人群高血压治疗方案

1. 老年高血压 65岁以上的老年人中2/3以上有高血压，老年人降压治疗强调平缓降压，应给予长效制剂，对可耐受者应尽可能降至140/90mmHg以下，但舒张压不宜低于60mmHg，否则是预后不佳的危险因素。

2. 糖尿病 常合并血脂异常、直立性低血压、肾功能不全、冠心病，选择降压药应兼顾或至少不加重这些异常。

3. 冠心病 高血压合并冠心病的患者发生再次梗死或猝死的机会要高于不合并高血压的冠心病患者，它们均与高血压有直接关系，应积极治疗。研究显示，伴有冠心病的高血压患者，不论选用β-受体阻断药还是钙通道阻滞药，作为控制血压的一线药物，最后结果是一样的。

4. 脑血管病 对于病情稳定的非急性期脑血管病患者，血压水平应控制在140/90mmHg以下。急性期脑血管病患者另作别论。

5. 肾脏损害 血肌酐<221μmol/L，首选ACEI，因其对减少蛋白尿及延缓肾病变的进展有利；血肌酐>265μmol/L应停用ACEI，可选择钙通道阻滞药、α受体阻断药、β受体阻断药。伴有肾脏损害或有蛋白尿的患者（24h蛋白尿>1g），控制血压宜更严格。

6. 妊娠高血压 因妊娠早期的血管扩张作用，在妊娠20周前，轻度高血压的患者不需药物治疗，从16周至分娩通常使用的较为安全的药物包括：甲基多巴、β受体阻滞药、肼屈嗪（短期），降低所有的心血管危险因素，须停止吸烟。改变生活方式产生的效果与量和时间有关，某些人的效果更好。

四、高血压病常见护理问题

（一）疼痛－头痛

1. 相关因素　与血压升高有关。

2. 临床表现　头部疼痛。

3. 护理措施　如下所述。

（1）评估患者头痛的情况，如头痛程度（长海痛尺）、持续时间、是否伴有恶心、呕吐、视物模糊等伴随症状。

（2）尽量减少或避免引起或加重头痛的因素，保持病室环境安静，减少探视，护理人员做到操作轻、说话轻、走路轻、关门轻，保证患者有充足的睡眠。

（3）向患者讲解引起头痛的原因，嘱患者合理安排工作和休息，避免劳累、精神紧张、情绪激动等，戒烟、酒。

（4）指导患者放松的技巧，如听轻音乐、缓慢呼吸等。

（5）告知患者控制血压稳定和坚持长期、规律服药的重要性，加强患者的服药依从性。

（二）活动无耐力

1. 相关因素　与并发心力衰竭有关。

2. 临床表现　乏力，轻微活动后即感呼吸困难、无力等。

3. 护理措施　如下所述。

（1）告知患者引起乏力的原因，尽量减少增加心脏负担的因素，如剧烈活动等。

（2）评估患者心功能状态，评估患者活动情况，根据患者心功能情况制定合理的活动计划。督促患者坚持动静结合，循序渐进增加活动量。

（3）嘱患者一旦出现心慌、呼吸困难，胸闷等情况应立即停止活动，保证休息，并一次作为最大活动量的指征。

（三）有受伤的危险

1. 相关因素　与头晕、视物模糊有关。

2. 临床表现　头晕、眼花、视物模糊，严重时可出现晕厥。

3. 护理措施　如下所述。

（1）警惕急性低血压反应，避免剧烈运动、突然改变体位，改变体位时动作应缓慢，特别是夜间起床时；服药后不要站立太久，因为长时间的站立会使腿部血管扩张，血流增加，导致脑部供血不足；避免用过热的水洗澡，防止周围血管扩张导致晕厥。

（2）如出现晕厥、恶心、乏力时应立即平卧，头低足高位，促进静脉回流，增加脑部的血液供应。上厕所或外出应有人陪伴，若头晕严重应尽量卧床休息，床上大小便。

（3）避免受伤，活动场所应灯光明亮，地面防滑，厕所安装扶手，房间应减少障碍物。

（4）密切检测血压的变化，避免血压过高或过低。

（四）执行治疗方案无效

1. 相关因素　与缺乏相应治疗知识和治疗长期性、复杂性有关。

2. 临床表现　不能遵医嘱按时服药。

3. 护理措施　如下所述。

（1）告知患者按时服药的重要性，不能血压正常时就自行停药。

（2）嘱患者定期门诊随访，监测血压控制情况。

（3）坚持服药的同时还要注意观察药物的不良反应，如使用利尿药时应注意监测血钾水平，防止低血钾；用β受体阻断药应注意其抑制心肌收缩力、心动过缓、支气管痉挛、低血糖等不良反应；使用血管紧张素转换酶（ACE）抑制应注意其头晕、咳嗽、肾功能损害等不良反应。

（五）潜在并发症－高血压危重症

1. 相关因素　与血压短时间突然升高。

2. 临床表现　在高血压病病程中，患者血压显著升高，出现头痛、烦躁、心悸、气急、恶心、呕吐、视物模糊等。

3. 护理措施　如下所述。

（1）患者应进入加强监护室，绝对卧床休息，避免一切不良刺激，保证良好的休息环境。持续监测血压和尽快应用适合的降压药。

（2）安抚患者，做好心理护理，严密观察患者病情变化。

（3）迅速减压，静脉输注降压药，1h 使平均动脉血压迅速下降但不超过 25%，在以后的 2～6h 内血压降至 60（100～110）mmHg。血压过度降低可引起肾、脑或冠脉缺血。如果这样的血压水平可耐受和临床情况稳定，在以后 24～48h 逐步降低血压达到正常水平。

（4）急症常用降压药有硝普钠（静脉）、尼卡地平、乌拉地尔、二氮嗪、肼屈嗪、拉贝洛尔、艾司洛尔、酚妥拉明等。用药时注意效果以及有无不良反应，如静滴硝酸甘油等药物时应注意监测血压变化。

（5）向患者讲明遵医嘱按时服药，保证血压稳定的重要性，争取患者及家属的配合。

（6）告知患者如出现血压急剧升高、剧烈头痛。呕吐等不适应及时来院就诊。

（7）协助生活护理，勤巡视病房，勤询问患者的生活需要。

五、健康教育

高血压的健康教育就是根据文化、经济、环境和地理的差异，针对不同的目标人群采用多种形式进行信息的传播，公众教育应着重于宣传高血压的特点、原因和并发症的有关知识；它的可预防性和可治疗性，以及生活方式在高血压的预防和治疗中的作用。尤其应针对不同人群开展不同内容的健康教育。

（一）随访教育

1. 教育诊断　确定患者的目前行为状况、知识、技能水平和学习能力、态度和信念以及近期内患者首先要采取改变的问题。

2. 咨询指导　指导要具体化，行为改变从小量开始，多方面的参与支持，从各方面给患者持续的一致的正面的健康信息可加强患者行为的改变。要加强家庭和朋友的参与全体医务人员的参与。

3. 随访和监测　定期随访患者，及时评价和反馈，并继续设定下一步的目标，可使患者改变的行为巩固和持续下去。一旦开始应用抗高血压药物治疗，多数患者应每月随诊，调整用药直至达到目标血压。2 级高血压或有复杂并发症的患者应增加随访的次数。每年至少监测 1 或 2 次血钾和肌酐。如血压已达标并保持稳定，可每隔 3～6 个月随访 1 次。如有伴随疾病如心力衰竭；或合并其他疾病如糖尿病；或实验室检查的需要均会影响随诊的频率。其他的心血管危险因素也应达到相应的治疗目标，并大力提倡戒烟。由于未控制的高血压患者服用小剂量阿司匹林脑出血的危险增加，只有在血压控制的前提下，才提倡小剂量阿司匹林治疗。

（二）饮食指导

在利尿药及其他降压药问世以前，高血压的治疗主要以饮食为主，随着药物学的发展，饮食治疗逐渐降至次要地位。然而近年来关于高血压病病因和发病机制的研究又促进人们重新评价营养在本病防治中的重要作用。其主要原因是由于：第一，高血压病作为一种常见病，其发生与环境因素，特别是与营养因素密切相关；第二，现有的各种降压药物均有一定的不良反应，而营养治疗不仅具有一定的疗效，而且合乎生理，因此更适宜于大规模人群的防治。

1. 营养因素在高血压痛防治中的作用 如下所述。

（1）钠和钾的摄入与高血压病的发病和防治有关：首先，流行病学方面大量资料表明，高血压病的发病率与居民膳食中钠盐摄入量呈显著正相关；其次，临床观察发现，不少轻度高血压患者，只需中度限制钠盐摄入，即可使其血压降至正常范围。即使是重度或顽固性高血压病患者，低盐饮食也常可增加药物疗效，减少用药剂量。第三，动物实验表明，钠盐摄入过多可使小鸡和大鼠形成高血压，血压增高的程度与盐量成正比。进一步研究还表明，钠盐对血压的影响与遗传因素有关。通过近亲交配所产生的对盐敏感的大鼠，即使喂以钠盐不高的饲料，也可产生高血压。钠盐摄入过多引起高血压的机制尚未明了。据认为可能与细胞外液扩张，心排血量增加，组织过分灌注，以至造成周围血管阻力增加和血压增高。有人发现高血压患者小动脉中每单位干重所含钠盐较正常人为高，这可使动脉壁增厚，血管阻力增加，也可使血管的舒缩性发生改变。

钾不论动物实验或人体观察均提示其具有对抗钠所引起的不利作用。临床观察表明，氯化钾可使血压呈规律性下降，而氯化钠则可使之上升。

（2）水质硬度和微量元素：软水地区高血压的发病率较硬水地区为高，这可能与微量元素镉有关。动物实验已证明，镉可引起大鼠的高血压，而当用镉的螯合剂时则可使其逆转。上海市高血压病研究所发现不论健康人或高血压患者的血压增高与血中镉含量的对数呈正相关。锌具有对抗镉的作用，其含量降低可使血压升高。此外，也有报道提到镁对高血压患者有扩张血管作用，能使大多数类型患者的心排血量增加。

（3）其他因素：包括热能、蛋白质、糖类和脂肪等也与本病的发生和防治有一定的联系。

2. 防治措施 具体如下。

（1）限制钠盐摄入：健康成人每天钠的需要量仅为200mg（相当于0.5g食盐）。WHO建议每人每日食盐量不超过6g。我国膳食中约80%的钠来自烹调或含盐高的腌制品，因此限盐首先要减少烹调用盐及含盐高的调料，少食各种咸菜及盐腌食品。根据WHO的建议，北方居民应减少日常用盐一半，南方居民减少1/3。

（2）减少膳食脂肪，补充适量优质蛋白质：有流行病学资料显示，即使不减少膳食中的钠和不减重，如果将膳食脂肪控制在总热量25%以下，P/S比值维持在1，连续40d可使男性SBP和DBP下降12%，女性下降5%。有研究表明每周吃鱼4次以上与吃鱼最少的相比，冠心病发病率减少28%。

建议改善动物性食物结构，减少含脂肪高的猪肉，增加含蛋白质较高而脂肪较少的禽类及鱼类。蛋白质占总热量15%左右，动物蛋白占总蛋白质20%。蛋白质质量依次为：奶、蛋；鱼、虾；鸡、鸭；猪、牛、羊肉；植物蛋白，其中豆类最好。

（3）注意补充钾和钙：研究资料表明钾与血压呈明显负相关，中国膳食低钾、低钙，因此要增加含钾多、含钙高的食物，如绿叶菜、鲜奶、豆类制品等。这一点在使用利尿药，特别是当血钾含量偏低时尤为重要。

（4）多吃蔬菜和水果：增加蔬菜或水果摄入，减少脂肪摄入可使SBP和DBP有所下降。素食者比肉食者有较低的血压，其降压的作用可能基于水果、蔬菜、食物纤维和低脂肪的综合作用。人类饮食应以素食为主，适当肉量最理想。

（5）限制饮酒：尽管有研究表明非常少量饮酒可能减少冠心病发病的危险，但是饮酒和血压水平及高血压患病率之间却呈线性相关，大量饮酒可诱发心脑血管事件发作。因此不提倡用少量饮酒预防冠心病，提倡高血压患者应戒酒，因饮酒可增加服用降压药物的耐药性。如饮酒，建议每日饮酒量应为少量，男性饮酒的酒精不超过25g，即葡萄酒＜100～150ml，或啤酒＜250～500ml，或白酒＜25～50ml；女性则减半量，孕妇不饮酒。不提倡饮高度烈性酒。WHO对酒的新建议是越少越好。

（三）心理护理

1. 评估患者 通过问诊了解患者的家庭、社会、文化状况及行为，分析患者的心理，向患者解释造成高血压病最主要的原因及疾病的转归，再向患者说明高血压病可以控制，甚至可以治愈，从而以增强患者战胜疾病的信心。

2. 克服心理障碍　针对中年高血压患者存在的不良心理进行施护。麻痹大意心理：自以为年轻，身强力壮，采取无所谓的态度。针对这种心理首先要唤起患者对疾病的重视，使之认识到防治高血压病的重要性，在调养方法和注意事项上给予正确的引导，使之配合医师治疗，同时给患者制定个体化健康教育计划，并调动家属参与治疗活动，配合医护完成治疗任务，使之早日康复；焦虑、紧张、恐惧心理：一些患者，认为得了高血压病就是终身疾病，而且还会得心脑血管病，于是，久而久之产生焦虑恐惧心理。采取的措施是暗示诱导，应诱导患者使其注意力从一个客体转移到另一个客体，从而打破原来心理上存在的恶性循环，保持乐观情绪，轻松愉快地接受治疗，以达到防病治病的目的。

（四）正确测量血压

血压测量是诊断高血压及评估其严重程度的主要手段，目前主要用以下 3 种方法：

1. 诊所血压　是目前临床诊断高血压和分级的标准方法，由医护人员在标准条件下按统一的规范进行测量。具体要求如下：

（1）选择符合计量标准的水银柱血压计或者经国际标准（BHS 和 AAMD）检验合格的电子血压计进行测量。

（2）使用大小合适的袖带，袖带气囊至少应包裹 80% 上臂。大多数人的臂围 25 ~ 35cm，应使用长 35cm、宽 12 ~ 13cm 规格气囊的袖带；肥胖者或臂围大者应使用大规格袖带；儿童使用小规格袖带。

（3）被测量者至少安静休息 5min，在测量前 30min 内禁止吸烟或饮咖啡，排空膀胱。

（4）被测量者取坐位，最好坐靠背椅，裸露右上臂，上臂与心脏处在同一水平。如果怀疑外周血管病，首次就诊时应测量左、右上臂血压。特殊情况下可以取卧位或站立位。老年人、糖尿病患者及出现直立性低血压情况者，应加测直立位血压。直立位血压应在卧位改为直立位后 1min 和 5min 时测量。

（5）将袖带缚于被测者的上臂，袖带的下缘应在肘弯上 2.5cm，松紧适宜。将听诊器探头置于肱动脉搏动处。

（6）测量时快速充气，使气囊内压力达到桡动脉搏动消失后再升高 30mmHg（4.0kPa），然后以恒定的速率（2 ~ 6mmHg/s）缓慢放气。在心率缓慢者，放气速率应更慢些。获得舒张压读数后，快速放气至零。

（7）在放气过程中仔细听取柯氏音，观察柯氏音第 Ⅰ 时相（第一音）和第 Ⅴ 时相（消失音）水银柱凸面的垂直高度。收缩压读数取柯氏音第 Ⅰ 时相，舒张压读数取柯氏音第 Ⅴ 时相。<12 岁儿童、妊娠妇女、严重贫血、甲状腺功能亢进、主动脉瓣关闭不全及柯氏音不消失者，以柯氏音第 Ⅳ 时相（变音）定为舒张压。

（8）血压单位在临床使用时采用毫米汞柱（mmHg），在我国正式出版物中注明毫米汞柱与千帕斯卡（kPa）的换算关系，1mmHg = 0.133kPa。

（9）应相隔 1 ~ 2min 重复测量，取 2 次读数的平均值记录。如果收缩压或舒张压的 2 次读数相差 5mmHg 以上，应再次测量，取 3 次读数的平均值记录。

2. 自测血压　具体如下。

（1）对于评估血压水平及严重程度，评价降压效应，改善治疗依从性，增强治疗的主动参与，自测血压具有独特优点。且无白大衣效应，可重复性较好。目前，患者家庭自测血压在评价血压水平和指导降压治疗上已经成为诊所血压的重要补充。然而，对于精神焦虑或根据血压读数常自行改变治疗方案的患者，不建议自测血压。

（2）推荐使用符合国际标准的上臂式全自动或半自动电子血压计，正常上限参考值为 135/85mmHg。应注意患者向医生报告自测血压数据时可能有主观选择性，即报告偏差，患者有意或无意选择较高或较低的血压读数向医师报告，影响医师判断病情和修改治疗。有记忆存储数据功能的电子血压计可克服报告偏差。血压读数的报告方式可采用每周或每月的平均值。家庭自测血压低于诊所血压，家庭自测血压 135/85mmHg 相当于诊所血压 140/90mmHg。对血压正常的人建议定期测量血压（20 ~ 29 岁，每 2 年测 1 次；30 岁以上每年至少 1 次）。

3. 动态血压 具体如下。

（1）动态血压监测能提供日常活动和睡眠时血压的情况：动态血压监测提供评价在无靶器官损害的情况下（白大衣效应）高血压的可靠证据，也有助于评估明显耐药的患者，抗高血压药物引起的低血压综合征，阵发性高血压以及自主神经功能失调。动态血压测值常低于诊所血压测值。通常高血压患者清醒时血压≥135/85mmHg，睡眠时≥120/75mmHg。动态血压监测值与靶器官损害的相关性优于诊所血压。动态血压监测能提供血压升高占测量总数的百分比、整体血压负荷及睡眠时血压降低的程度。大多数人在夜间血压下降10%~20%，如果不存在这种血压下降现象，则其发生心血管事件的危险会增加。

（2）动态血压测量应使用符合国际标准的监测仪：动态血压的正常值推荐以下国内参考标准：24h平均值<130/80mmHg，白昼平均值<135/85mmHg，夜间平均值<125/75mmHg。正常情况下，夜间血压均值比白昼血压值低10%~15%。

（3）动态血压监测在临床上可用于诊断白大衣性高血压、隐蔽性高血压、顽固难治性高血压、发作性高血压或低血压，评估血压升高严重程度，但是目前主要仍用于临床研究，例如评估心血管调节机制、预后意义、新药或治疗方案疗效考核等，不能取代诊所血压测量。

（4）动态血压测量时应注意以下问题：①测量时间间隔应设定一般为每30min测1次。可根据需要而设定所需的时间间隔。②指导患者日常活动，避免剧烈运动。测血压时患者上臂要保持伸展和静止状态。③若首次检查由于伪迹较多而使读数<80%的预期值，应再次测量。④可根据24h平均血压，日间血压或夜间血压进行临床决策参考，但倾向于应用24h平均血压。

（五）适量运动

1. 运动的作用 运动除了可以促进血液循环，降低胆固醇的生成外，并能增强肌肉、骨骼，减少关节僵硬的发生，还能增加食欲，促进肠胃蠕动、预防便秘、改善睡眠。

2. 运动的形式 最好养成持续运动的习惯，对中老年人应包括有氧、伸展及增强肌力练习3类，具体项目可选择步行、慢跑、太极拳、门球、气功等。

3. 运动强度的控制 每个参加运动的人特别是中老年人和高血压患者在运动前最好了解一下自己的身体状况，以决定自己的运动种类、强度、频度和持续运动时间。运动强度必须因人而异，按科学锻炼的要求，常用运动强度指标可用运动时最大心率达到180（或170）减去年龄，如50岁的人运动心率为120~130次/min，如果求精确则采用最大心率的60%~85%作为运动适宜心率，需在医师指导下进行。运动频度一般要求每周3~5次，每次持续20~60min即可，可根据运动者身体状况和所选择的运动种类以及气候条件等而定。

（六）在医生指导下正确用药

1. 减药 高血压患者一般须终身治疗。患者经确诊为高血压后若自行停药，其血压（或迟或早）终将回复到治疗前水平。但患者的血压若长期控制，可以试图小心、逐步地减少服药数或剂量。尤其是认真地进行非药物治疗，密切地观察改进生活方式进度和效果的患者。患者在试行这种"逐步减药"时，应十分仔细地监测血压。

2. 记录 一般高血压病患者的治疗时间长达数十年，治疗方案会有多次变换，包括药物的选择。最好建议患者详细记录其用过的治疗药物及疗效。医生则更应为经手治疗的患者保存充分的记录，随时备用。

3. 剂量的调整 对大多数非重症或急症高血压，要寻找其最小有效耐受剂量药物，也不宜降压太快。故开始给小剂量药物，经1个月后，如疗效不够而不良反应少或可耐受，可增加剂量；如出现不良反应不能耐受，则改用另一类药物。随访期间血压的测量应在每天的同一时间，对重症高血压，须及早控制其血压，可以较早递增剂量和合并用药。随访时除患者主观感觉外，还要做必要的化验检查，以了解靶器官状况和有无药物不良反应。对于非重症或急症高血压，经治疗血压长期稳定达1年以上，可以考虑减少剂量，目的为减少药物的可能不良反应，但以不影响疗效为前提。

（1）选择针对性强的降血压药：降血压药物品种很多，个体差异很大，同一种药物不同的患者服用后的效果会因人而异。对医生开的降血压药，护理人员和患者必须了解药物的名称、作用、剂量、用法、不良反应等，并遵照医嘱按时服药。

（2）合适的剂量：一般由小剂量开始，逐渐调整到合适的剂量。晚上睡觉前的治疗剂量，尤其要偏小，因入睡后如果血压降得太低，则易出现脑动脉血栓形成。药品剂量不能忽大忽小，否则血压波动太大，会造成实质性脏器的损伤。

（3）不能急于求成：如血压降得太低，常会引起急性缺血性脑血管病和心脏缺血性疾病的发生。

（4）不要轻易中断治疗：应用降血压药过程中，症状改善后，仍需坚持长期服药，也不可随意减少剂量，必须听从医生的治疗安排。

（5）不宜频繁更换降血压药物：各种降血压药，在人体内的作用时间不尽相同，更换降血压药时，往往会引起血压的波动，换降血压药必须在医生指导下进行，不宜多种药合用，以避免药物不良反应。

（6）患痴呆症或意识不清的老人，护理人员必须协助服药，并帮助管理好药物，以免发生危险。

（7）注意观察不良反应，必要时，采取相应的防范措施。若患者突然出现头痛、多汗、恶心、呕吐、烦躁、心慌等症状，家人协助患者立即平卧抬高头部，用湿毛巾敷在头部；测量血压，若血压过高，应用硝苯地平嚼碎舌下含服等，以快速降血压；如果半小时后血压仍不下降，且症状明显，应立即去医院就诊。

（解红娟）

第三节　心绞痛

心绞痛（angina pectoris）是冠状动脉供血不足，心肌急剧的、暂时的缺血与缺氧引起的综合征。其特点为阵发性的前胸压榨性疼痛感觉，主要位于胸骨后部，可放射至左上肢，常发生于劳累或情绪激动时，持续数分钟，休息或服用硝酸酯制剂后消失。本病多见于男性，多数患者在 40 岁以上，劳累、情绪激动、饱食、受寒、阴雨天气、急性循环衰竭等为常见的诱因。

一、病因

1. 基本病因　对心脏予以机械性刺激并不引起疼痛，但心肌缺血、缺氧则引起疼痛。当冠状动脉的"供血"与心肌的"需氧"出现矛盾，冠状动脉血流量不能满足心肌代谢需要时，引起心肌急剧的、暂时的缺血、缺氧时，即产生心绞痛。

2. 其他病因　除冠状动脉粥样硬化外，主动脉瓣狭窄或关闭不全、梅毒性主动脉炎、肥厚性心肌病、先天性冠状动脉畸形、风湿性冠状动脉炎，都可引起冠状动脉在心室舒张期充盈障碍，引发心绞痛。

二、临床表现与诊断

（一）临床表现

1. 症状和体征　具体如下。

（1）部位：典型心绞痛主要在胸骨体上段或中段之后，可波及心前区，有手掌大小范围，可放射至左肩、左上肢前内侧，达无名指和小指；不典型心绞痛疼痛可位于胸骨下段、左心前区或上腹部，放射至颈、下颌、左肩胛部或右前胸。

（2）性质：胸痛为压迫、发闷，或紧缩性，也可有烧灼感。发作时，患者往往不自觉地停止原来的活动，直至症状缓解。

（3）诱因：典型的心绞痛常在相似的条件下发生。以体力劳累为主，其次为情绪激动。登楼、平地快步走、饱餐后步行、逆风行走，甚至用力大便或将臂举过头部的轻微动作，暴露于寒冷环境、进冷饮、身体其他部位的疼痛，以及恐怖、紧张、发怒、烦恼等情绪变化，都可诱发。晨间痛阈低，轻微劳力如刷牙、剃须、步行即可引起发作；上午及下午痛阈提高，则较重的劳力亦可不诱发。

（4）时间：疼痛出现后常逐步加重，然后在 3～5min 内逐渐消失，一般在停止原活动后缓解。一般为 1～15min，多数 3～5min，偶可达 30min 的，可数天或数星期发作 1 次，亦可 1d 内发作多次。

（5）硝酸甘油的效应：舌下含有硝酸甘油片如有效，心绞痛应于 1～2min 内缓解，对卧位型心绞痛，硝酸甘油可能无效。在评定硝酸甘油的效应时，还要注意患者所用的药物是否已经失效或接近失效。

2. 体征　平时无异常体征，心绞痛发作时常见心律增快、血压升高、表情焦虑、皮肤冷或出汗，有时出现第四或第三奔马律。可有暂时性心尖部收缩期杂音，是乳头肌缺血以致功能失调引起二尖瓣关闭不全所致。

（二）诊断

1. 冠心病诊断　具体如下。

（1）据典型的发作特点和体征，含用硝酸甘油后缓解，结合年龄和存在冠心病易患因素，除外其他原因所致的心绞痛，一般即可建立诊断。

（2）心绞痛发作时心电图：绝大多数患者 ST 段压低 0.1mV（1mm）以上，T 波平坦或倒置（变异型心绞痛者则有关导联 ST 段抬高），发作过后数分钟内逐渐恢复。

（3）心电图无改变的患者可考虑做负荷试验：发作不典型者，诊断要依靠观察硝酸甘油的疗效和发作时心电图的改变；如仍不能确诊，可多次复查心电图、心电图负荷试验或 24h 动态心电图连续监测，如心电图出现阳性变化或负荷试验诱发心绞痛发作亦可确诊。

（4）诊断有困难者可考虑行选择性冠状动脉造影或做冠状动脉 CT：考虑施行外科手术治疗者则必须行选择性冠状动脉造影。冠状动脉内超声检查可显示管壁的病变，对诊断可能更有帮助。

2. 近年对确诊心绞痛的患者主张进行仔细的分型诊断　根据世界卫生组织"缺血性心脏病的命名及诊断标准"，现将心绞痛作如下归类。

（1）劳累性心绞痛：是由运动或其他增加心肌需氧量的情况所诱发的心绞痛。包括 3 种类型。①稳定型劳累性心绞痛：简称稳定型心绞痛，亦称普通型心绞痛。是最常见的心绞痛。指由心肌缺血缺氧引起的典型心绞痛发作，其性质在 1～3 个月内并无改变。即每日和每周疼痛发作次数大致相同，诱发疼痛的劳累和情绪激动程度相同，每次发作疼痛的性质和疼痛部位无改变，用硝酸甘油后也在相同时间内发生疗效。②初发型劳累性心绞痛：简称初发型心绞痛。指患者过去未发生过心绞痛或心肌梗死，而现在发生由心肌缺血缺氧引起的心绞痛，时间尚在 1～2 个月内。有过稳定型心绞痛但已数月不发生心绞痛，再发生心绞痛未到 1 个月者也归入本型。③恶化型劳累性心绞痛：进行型心绞痛指原有稳定型心绞痛的患者，在 3 个月内疼痛的频率、程度、诱发因素经常变动，进行性恶化。可发展为心肌梗死与猝死。

（2）自发性心绞痛：心绞痛发作与心肌需氧量无明显关系，与劳累性心绞痛相比，疼痛持续时间一般较长，程度较重，且不易为硝酸甘油所缓解。包括四种类型：①卧位型心绞痛：在休息时或熟睡时发生的心绞痛，其发作时间较长，症状也较重，发作与体力活动或情绪激动无明显关系，常发生在半夜，偶尔在午睡或休息时发作。疼痛常剧烈难忍，患者烦躁不安、起床走动。硝酸甘油的疗效不明显或仅能暂时缓解。可能与夜梦、夜间血压降低或发生未被察觉的左心室衰竭，以致狭窄的冠状动脉远端心肌灌注不足；或平卧时静脉回流增加，心脏工作量增加，需氧增加等有关。②变异型心绞痛：本型患者心绞痛的性质、与卧位型心绞痛相似，也常在夜间发作，但发作时心电图表现不同，显示有关导联的 ST 段抬高而与之相对应的导联中则 ST 段压低。本型心绞痛是由于在冠状动脉狭窄的基础上，该支血管发生痉挛，引起一片心肌缺血所致。③中间综合征：亦称冠状动脉功能不全。指心肌缺血引起的心绞痛发作历时较长，达 30min 或 1h 以上，发作常在休息时或睡眠中发生，但心电图、放射性核素和血清学检查无心肌坏死的表现。本型疼痛其性质是介于心绞痛与心肌梗死之间，常是心肌梗死的前奏。④梗死后心绞痛：在急性心肌梗死后不久或数周后发生的心绞痛。由于供血的冠状动脉阻塞，发生心肌梗死，但心肌尚未完全坏死，一部分未坏死的心肌处于严重缺血状态下又发生疼痛，随时有再发生梗死的可能。

（3）混合性心绞痛：劳累性和自发性心绞痛混合出现，因冠状动脉的病变使冠状动脉血流储备固定地减少，同时又发生短暂的再减损所致，兼有劳累性和自发性心绞痛的临床表现。有人认为这种心绞痛在临床上实甚常见。

（4）不稳定型心绞痛：在临床上被广泛应用并被认为是稳定型劳累性心绞痛和心肌梗死和猝死之间的中间状态。它包括了除稳定型劳累性心绞痛外的上述所有了类型。其病理基础是在原有病变上发生冠状动脉内膜下出血、粥样硬化斑块破裂、血小板或纤维蛋白凝集、冠状动脉痉挛等除了没有诊断心肌梗死的明确的心电图和心肌酶谱变化外，目前应用的不稳定心绞痛的定义根据以下 3 个病史特征做出。①在相对稳定的劳累相关性心绞痛基础上出现逐渐增强的疼痛。②新出现的心绞痛（通常 1 个月内），由很轻度的劳力活动即可引起心绞痛。③在静息和很轻劳力时出现心绞痛。

三、治疗原则

预防：主要预防动脉粥样硬化的发生和发展。

治疗原则：改善冠状动脉的血供；减低心肌的耗氧；同时治疗动脉粥样硬化。

（一）发作时的治疗

（1）休息：发作时立刻休息，经休息后症状可缓解。

（2）药物治疗：应用作用较快硝酸酯制剂。

（3）在应用上述药物的同时，可考虑用镇静药。

（二）缓解期的治疗

系统治疗，清除诱因、注意休息、使用作用持久的抗动脉粥样硬化药物，以防心绞痛发作，可单独、交替或联合应用。宜尽量避免各种确知足以诱致发作的因素。调节饮食，特别是一次进食不应过饱；禁绝烟酒。调整日常生活与工作量；减轻精神负担；保持适当的体力活动，但以不致发生疼痛症状为度；一般不需卧床休息。

（三）其他治疗

低分子右旋糖酐或羟乙基淀粉注射液，作用为改善微循环的灌流，可用于心绞痛的频繁发作。抗凝药，如肝素；溶血栓药和抗血小板药可用于治疗不稳定型心绞痛。高压氧治疗增加全身的氧供应，可使顽固的心绞痛得到改善，但疗效不易巩固。体外反搏治疗可能增加冠状动脉的血供，也可考虑应用。兼有早期心力衰竭者，治疗心绞痛的同时宜用快速作用的洋地黄类制剂。

（四）外科手术治疗

主动脉 – 冠状动脉旁路移植手术（coronary artery bypass grafting，CABG）方法：取患者自身的大隐静脉或内乳动脉作为旁路移植材料。一端吻合在主动脉，另一端吻合在有病变的冠状动脉段的远端，引主动脉的血液以改善该冠状动脉所供血的心肌的血流量。

（五）经皮腔内冠状动脉成形术

经皮腔内冠状动脉成形术（percutaneous transluminal coronary angioplasty，PTCA）方法：冠状动脉造影后，针对相应病变，应用带球囊的心导管经周围动脉送到冠状动脉，在导引钢丝的指引下进入狭窄部位；向球囊内加压注入稀释的造影剂使之扩张，解除狭窄。

（六）其他冠状动脉介入性治疗

由于 PTCA 有较高的术后再狭窄发生率，近来采用一些其他成形方法如激光冠状动脉成形术（PT-CLA）、冠状动脉斑块旋切术、冠状动脉斑块旋磨术、冠状动脉内支架安置等，期望降低再狭窄发生率。

（七）运动锻炼疗法

谨慎安排进度适宜的运动锻炼有助于促进侧支循环的发展，提高体力活动的耐受量，改善症状。

四、常见护理问题

（一）舒适的改变－心绞痛

1. 相关因素　与心肌急剧、短暂地缺血、缺氧，冠状动脉痉挛有关。
2. 临床表现　阵发性胸骨后疼痛。
3. 护理措施　如下所述。

（1）心绞痛发作时立即停止步行或工作，休息片刻即可缓解。根据疼痛发生的特点，评估心绞痛严重程度（表6-3），制定相应活动计划。频发者或严重心绞痛者，严格限制体力活动，并绝对卧床休息。

表6-3　劳累性心绞痛分级

心绞痛分级	表现
Ⅰ级：日常活动时无症状	较日常活动重的体力活动，如平地小跑步、快速或持重物上三楼、上陡坡等时引起心绞痛
Ⅱ级：日常活动稍受限制	一般体力活动，如常速步行1.5~2km、上三楼、上坡等即引起心绞痛
Ⅲ级：日常活动明显受损	较日常活动轻的体力活动，如常速步行0.5~1km、上二楼、上小坡等即引起心绞痛
Ⅳ级：任何体力活动均引起心绞痛	轻微体力活动（如在室内缓行）即引起心绞痛，严重者休息时亦发生心绞痛

（2）遵医嘱给予患者舌下含服硝酸甘油、吸氧，记录心电图，并通知医生。心绞痛频发或严重者遵医嘱使用硝酸甘油静脉微泵推注。由于此类药物能扩张头面部血管，有些患者使用后会出现颜面潮红、头痛等症状，应向患者说明。

（3）用药后动态观察患者胸痛变化情况，同时监测 ECG，必要时进行心电监测。

（4）告知患者在心绞痛发作时的应对技巧：一是立即停止活动；另一是立即含服硝酸甘油。向患者讲解含服硝酸甘油是因为舌下有丰富的静脉丛，吸收见效比口服硝酸甘油快。若疼痛持续15min 以上不缓解，则有可能发生心肌梗死，需立即急诊就医。

（二）焦虑

1. 相关因素　与心绞痛反复频繁发作、疗效不理想有关。
2. 临床表现　睡眠不佳，缺乏自信心、思维混乱。
3. 护理措施　如下所述。

（1）向患者讲解心绞痛的治疗是一个长期过程，需要有毅力，鼓励其说出内心想法，针对其具体心理情况给予指导与帮助。

（2）心绞痛发作时，尽量陪伴患者，多与患者沟通，指导患者掌握心绞痛发作的有效应对措施。

（3）及时向患者分析讲解疾病好转信息，增强患者治疗信心。

（4）告知患者不良心理状况对疾病的负面影响，鼓励患者进行舒展身心的活动（如听音乐、看报纸）等活动，转移患者注意力。

（三）知识缺乏

1. 相关因素　与缺乏知识来源，认识能力有限有关。
2. 临床表现　患者不能说出心绞痛相关知识，不知如何避免相关因素。
3. 护理措施　如下所述。

（1）避免诱发心绞痛的相关因素：如情绪激动、饱食、焦虑不安等不良心理状态。
（2）告知患者心绞痛的症状为胸骨后疼痛，可放射至左臂、颈、胸，常为压迫或紧缩感。
（3）指导患者硝酸甘油使用注意事项。
（4）提供简单易懂的书面或影像资料，使患者了解自身疾病的相关知识。

五、健康教育

（一）心理指导

告知患者需保持良好心态，因精神紧张、情绪激动、饱食、焦虑不安等不良心理状态，可诱发和加重病情。患者常因不适而烦躁不安，且伴恐惧，此时鼓励患者表达感觉，告知尽量做深呼吸，放松情绪才能使疾病尽快消除。

（二）饮食指导

1. 减少饮食热能　控制体重少量多餐（每天 4~5 餐），晚餐尤应控制进食量，提倡饭后散步，切忌暴饮暴食，避免过饱；减少脂肪总量，限制饱和脂肪酸和胆固醇的摄入量，增加不饱和脂肪酸；限制单糖和双糖摄入量，供给适量的矿物质及维生素，戒烟戒酒。

2. 在食物选择方面，应适当控制主食和含糖零食　多吃粗粮、杂粮，如玉米、小米、荞麦等；禽肉、鱼类，以及核桃仁、花生、葵花子等硬果类含不饱和脂肪酸较多，可多食用；多食蔬菜和水果，不限量，尤其是超体重者，更应多选用带色蔬菜，如菠菜、油菜、番茄、茄子和带酸味的新鲜水果，如苹果、橘子、山楂，提倡吃新鲜泡菜；多用豆油、花生油、菜油及香油等植物油；蛋白质按劳动强度供给，冠心病患者蛋白质按 2g/kg 供给。尽量多食用黄豆及其制品，如豆腐、豆干、百叶等，其他如绿豆、赤豆也很好。

3. 禁忌食物　忌烟、酒、咖啡以及辛辣的刺激性食品；少用猪油、黄油等动物油烹调；禁用动物脂肪高的食物，如猪肉、牛肉、羊肉及含胆固醇高的动物内脏、动物脂肪、脑髓、贝类、乌贼鱼、蛋黄等；食盐不宜多用，2~4g/d；含钠味精也应适量限用。

（三）作息指导

制定固定的日常活动计划，避免劳累。避免突发性的劳力动作，尤其在较长时间休息以后。如凌晨起来后活动动作宜慢。心绞痛发作时，应停止所有活动，卧床休息。频发或严重心绞痛患者，严格限制体力活动，应绝对卧床休息。

（四）用药指导

1. 硝酸酯类　硝酸甘油是缓解心绞痛的首选药。

（1）心绞痛发作时可用短效制剂 1 片舌下含化，1~2min 即开始起作用，持续半小时；勿吞服。如药物不易溶解，可轻轻嚼碎继续含化。

（2）应用硝酸酯类药物时可能出现头晕、头胀痛、头部跳动感、面红、心悸，继续用药数日后可自行消失。

（3）硝酸甘油应储存在棕褐色的密闭小玻璃瓶中，防止受热、受潮，使用时应注意有效期，每用 6 个月须更换药物。如果含服药物时无舌尖麻刺、烧灼感，说明药物已失效，不宜再使用。

（4）为避免直立性低血压所引起的晕厥，用药后患者应平卧片刻，必要时吸氧。长期反复应用会产生耐药性而效力降低，但停用 10d 以上，复用可恢复效力。

2. 长期服用 β 受体阻滞药者　如使用阿替洛尔（氨酰心安）、美托洛尔（倍他乐克）时，应指导患者用药。

（1）不能随意突然停药或漏服，否则会引起心绞痛加重或心肌梗死。

（2）应在饭前服用，因食物能延缓此类药物吸收。

（3）用药过程中注意监测心率、血压、心电图等。

3. 钙通道阻滞药　目前不主张使用短效制剂（如硝苯地平），以减少心肌耗氧量。

（五）特殊及行为指导

（1）寒冷刺激可诱发心绞痛发作，不宜用冷水洗脸，洗澡时注意水温及时间。外出应戴口罩或围巾。

（2）患者应随身携带心绞痛急救盒（内装硝酸甘油片）：心绞痛发作时，立即停止活动并休息，保持安静。及时使用硝酸甘油制剂，如片剂舌下含服，喷雾剂喷舌底 1~2 下，贴剂粘贴在心前区。如果自行用药后，心绞痛未缓解。应请求协助救护。

（3）有条件者可以氧气吸入，使用氧气时，避免明火。

（4）患者洗澡时应告诉家属，不宜在饱餐或饥饿时进行，水温勿过冷过热，时间不宜过长，门不要上锁，以防发生意外。

（5）与患者讨论引起心绞痛的发作诱因，确定需要的帮助，总结预防发作的方法。

（六）病情观察指导

注意观察胸痛的发作时间、部位、性质、有无放射性及伴随症状，定时监测心率、心律。若心绞痛发作次数增加，持续时间延长，疼痛程度加重，含服硝酸甘油无效者，有可能是心肌梗死先兆，应立即就诊。

（七）出院指导

（1）减轻体重，肥胖者需限制饮食热量及适当增加体力活动，避免采用剧烈运动防治各种可加重病情的疾病，如高血压、糖尿病、贫血、甲状腺亢进等。特别要控制血压，使血压维持在正常水平。

（2）慢性稳定型心绞痛患者大多数叮继续正常性生活，为预防心绞痛发作，可在 1h 前含服硝酸甘油 1 片。

（3）患者应随身携带硝酸甘油片以备急用，患者及家属应熟知药物的放置地点，以备急需。

（张秋蓉）

第四节　心肌梗死

心肌梗死（myocardial infarction）是心肌缺血性坏死。为在冠状动脉病变基础上，发生冠状动脉供血急剧减少或中断，使相应的心肌严重而持久地急性缺血所致。

一、病因和发病机制

1. 病因　基本病因是冠状动脉粥样硬化（偶为冠状动脉痉挛、栓塞、炎症、先天性畸形、外伤、冠状动脉阻塞所致）。造成管腔狭窄和心肌供血不足，而侧支循环尚未建立时，下列原因加重心肌缺血即可发生心肌梗死。在此基础上，一旦冠状动脉血供进一步急剧减少或中断 20~30min，使心肌严重而持久地急性缺血达 0.5h 以上，即可发生心肌梗死。

另心肌梗死发生严重心律失常、休克、心力衰竭，均可使冠状动脉血流量进一步下降，心肌坏死范围扩大。

2. 发病机制　冠状动脉病变：血管闭塞处于相应的心肌部位坏死。

二、临床表现

临床表现与梗死面积大小、梗死部位、侧支循环情况密切相关。

1. 先兆　多数患者于发病前数日可有前驱症状，如原有心绞痛近日发作频繁，程度加重，持续时间较久，休息或硝酸甘油不能缓解，甚至在休息中或睡眠中发作。表现为突发上腹部剧痛、恶心、呕吐、急性心力衰竭，或严重律失常。心电图检查可显示 ST 段一过性抬高或降低，T 波高大或明显倒置。

2. 症状　具体如下。

（1）疼痛：最早出现症状。少数患者可无疼痛，起病即表现休克或急性肺水肿。有些患者疼痛部位在上腹部，且伴有恶心、呕吐、易与胃穿孔、急性胰腺炎等急腹症相混淆。

（2）全身症状：发热、心动过速、白细胞增高、红细胞沉降率增快，由坏死物质吸收所引起。一般在疼痛 24~48h 出现，程度与梗死范围呈正相关，体温 38℃ 左右，很少超过 39℃，持续约 1 周。

（3）胃肠道症状：疼痛可伴恶心、呕吐、上腹胀痛，与迷走神经受坏死物质刺激和胃肠道组织灌注不足等有关。

（4）心律失常：75%～95%的患者伴有心律失常，以24h内为最多见，以室性心律失常最多。

（5）休克：20%患者，数小时至1周内发生，主要原因如下。①心肌遭受严重损害，左心室排血量急剧将低（心源性休克）。②剧烈胸痛引起神经反射性周围血管扩张。③因呕吐、大汗、摄入不足所致血容量不足。

（6）心力衰竭：主要是急性左侧心力衰竭。可在最初几天内发生，或在疼痛、休克好转阶段，为梗死后心脏舒缩力减弱或不协调所致。

急性心肌梗死引起的心力衰竭称为泵衰竭。按Killip分级法可分为：Ⅰ级，尚无明显心力衰竭；Ⅱ级，有左侧心力衰竭；Ⅲ级，有急性肺水肿；Ⅳ级，右心源性休克。

3. 体征　具体如下。

（1）心脏体征：心率多增快，第一心音减弱，出现第四心音。若心尖区出现收缩期杂音，多为乳头肌功能不全所致。反应性纤维心包炎者，有心包摩擦音。

（2）血压：均有不同程度的降低，起病前有高血压者，血压可降至正常。

（3）其他：可有心力衰竭、休克体征、心律失常有关的体征。

三、治疗原则

心肌梗死的救治原则为：①挽救濒死心肌，防止梗死扩大，缩小心肌缺血范围。②保护、维持心脏功能。③及时处理严重心律失常、泵衰竭及各种并发症。

（一）监护及一般治疗（momtoring and general care）

1. 休息　卧床休息1周，保持安静，必要时给予镇静药。

2. 吸氧　持续吸氧2～3d，有并发症者须延长吸氧时间。

3. 监测　在CCU进行ECG、血压、呼吸、监测5～7d。

4. 限制活动　无并发症者，根据病情制定活动计划，详见护理部分。

5. 进食易消化食物　不宜过饱，可少量多餐。保持大便通畅，必要时给予缓泻药。

（二）解除疼痛（relief of pain）

尽快止痛，可应用强力止痛药。

（1）哌替啶（度冷丁）50～100mg紧急肌内注射。

（2）吗啡5～10mg皮下注射，必要时1～2h后再注射1次以后每4～6h可重复应用，注意呼吸抑制作用。

（3）轻者：可待因0.03～0.06g口服或罂粟碱0.03～0.06g肌内注射或口服。

（4）试用硝酸甘油0.3mg，异山梨酯5～10mg舌下含用或静脉滴注，注意心率增快，BP下降等不良反应。

（5）顽固者，人工冬眠疗法。

（三）再灌注心肌（myocardial reperfusion）

意义：再通疗法是目前治疗AMI的积极治疗措施，在起病3～6h内，使闭塞的冠状动脉再通，心肌得到再灌注，挽救濒死的心肌，以缩小梗死范围，改善预后。

适应证：再通疗法只适于透壁心肌梗死，所以心电图上必须要有2个或2个以上相邻导联ST段抬高>0.1mV，方可进行再通治疗。心肌梗死发病后6h内再通疗法是最理想的；发病6～12h ST段抬高的AMI。

方法：溶栓疗法，紧急施行PTCA，随后再安置支架。

1. 溶栓疗法（thrombolysis）　具体如下。

1）溶栓的药物：尿激酶、链激酶、重组组织型纤维蛋白溶酶原激活药（rt‐PA）等。

2）注意事项：①溶栓期间进行严密心电监护：及时发现并处理再灌注心律失常。溶栓3h内心律失常发生率最高，84%心律失常发生在溶栓4h之内。前壁心肌梗死时，心律失常多为室性心律失常，如频发室性期前收缩、加速室性自主心律、室性心动过速、心室颤动等；下壁梗死时，心律失常多发生窦性心动过缓、房室传导阻滞。②血压监测：低血压是急性心梗的常见症状，可由于心肌大面积梗死、心肌收缩力明显降低、心排血量减少所至，但也可能与血容量不足、再灌注性损伤、血管扩张药及合并出血等有关。一般低血压在急性心肌梗死后4h最明显。对单纯的低血压状态，应加强对血压的监测。在溶栓进行的30min内，10min测量1次血压；溶栓结束后3h内，30min测量1次；之后1h测量1次；血压平稳后根据病情延长测量时间。③用药期间注意出血倾向：在溶栓期间应严密观察患者有无皮肤黏膜出血、尿血、便血及颅内出血（观察瞳孔意识），输液穿刺部位有无瘀点、瘀斑、牙龈出血等。溶栓后3d内每天检查1次尿常规、大便隐血和出凝血时间，溶栓次日复查血小板，应尽早发现出血性并发症，早期采取有效的治疗措施。

3）不宜溶栓的情况：①年龄大于70岁。②ST段抬高，时间 > 24h。③就诊时严重高血压（ > 180/110mmHg）。④仅有ST段压低（如非Q心梗，心内膜下心梗）及不稳定性心绞痛。⑤有出血倾向、外伤、活动性溃疡病、糖尿病视网膜病变，脑出血史及6个月内缺血性脑卒中史，夹层动脉瘤，半个月内手术等。

4）判断再通指标

（1）冠状动脉造影直接判断。

（2）临床间接判断血栓溶解（再通）指标：①ECG抬高的ST段于2h内回降 > 50%。②胸痛2h内基本消失。③2h内出现再灌注性心律失常。④血清CK-MB酶峰值提前出现（14h内）。

2. 经皮冠状动脉腔内成形术　如下所述。

（1）补救性PTCA：经溶栓治疗，冠状动脉再通后又再堵塞，或再通后仍有重度狭窄者，如无出血禁忌，可紧急施行PTCA，随后再安置支架。预防再梗和再发心绞痛。

（2）直接PTCA：不进行溶栓治疗，直接进行PTCA作为冠状动脉再通的手段，其目的在于挽救心肌。

适应证：①对有溶栓禁忌或不适宜溶栓治疗的患者，以及对升压药无反应的心源性休克患者应首选直接PTCA。②对有溶栓禁忌证的高危患者，如年龄 > 70岁、既往有AMI史、广泛前壁心肌梗死以及收缩压 < 100mmHg、心率 > 100次/min或Killip分级 > Ⅰ级的患者若有条件最好选择直接PTCA。

（四）控制休克

最好根据血流动力学监测结果用药。

1. 补充血容量　估计血容量不足，中心静脉压下降者，用低分子右旋糖酐、10% GS 500ml或0.9% NS 500ml静脉滴入。输液后中心静脉压 > 18cmH_2O，则停止补充血容量。

2. 应用升压药　补充血容量后血压仍不升，而心排血量正常时，提示周围血管张力不足，此时可用升压药物。多巴胺或间羟胺微泵静脉使用，两者亦可合用。亦可选用多巴酚丁胺。

3. 应用血管扩张药　经上述处理后血压仍不升，周围血管收缩致四肢厥冷时可使用硝酸甘油。

4. 其他措施　纠正酸中毒，保护肾功能，避免脑缺血，必要时应用糖皮质激素和洋地黄制剂。

5. 主动脉内球囊反搏术（intraaortic balloon pumping，IABP）　上述治疗无效时可考虑应用IABP，在IABP辅助循环下行冠脉造影，随即行PTCA、CABG。

（五）治疗心力衰竭

主要治疗左侧心力衰竭，见心力衰竭急性左侧心力衰竭的急救。

（六）其他治疗

有助于挽救濒死心肌，防止梗死扩大，缩小缺血范围，根据患者具体情况选用。

1. β受体阻滞药、钙通道阻滞药，ACE抑制药的使用　改善心肌重构，防止梗死范围扩大改善预后。

2. 抗凝疗法 口服阿司匹林等药物。

3. 极化液疗法 有利于心脏收缩，减少心律失常，有利 ST 段恢复。极化液具体配置 10% KCl 15ml + 胰岛素 8U + 10% GS 500ml。

4. 促进心肌代谢药物 维生素 C、维生素 B$_6$、1、6 - 二磷酸果糖、辅酶 Q$_{10}$等。

5. 右旋糖酐 40 或羟乙基淀粉 降低血黏度，改善微循环。

（七）并发症的处理

1. 栓塞 溶栓或抗凝治疗。

2. 心脏破裂 乳头肌断裂、VSD 者手术治疗。

3. 室壁瘤 影响心功能或引起严重心律失常者手术治疗。

4. 心肌梗死后综合征 可用糖皮质激素、阿司匹林、吲哚美辛等。

（八）右室心肌梗死的处理

表现为右侧心力衰竭伴低血压者治疗以扩容为主，维持血压治疗，不宜用利尿药。

四、常见护理问题

（一）疼痛

1. 相关因素 与心肌急剧缺血、缺氧有关。

2. 主要表现 胸骨后剧烈疼痛，伴烦躁不安、出汗、恐惧或有濒死感。

3. 护理措施 如下所述。

（1）绝对卧床休息（包括精神和体力）：休息即为最好的疗法之一，病情稳定无特殊不适，且在急性期均应绝对卧床休息，严禁探视，避免精神紧张，一切活动包括翻身、进食、洗脸、大小便等均应在医护人员协助下进行，避免生扯硬拽现象。如果患者焦虑、抑郁情绪严重并有睡眠障碍等表现时，应根据病情选择没有禁忌的镇静药物，如哌替啶等。

（2）做好氧疗管理：心肌梗死时由于持续的心肌缺血缺氧，代谢物积聚或产生多肽类致痛物等，刺激神经末梢，经神经传导至大脑产生痛觉，而疼痛使患者烦躁不安、情绪恶化，加重心肌缺氧，影响治疗效果。若胸闷、疼痛剧烈或症状不缓解、持续时间长，氧流量可控制在 5 ~ 6L/min，待症状消失后改为 3 ~ 4L/min，一般不少于 72h，5d 后可根据情况间断给氧。

（3）患者的心理管理：疾病给患者带来胸闷、疼痛等压抑的感觉，再加上环境的生疏，可使患者恐惧、紧张不安，而这又导致交感神经兴奋引起血压升高，心肌耗氧量增加，诱发心律失常，加重心肌缺血坏死，因此，我们应了解患者的职业、文化、经济、家庭情况及发病的诱因，关心体贴患者，消除紧张恐惧心理，让患者树立战胜疾病的信心，使患者处于一个最佳心理状态。

（二）恐惧

1. 相关因素 可与下列因素有关。①胸闷不适、胸痛、濒死感。②因病房病友病重或死亡。③病室环境陌生/监护、抢救设备。

2. 主要表现 心情紧张、烦躁不安。

3. 护理措施 如下所述。

（1）消除患者紧张与恐惧心理：救治过程中要始终关心体贴，态度和蔼，鼓励患者表达自己的感受，安慰患者，使之尽快适应环境，进入患者角色。

（2）了解患者的思想状况，向患者讲清情绪与疾病的关系，使患者明白紧张的情绪会加重病情，使病情恶化。劝慰患者消除紧张情绪，使患者处于接受治疗的最佳心理状态。

（3）向患者介绍救治心梗的特效药及先进仪器设备，肯定效果与作用，使患者得到精神上的安慰和对医护人员的信任。在治疗护理过程中做到忙而不乱，紧张而有序，迅速而准确。

（4）给患者讲解抢救成功的例子，使其树立战胜疾病的信心。

（5）针对心理反应进行耐心解释，真诚坦率地为其排忧解难，做好生活护理，给他们创造一个安静、舒适、安全、整洁的休息环境。

（三）自理缺陷

1. 相关因素　与治疗性活动受限有关。

2. 主要表现　日常生活不能自理。

3. 护理措施　如下所述。

（1）心肌梗死急性期卧床期间协助患者洗漱进食、大小便及个人卫生等生活护理。

（2）将患者经常使用的物品放在易拿取的地方，以减少患者拿东西时的体力消耗。

（3）将呼叫器放在患者手边，听到铃响立即给予答复。

（4）提供患者有关疾病治疗及预后的确切消息，强调正面效果，以增加患者自我照顾的能力和信心，并向患者说明健康程序，不要允许患者延长卧床休息时间。

（5）在患者活动耐力范围内，鼓励患者从事部分生活自理活动和运动，以增加患者的自我价值感。

（6）让患者有足够的时间，缓慢地进行自理活动或者在活动过程中提供多次短暂的休息时间；或者给予较多的协助，以避免患者过度劳累。

（四）便秘

1. 相关因素　与长期卧床、不习惯床上排便、进食量减少有关。

2. 主要表现　大便干结，超过 2d 未排大便。

3. 护理措施　如下所述。

（1）合理饮食：提醒患者饮食要节制，要选择清淡易消化、产气少、无刺激的食物。进食速度不宜过快、少食多餐。

（2）遵医嘱给予大便软化药或缓泻药。

（3）鼓励患者定时排便，安置患者于舒适体位排便。

（4）不习惯于床上排便的患者，应向其讲明病情及需要在床上排便的理由并用屏风遮挡。

（5）告知病患者排便时不要太用力，可用手掌在腹部按乙状结肠走行方向做环形按摩。

（五）潜在并发症－心力衰竭

1. 相关因素　与梗死面积过大、心肌收缩力减弱有关。

2. 主要表现　咳嗽、气短、心悸、发绀，严重者出现肺水肿表现。

3. 护理措施　如下所述。

（1）避免诱发心力衰竭的因素：上感、劳累、情绪激动、感染，不适当的活动。

（2）若突然出现急性左侧心力衰竭，应立即采取急救，详见"心力衰竭"一节。

（六）潜在并发症－心源性休克

1. 相关因素　与心肌梗死、心排血量减少有关。

2. 主要表现　血压下降，面色苍白、皮肤湿冷、脉细速、尿少。

3. 护理措施　如下所述。

（1）严密观察神志、意识、血压、脉搏、呼吸、尿量等情况并做好记录。

（2）观察患者末梢循环情况，如皮肤温度、湿度、色泽。

（3）注意保暖。

（4）保持输液通畅，并根据心率、血压、呼吸及用药情况随时调整滴速。

（七）潜在并发症－心律失常

1. 相关因素　与心肌缺血、缺氧、电解质失衡有关。

2. 主要表现　室性期前收缩、快速型心律失常、缓慢型心律失常。

3. 护理措施　如下所述。

（1）给予心电监护，监测患者心律、心率、血压、脉搏、呼吸及心电图改变，并做好记录。

（2）嘱患者尽量避免诱发心律失常的因素：如情绪激动、烟酒、浓茶、咖啡等。

（3）向患者说明心律失常的临床表现及感受，若出现心悸、胸闷、胸痛、心前区不适等症状，应及时告诉医护人员。

（4）遵医嘱应用抗心律失常药物，并观察药物疗效及不良反应。

（5）备好各种抢救药物和仪器：如除颤器、起搏器，抗心律失常药及复苏药。

五、健康教育

（一）心理指导

本病起病急，症状明显，患者因剧烈疼痛而有濒死感，又因担心病情及疾病预后而产生焦虑、紧张等情绪，护士应陪伴在患者身旁，允许患者表达出对死亡的恐惧如呻吟、易怒等，用亲切的态度回答患者提出的问题。解释先进的治疗方法及监护设备的作用。

（二）饮食指导

急性心梗 2~3d 时以流质为主，每天总热能 500~800kcal；控制液体量，减轻心脏负担，口服液体量应控制在 1 000ml/d；用低脂、低胆固醇、低盐、适量蛋白质、高食物纤维饮食，脂肪限制在 40g/d 以内，胆固醇应 <300mg/d；选择容易消化吸收的食物，不宜过热过冷，保持大便通畅，排便时不可用力过猛；病情稳定 3d 后可逐渐改半流质、低脂饮食，总热能 1 000kcal/d 左右。避免食用辛辣或发酵食物，减少便秘和腹胀。康复期低糖、低胆固醇饮食，多吃富含维生素和钾的食物，伴有高血压病或心力衰竭者应限制钠盐摄入量。

在食物选择方面，心梗急性期主食可用藕粉、米汤、菜水、去油过筛肉汤、淡茶水、红枣泥汤；选低胆固醇及有降脂作用的食物，可食用的有鱼类、鸡蛋清、瘦肉末、嫩碎蔬菜及水果，降脂食物有山楂、香菇、大蒜、洋葱、海鱼、绿豆等。病情好转后改为半流质，可食用浓米汤、厚藕粉、枣泥汤、去油肉绒、鸡绒汤、薄面糊等。病情稳定后，可逐渐增加或进软食，如面条、面片、馄饨、面包、米粉、粥等。恢复期饮食治疗按冠心病饮食治疗。

禁忌食物：凡胀气、刺激性流质不宜吃，如豆浆、牛奶、浓茶、咖啡等；忌烟酒及刺激性食物和调味品，限制食盐和味精用量。

（三）作息指导

保证睡眠时间，2 次活动间要有充分的休息。急性期后 1~3d 应绝对卧床，第 4~6d 可在床上做上下肢被动运动。1 周后，无并发症的患者可床上坐起活动。每天 3~5 次，每次 20min，动作宜慢。有并发症者，卧床时间延长。第 2 周起开始床边站立→床旁活动→室内活动→完成个人卫生。根据患者对运动的反应，逐渐增加活动量。第 2 周后室外走廊行走，第 3~4 周试着上下 1 层楼梯。

（四）用药指导

常见治疗及用药观察如下。

1. 止痛　使用吗啡或哌替啶止痛，配合观察镇静止痛的效果及有无呼吸抑制，脉搏加快。

2. 溶栓治疗　溶栓过程中应配合监测心率、心律、呼吸、血压，注意胸痛情况和皮肤、牙龈、呕吐物及尿液有无出血现象，发现异常应及时报告医护人员，及时处理。

3. 硝酸酯类药　配合用药时间及用药剂量，使用过程中要注意观察疼痛有无缓解，有无头晕、头痛、血压下降等不良反应。

4. 抑制血小板聚集药物　药物宜餐后服。用药期间注意有无胃部不适，有无皮下、牙龈出血，定期检查血小板数量。

（五）行为指导

（1）大便干结时忌用力排便，应用开塞露塞肛或服用缓泻药如口服酚酞等方法保持大便通畅。

（2）接受氧气吸入时，要保证氧气吸入的有效浓度以达到改善缺氧状态的效果，同时注意用氧安全，避免明火。

（3）病情未稳定时忌随意增加活动量，以免加重心脏负担，诱发或加重心肌梗死。

（4）在输液过程中，应遵循医护人员控制的静脉滴注速度，切忌随意加快输液速度。

（5）当患者严重气急、大汗、端坐呼吸，应取坐位或半坐卧位，两腿下垂，有条件者立即吸氧。并应注意用氧的安全。

（6）当患者出现心脏骤停时，应积极处理。

（7）指导患者3个月后性生活技巧。

（8）选择一天中休息最充分的时刻行房事（早晨最好）。避免温度过高或过低时，避免饭后或酒后进行房事。

（9）如需要，可在性生活时吸氧。

（10）如果出现胸部不舒适或呼吸困难，应立即终止。

（六）病情观察指导

注意观察胸痛的性质、部位、程度、持续时间，有无向他处放射；配合监测体温、心率、心律、呼吸及血压及电解质情况，以便及时处理。

（七）出院指导

（1）养成良好的生活方式，生活规律，作息定时，保证充足的睡眠。病情稳定无并发症的急性心肌梗死，6周后可每天步行、打太极拳。8～12周可骑车、洗衣等。3～6个月后可部分或完全恢复工作。但不应继续从事重体力劳动、驾驶员、高空作业或工作量过大。

（2）注意保暖，适当添加衣服。

（3）饮食宜清淡，避免饱餐，忌烟酒及减肥，防止便秘。

（4）坚持按医嘱服药，随身备硝酸甘油，有多种剂型的药物，如片剂、喷雾剂，定期复诊。

（5）心肌梗死最初3个月内不适宜坐飞机及单独外出，原则上不过性生活。

（张秋蓉）

第五节　感染性心内膜炎

感染性心内膜炎是心内膜表面的微生物感染，伴赘生物形成。生物是大小不等、形状不一的血小板和纤维素团块，内有微生物和炎症细胞。瓣膜是最常受累部位，间隔缺损部位、腱索或心壁内膜也可发生感染。而动静脉瘘、动脉瘘（如动脉导管未闭）、主动脉缩窄部位的感染虽然属于动脉内膜炎，但临床与病理均类似于感染性心膜炎。

感染性心内膜炎根据病程可分为急性和亚急性。急性感染性心内膜炎特点是：中毒症状明显；病情发展迅速，数天或数周引起瓣膜损害；迁移性感染多见；病原体主要是金黄色葡萄球菌。亚急性感染性心内膜炎特点是：中毒症状轻；病程长，可数周至数月；迁移性感染少见；病原体多见草绿色链球菌，其次为肠球菌。

感染性心内膜炎又可分为自体瓣膜心内膜炎、人工瓣膜心内膜炎和静脉药瘾者的心内膜炎。本章主要阐述自体瓣膜心内膜炎。

一、病因与发病机制

（一）病因

感染性心内膜炎主要是由链球菌和葡萄球菌感染。急性感染性心内膜炎主要由金黄色葡萄球菌引起，少数患者由肺炎球菌、淋球菌、A族链球菌和流感杆菌等所致。亚急性感染性心内膜炎由草绿色链球菌感染最常见，其次为D族链球菌（牛链球菌和肠球菌）、表皮葡萄球菌，其他细菌较少见。真菌、立克次体和衣原体等是感染性心内膜炎少见的致病微生物。

（二）发病机制

1. 急性感染性心内膜炎　目前尚不明确，由来自皮肤、肌肉、骨骼、肺等部位的活动性感染灶的病原菌，细菌量大，细菌毒力强，具有很强的侵袭性和黏附于心内膜的能力。主要累及正常心瓣膜，主动脉瓣常受累。

2. 亚急性感染性心内膜炎　亚急性感染性心内膜炎临床上至少占据病例的 2/3，其发病与以下因素有关：

（1）血流动力学因素：亚急性感染性心内膜炎患者约有 3/4 主要发生于器质性心脏病，多为心脏瓣膜病，主要是二尖瓣和主动脉瓣，其次是先天性心血管病，如室间隔缺损、动脉导管未闭、法洛四联症和主动脉狭窄。赘生物常位于二尖瓣关闭不全的瓣叶心房面、主动脉瓣关闭不全的瓣叶心室面和室间隔缺损的间隔右心室侧，可能与这些部位的压力下降和内膜灌注减少，利于微生物沉积和生长有关。高速射流冲击心脏或大血管内膜处可使局部损伤，如二尖瓣反流面对的左心房壁、主动脉反流面对的二尖瓣前叶有关腱索和乳头肌，未闭动脉导管射流面对的肺动脉壁的内皮损伤，并容易感染。在压差小的部位，发生亚急性感染性心内膜炎少见，如房间隔缺损和大室间隔缺损或血流缓慢时，如房颤和心力衰竭时少见，瓣膜狭窄时比关闭不全少见。

近年来，随着风湿性心脏病发病率的下降，风湿性瓣膜心内膜炎发生率也随之下降。由于超声心动图诊断技术的普遍应用，主动脉瓣二叶瓣畸形、二尖瓣脱垂和老年性退行性瓣膜病的诊断率提高和风湿性瓣膜病心内膜炎发病率的下降，而非风湿性瓣膜病的心内膜炎发病率有所升高。

（2）非细菌性血栓性心内膜病变：研究证实，当内膜的内皮受损暴露内皮下结缔组织的胶原纤维时，血小板聚集，形成血小板微血栓和纤维蛋白沉积，成为结节样无菌性赘生物，称其为非细菌性血栓性心内膜病变，是细菌定居瓣膜表面的重要因素。无菌性赘生物最常见于湍流区域、瘢痕处（如感染性心内膜炎后）和心脏外因素所致内膜受损。正常瓣膜可偶见。

（3）短暂性菌血症感染无菌性赘生物：各种感染或细菌寄居的皮肤黏膜的创伤（如手术、器械操作等）导致暂时性菌血症。皮肤和心脏外其他部位葡萄球菌感染的菌血症；口腔创伤常致草绿色链球菌菌血症；消化道和泌尿生殖道创伤或感染常引起肠球菌和革兰阴性杆菌菌血症，循环中的细菌如定居在无菌性赘生物上。细菌定居后，迅速繁殖，促使血小板进一步聚集和纤维蛋白沉积，感染性赘生物增大。纤维蛋白层覆盖在赘生物外，阻止吞噬细胞进入，为细菌生存繁殖提供良好的庇护所，即发生感染性心内膜炎。

细菌感染无菌性赘生物需要有几个因素：①发生菌血症的频度。②循环中细菌的数量，这与感染程度和局部寄居细菌的数量有关。③细菌黏附于无菌性赘生物的能力。草绿色链球菌从口腔进入血流的机会频繁，黏附性强，因而成为亚急性感染性心内膜炎最常见致病菌；虽然大肠埃希菌的菌血症常见，但黏附性差，极少引起心内膜炎。

二、临床表现

从短暂性菌血症的发生至症状出现之间的时间多在 2 周以内，但有不少患者无明确的细菌进入途径可寻。

（一）症状

1. 发热　发热是感染性心内膜炎最常见的症状，除有些老年或心、肾衰竭重症患者外，几乎均有发热，常伴有头痛、背痛和肌肉关节痛的症状。亚急性感染性心内膜炎起病隐匿，可伴有全身不适、乏力、食欲缺乏和体重减轻等症状，可有弛张性低热，一般 <39℃，午后和晚上高。急性感染性心内膜炎常有急性化脓性感染，呈暴发性败血症过程，有高热、寒战。常可突发心力衰竭。

2. 非特异性症状　如下所述。

（1）脾大：有 15% ~ 50%，病程 >6 周的患者可出现。急性感染性心内膜炎少见。

（2）贫血：贫血较为常见，尤其多见于亚急性感染性心内膜炎，伴有苍白无力和多汗。多为轻、中度贫血，晚期患者有重度贫血。主要由于感染骨髓抑制所致。

（3）杵状指（趾）：部分患者可见。

3. 动脉栓塞　多发生于病程后期，但也有少部分患者为首发症状。赘生物引起动脉栓塞可发生在机体的任何部位，如脑、心脏、脾、肾、肠系膜及四肢。脑栓塞的发生率最高。在由左向右分流的先天性心血管病或右心内膜炎时，肺循环栓塞常见。如三尖瓣赘生物脱落引起肺栓塞，表现为突然咳嗽、呼吸困难、咯血或胸痛等症状。肺栓塞还可发展为肺坏死、空洞，甚至脓气胸。

（二）体征

1. 心脏杂音　80%～85%的患者可闻心脏杂音，是基础心脏病和（或）心内膜炎导致瓣膜损害所致。

2. 周围体征　可能是微血管炎或微栓塞所致，多为非特异性，包括：①瘀点：多见病程长者，可出现于任何部位，以锁骨、皮肤、口腔黏膜和睑结膜常见。②指、趾甲下线状出血。③Roth 斑：多见于亚急性感染性心内膜炎，表现为视网膜的卵圆形出血斑，其中心呈白色。④Osler 结节：为指和趾垫出现豌豆大的红或紫色痛性结节，较常见于亚急性感染性心内膜炎。⑤Janeway 损害：是手掌和足底处直径 1～4mm，无痛性出血红斑，主要见于急性感染性心内膜炎。

（三）并发症

1. 心脏　包括以下几点。

（1）心力衰竭：是最常见并发症，主要由瓣膜关闭不全所致，以主动脉瓣受损患者最多见。其次为二尖瓣受损的患者，三尖瓣受损的患者也可发生。各种原因的瓣膜穿孔或腱索断裂导致急性瓣膜关闭不全时，均可诱发急性左心衰竭。

（2）心肌脓肿：常见于急性感染性心内膜炎患者，可发生于心脏任何部位，以瓣膜周围特别在主动脉瓣环多见，可导致房室和室内传导阻滞。可偶见心肌脓肿穿破。

（3）急性心肌梗死：多见于主动脉瓣感染时，出现冠状动脉细菌性动脉瘤，引起冠状动脉栓塞，发生急性心肌梗死。

（4）化脓性心包炎：主要发生于急性感染性心内膜炎患者，但不多见。

（5）心肌炎。

2. 细菌性动脉瘤　多见于亚急性感染性心内膜炎患者，发生率为3%～5%。一般见于病程晚期，多无自觉症状。受累动脉多为近端主动脉及主动脉窦、脑、内脏和四肢，可扪及的搏动性肿块，发生周围血管时易诊断。如果发生在脑、肠系膜动脉或其他深部组织的动脉时，常到动脉瘤出血时才可确诊。

3. 迁移性脓肿　多见于急性感染性心内膜炎患者，亚急性感染性心内膜炎患者少见，多发生在肝、脾、骨髓和神经系统。

4. 神经系统　神经系统受累表现，约有1/3患者发生。

（1）脑栓塞：占其中1/2。最常受累的是大脑中动脉及其分支。

（2）脑细菌性动脉瘤：除非破裂出血，多无症状。

（3）脑出血：由脑栓塞或细菌性动脉瘤破裂所致。

（4）中毒性脑病：可有脑膜刺激征。

（5）化脓性脑膜炎：不常见，主要见于急性感染性心内膜炎患者，尤其是金黄色葡萄球菌性心内膜炎。

（6）脑脓肿。

5. 肾　大多数患者有肾损害：①肾动脉栓塞和肾梗死：多见于急性感染性心内膜炎患者。②局灶性或弥漫性肾小球肾炎：常见于亚急性感染性心内膜炎患者。③肾脓肿：但少见。

三、实验室检查

（一）常规项目

1. 尿常规　显微镜下常有血尿和轻度蛋白尿。肉眼血尿提示肾梗死。红细胞管型和大量蛋白尿提示弥漫性肾小球性肾炎。

2. 血常规　白细胞计数正常或轻度升高，分类计数轻度左移。可有"耳垂组织细胞"现象，即揉耳垂后穿刺的第一滴血液涂片时可见大单核细胞，是单核 – 吞噬细胞系统过度受刺激的表现。急性感染性心内膜炎常有血白细胞计数增高，并有核左移。红细胞沉降率升高。亚急性感染性心内膜炎患者常见正常色素型正常细胞性贫血。

（二）免疫学检查

80％的患者血清出现免疫复合物，25％的患者有高丙种球蛋白血症。亚急性感染性心内膜炎在病程6周以上的患者中有50％类风湿因子阳性。当并发弥漫性肾小球肾炎的患者，血清补体可降低。免疫学异常表现在感染治愈后可消失。

（三）血培养

血培养是诊断菌血症和感染性心内膜炎的最有价值重要方法。近期未接受过抗生素治疗的患者血培养阳性率可高达95％以上。血培养的阳性率降低，常由于2周内用过抗生素或采血、培养技术不当所致。

（四）X 线检查

肺部多处小片状浸润阴影，提示脓毒性肺栓塞所致的肺炎。左心衰竭时可有肺淤血或肺水肿征。主动脉增宽可是主动脉细菌性动脉瘤所致。

细菌性动脉瘤有时需经血管造影协助诊断。

CT 扫描有助于脑梗死、脓肿和出血的诊断。

（五）心电图

心肌梗死心电图表现可见于急性感染性心内膜炎患者。主动脉瓣环或室间隔脓肿的患者可出现房室、室内传导阻滞的情况。

（六）超声心动图

超声心动图发现赘生物、瓣周并发症等支持心内膜炎的证据，对明确感染性心内膜炎诊断有重要价值。经食管超声（TTE）可以检出＜5mm 的赘生物，敏感性高达95％以上。

四、治疗原则

（一）抗微生物药物治疗

抗微生物药物治疗是治疗本病最重要的措施。用药原则为：①早期应用。②充分用药，选用灭菌性抗微生物药物，大剂量和长疗程。③静脉用药为主，保持稳定、高的血药浓度。④病原微生物不明时，急性感染性心内膜炎应选用针对金黄色葡萄球菌、链球菌和革兰阴性杆菌均有效的广谱抗生素，亚急性感染性心内膜炎应用针对链球菌、肠球菌的抗生素。⑤培养出病原微生物时，应根据致病菌对药物的敏感程度选择抗微生物药物。

1. 经验治疗　病原菌尚未培养出时，对急性感染性心内膜炎患者，采用萘夫西林、氨苄西林和庆大霉素，静脉注射或滴注。亚急性感染性心内膜炎患者，按常见的致病菌链球菌的用药方案，以青霉素为主或加庆大霉素静脉滴注。

2. 已知致病微生物时的治疗　具体如下。

（1）青霉素敏感的细菌治疗：至少用药4周。对青霉素敏感的细菌如草绿色链球菌、牛链球菌、肺炎球菌等。①首选大剂量青霉素分次静脉滴注。②青霉素加庆大霉素静脉滴注或肌内注射。③青霉素过敏时可选择头孢曲松或万古霉素静脉滴注。

（2）青霉素耐药的链球菌治疗：①青霉素加庆大霉素，青霉素应用4周，庆大霉素应用2周。②万古霉素剂量同前，疗程4周。

（3）肠球菌心内膜炎治疗：①大剂量青霉素加庆大霉素静脉滴注。②氨苄西林加庆大霉素，用药

4~6周，治疗过程中酌减或撤除庆大霉素，防其不良反应。③治疗效果不佳或不能耐受者可改用万古霉素，静脉滴注，疗程4~6周。

（4）对金黄色葡萄球菌和表皮葡萄球菌的治疗：①萘夫西林或苯唑西林，静脉滴注，用药4~6周，治疗开始3~5d加用庆大霉素，剂量同前。②青霉素过敏或无效患者，可用头孢唑林，静脉滴注，用药4~6周，治疗开始3~5d，加用庆大霉素。③如青霉素和头孢菌素无效时，可用万古霉素4~6周。

（5）耐药的金黄色葡萄球菌和表皮葡萄球菌治疗：应用万古霉素治疗4周。

（6）对其他细菌治疗：用青霉素、头孢菌素或万古霉素，加或不加氨基糖苷类，疗程4~6周。革兰阴性杆菌感染，可用氨苄西林、哌拉西林、头孢噻肟或头孢拉定，静脉滴注。加庆大霉素，静脉滴注。环丙沙星，静脉滴注也可有效。

（7）真菌感染治疗：用两性霉素B，静脉滴注。首日1mg，之后每日递增3~5mg，总量3~5g。在用药过程中，应注意两性霉素的不良反应。完成两性霉素疗程后，可口服氟胞嘧啶，用药需数月。

（二）外科治疗

有严重心脏并发症或抗生素治疗无效的患者，应考虑手术治疗。

五、护理措施

（一）一般护理

要保持室内环境清洁整齐，定时开窗通风，保持空气新鲜。注意防寒保暖，保持口腔、皮肤清洁，预防呼吸道、皮肤感染。

（二）饮食护理

给予高热量、高蛋白、高维生素、易消化的半流食或软食，注意补充蔬菜、水果，变换膳食花样和口味，促进食欲，补充高热引起的机体消耗。

（三）发热护理

观察体温和皮肤黏膜，每4~6h测量1次，并准确记录，以判断病情进展和治疗效果。观察患者皮肤情况，检查有无指、趾甲下线状出血、指和趾垫出现豌豆大的红或紫色痛性结节、手掌和足底无痛性出血红斑等周围体征。

高热患者应卧床休息，给予物理降温如温水擦浴、冰袋等，及时记录降温后体温变化。及时更换被汗浸湿的床单、被套，为避免患者因大汗频繁更换衣服而受凉，可在患者出汗多的时候，在衣服与皮肤之间衬以柔软的毛巾，便于及时更换，增加舒适感。

患者高热、大汗要及时补充水分，必要时注意补充电解质，记录出入量，保证水及电解质的平衡。注意口腔护理，防止感染，增加食欲。

（四）正确采集血标本

正确留取合格的血培养标本，对于本病的诊断、治疗十分重要，而采血方法、培养技术及应用抗生素的时间，都可影响血培养阳性率。告诉患者暂时停用抗生素和反复多次抽取血的必要性，以取得患者的理解和配合。留取血培养标本方法如下：

对于未开始治疗的亚急性感染性心内膜炎患者应在第1d每间隔1h采血1次，共3次。如次日未见细菌生长，重复采血3次后，开始抗生素治疗。

已用过抗生素患者，应停药2~7d后采血。急性感染心内膜炎患者应在入院后3h内，每隔1h1次共取3个血标本后开始治疗。

每次取静脉血10~20ml，做需氧和厌氧培养，至少应培养3周，并周期性做革兰染色涂片和次代培养。必要时培养基需补充特殊营养或采用特殊培养技术。

（五）病情观察

严密观察体温及生命体征的变化；观察心脏杂音的部位、强度、性质有无变化，如有新杂音出现、杂音性质的改变往往与赘生物导致瓣叶破损、穿孔或腱索断裂有关；注意观察脏器动脉栓塞有关症状，当患者发生可疑征象，尽早报告医师及时处理。

（六）用药护理

遵医嘱给予抗生素治疗，告诉患者病原菌隐藏在赘生物内和内皮下，需要坚持大剂量、全疗程、时间长的抗生素治疗才能杀灭，要严格按时间、剂量准确地用药，以确保维持有效的血药浓度。注意保护患者静脉血管，有计划地使用，以保证完成长时间的治疗。在用药过程中要注意观察用药效果和可能出现的不良反应，如有发生及时报告医师，调整抗生素应用方案。

（七）健康教育

1. 提高患者依从性　帮助患者及家属认识本病的病因、发病机制，坚持足够疗程的治疗意义。

2. 就诊注意事项　告诉患者在就诊时应向医师讲明本人有心内膜炎病史，在实施口腔内手术如拔牙、扁桃体摘除，上呼吸道手术或操作及生殖、泌尿、消化道侵入性检查或其他外科手术前，应预防性使用抗生素。

3. 预防感染　嘱咐患者平时要注意防寒、保暖，保持口腔及皮肤清洁，不要挤压痤疮、疖、痈等感染病灶，减少病原菌侵入机会。

4. 病情观察　帮助患者掌握病情自我观察方法，如自测体温，观察体温变化，观察有无栓塞表现等，定期门诊随诊，有病情变化及时就诊。

5. 家属支持　教育患者家属要在长时间疾病诊治过程中，注意给患者生活照顾，心理支持，鼓励协助患者积极治疗。

（张秋蓉）

第六节　心脏瓣膜病

心脏瓣膜病是由于多种原因引起的单个或多个瓣膜的结构异常和功能异常，导致瓣口狭窄和（或）关闭不全。同时具有两个或两个以上瓣膜受损时，称为联合瓣膜病。风湿性心瓣膜病以二尖瓣狭窄伴主动脉瓣关闭不全最常见。

慢性风湿性心瓣膜病，简称风心病。是指急性风湿性心脏炎症反复发作后所遗留的心脏瓣膜病变，最常受累的是二尖瓣，其次是主动脉瓣。

风湿性心瓣膜病与甲族乙型溶血型链球菌反复感染有关，患者感染后对链球菌产生免疫反应，使心脏结缔组织发生炎症病变，在炎症的修复过程中，心脏瓣膜增厚、变硬、畸形、相互粘连致瓣膜的开放受到限制，阻碍血液正常流通，称为瓣膜狭窄；如心脏瓣膜因增厚、缩短而不能完全闭合，称为关闭不全。

一、二尖瓣疾病

（一）二尖瓣狭窄

1. 病因、病理　二尖瓣狭窄的最常见病因是风湿热，近半数患者有反复链球菌感染病史如扁桃体炎、咽峡炎等。虽然青霉素在预防链球菌感染的应用，使风湿热、风湿性心瓣膜病的发病率下降，但是风湿性二尖瓣狭窄仍是我国主要的瓣膜病。急性风湿热后，需要两年多形成明显二尖瓣狭窄，急性风湿热多次发作较一次发作出现狭窄早。先天性畸形、结缔组织病也是二尖瓣狭窄的病因。

风湿热导致二尖瓣不同部位的粘连融合，导致二尖瓣狭窄，二尖瓣开放受限，瓣口截断面减少。二尖瓣终呈漏斗状，瓣口常为"鱼口"状。瓣叶钙化沉积常累及瓣环，使其增厚。

慢性二尖瓣狭窄可导致左心房扩大及房壁钙化，尤其在出现房颤时左心耳、左心房内易发生血栓。

2. 病理生理　正常二尖瓣口的面积是 $4 \sim 6 \mathrm{cm}^2$，当瓣口面积减小到对跨瓣血流产生影响时，即定义为狭窄。二尖瓣狭窄可分为轻、中、重度三个狭窄程度，瓣口面积 $1.5 \mathrm{cm}^2$ 以上为轻度，$1 \sim 1.5 \mathrm{cm}^2$ 为中度，<1cm² 为重度。测量跨瓣压差可以判断二尖瓣狭窄的程度。重度二尖瓣狭窄跨瓣压差显著增加，可达 20mmHg。

随着瓣口的狭窄，当心室舒张时，血液自左房进入左室受阻，使左心房不能正常排空，致左心房压力增高，当严重狭窄时，左房压可高达 25mmHg，才可使血流通过狭窄的瓣口充盈左室，维持正常的心排血量。左房压力升高，致使肺静脉压升高，肺的顺应性减少，出现劳力性呼吸困难、心率增快，左房压会更高。当有促使心率增快的诱因出现时，急性肺水肿被诱发。

左心房压力增高，肺静脉压升高，使肺小动脉收缩，最终导致肺血管的器质性闭塞性改变产生肺动脉高压、增加右室后负荷，使右心室肥大，甚至右心衰竭，出现体循环淤血的相应表现。

3. 临床表现　具体如下。

1）症状：最常出现的早期症状是劳力性呼吸困难，常伴有咳嗽、咯血。首次出现呼吸困难常以运动、精神紧张、性交、感染、房颤、妊娠为诱因。随着瓣膜口狭窄加重，可出现阵发性夜间呼吸困难，严重时可导致急性肺水肿，咳嗽、咳粉红色泡沫痰。常出现心律失常是房颤，可有心悸、乏力、疲劳，甚至可有食欲减退、腹胀、肝区疼痛、下肢水肿症状。

部分患者首发症状为突然大量咯鲜血，并能自行止住，往往常见于严重二尖瓣狭窄患者。

2）体征：可出现面部两颧绀红、口唇轻度发绀，称"二尖瓣面容"。

心尖部可触及舒张期震颤；心尖部可闻及舒张期隆隆样杂音是最重要的体征；心尖部第一心音亢进及二尖瓣开放拍击音；肺动脉瓣区第二心音亢进、分裂。

3）并发症

（1）房颤：是早期常见的并发症，亦是患者就诊的首发症状。房颤发生率随左房增大和年龄增长而增加。发生前常出现房性期前收缩，初始是阵发性房扑和房颤，之后转为慢性房颤。

（2）急性肺水肿：是重度二尖瓣狭窄的严重并发症，如不及时救治，可能致死。

（3）血栓栓塞：约有20%患者发生体循环栓塞，偶尔为首发症状。发生栓塞的80%患者是有房颤病史。血栓脱落引起周围动脉栓塞，以脑动脉栓塞常见。左心房带蒂球形血栓或游离漂浮球形血栓可能突然阻塞二尖瓣口，导致猝死。而肺栓塞发生常是房颤或右心衰竭时，在右房有附壁血栓形成脱落所致。

发生血栓栓塞的危险因素有房颤。直径>55mm 的大左心房。栓塞史。心排血量明显降低。

（4）右心衰竭：是晚期常见并发症，也是二尖瓣狭窄主要死亡原因。

（5）感染：因本病患者常有肺淤血，极易出现肺部感染。

4. 实验室检查　如下所述。

（1）X 线：左房增大，后前位见左缘变直，右缘双心房影。左前斜位可见左主支气管上抬，右前斜位可见食管下端后移等。

（2）心电图：二尖瓣狭窄重者可有"二尖瓣型 P 波"，P 波宽度>0.12s，并伴有切迹。

（3）超声心动图：是明确诊断和量化的可靠方法。

（4）心导管检查：当临床表现、体征与超声心动图检查的二尖瓣口面积不一致，而且考虑介入或手术治疗时，可进行心导管检查，正确判断狭窄程度。

5. 治疗原则　内科治疗以保持和改善心脏代偿功能、积极预防及控制风湿活动及并发症发生为主。有风湿活动的患者应长期应用苄星青霉素肌内注射 120 万 U/月。无症状者要避免剧烈活动和诱发并发症的因素。

外科手术是治疗本病的根本方法，如二尖瓣交界分离术、人工心瓣膜置换术等。对于中、重度单纯二尖瓣狭窄，瓣叶无钙化，瓣下组织无病变，左房无血栓的患者，也可应用经皮瓣膜球囊扩张术介入治疗。

（二）二尖瓣关闭不全

1. 病因、病理　心脏收缩期二尖瓣的关闭要依靠二尖瓣的瓣叶、瓣环、腱索、乳头肌和左心室的结构及功能的完整性，任何部分出现异常均可导致二尖瓣关闭不全。

（1）瓣叶：风湿热损害最常见，约占二尖瓣关闭不全患者 1/3，女性为多见。风湿性病变造成瓣膜僵硬、变性，瓣缘卷缩，瓣膜交界处的粘连融合，导致二尖瓣关闭不全。

各种原因所致二尖瓣脱垂，心脏收缩时进入左心房影响二尖瓣的关闭；感染性心内膜炎、肥厚型心肌病、先天性心脏病心内膜垫缺损均能使瓣叶结构及功能损害，导致二尖瓣关闭不全。

感染性心内膜炎、二尖瓣创伤性损伤、人工瓣损伤等都可造成瓣叶穿孔，发生急性二尖瓣关闭不全。

（2）瓣环：各种原因引起的左室增大或伴有左心衰竭，都可使瓣环扩大，导致二尖瓣关闭不全。但随心脏缩小、心功能改善，二尖瓣关闭不全情况也会改善。

二尖瓣环钙化和退行性变，多发生于老年女性患者，亦导致二尖瓣关闭不全。严重二尖瓣环钙化累及传导系统，可引起不同程度的房室或室内传导阻滞。

（3）腱索：先天性或各种继发性的腱索病变，如腱索过长、腱索的粘连挛缩或断裂，均可导致二尖瓣关闭不全。

（4）乳头肌：冠状动脉灌注不足致使乳头肌血供不足，使其功能失调，导致二尖瓣关闭不全。如是暂时性乳头肌缺血，出现二尖瓣关闭不全也是短暂的。乳头肌坏死是心肌梗死的常见并发症，会造成永久性二尖瓣关闭不全。虽然乳头肌断裂发生率低，但一旦发生，即可出现严重致命的二尖瓣关闭不全。

乳头肌脓肿、肉芽肿、淀粉样变和结节病等，也是二尖瓣关闭不全的病因。一侧乳头肌缺如、降落伞二尖瓣综合征等先天性乳头肌畸形，也可使二尖瓣关闭不全。

2. 病理生理 心室收缩时，二尖瓣关闭不全，部分血液反流入左心房，使左心房承接肺静脉和反流的血液，而使左房压力增高，心室舒张期左心房有过多的血液流入左心室，左心室压力增高，导致左心房和左心室代偿性肥大。当左室功能失代偿，不仅心搏出量减少，而且加重反流，导致左房进一步扩大，最后引起左心衰竭，出现急性肺水肿，继之肺动脉高压。持续肺动脉高压又必然导致右心衰竭，最终为全心衰竭。

3. 临床表现 具体如下。

（1）症状：轻者可无症状，风心病患者可从首次风湿热后，无症状期常可超过 20 年。重者出现左心功能不全的表现如疲倦、心悸、劳力性呼吸困难等，后期可出现右心功能不全的表现。

急性二尖瓣关闭不全，轻度反流可有轻度的劳力性呼吸困难。重度反流如乳头肌断裂，将立刻发生急性左心衰竭，甚至发生急性肺水肿或心源性休克。

（2）体征：心脏搏动增强并向左下移位；心尖区全收缩期粗糙吹风样杂音是最重要体征，第一心音减弱，肺动脉瓣区第二心音亢进。

（3）并发症：二尖瓣关闭不全的并发症与二尖瓣狭窄的并发症相似，但心力衰竭情况出现较晚。感染性心内膜炎较二尖瓣狭窄常见；房颤、血栓栓塞较二尖瓣狭窄少见。

急性二尖瓣关闭不全，重度反流，可短期内发生急性左心衰竭，甚至发生急性肺水肿或心源性休克，预后差。

4. 实验室检查 如下所述。

（1）X 线：左房增大，伴肺淤血。重者左房左室增大，可有间质性肺水肿征。左侧位、右前斜位可见因二尖瓣环钙化而出现的致密、粗的 C 形阴影。

（2）心电图：急性者常见有窦性心动过速。重者可有左房增大左室肥厚，ST－T 非特异改变。也可有右心室肥厚征，常出现房颤。

（3）超声心动图：脉冲式多普勒超声、彩色多普勒血流显像明确诊断的敏感性高。

（4）放射性核素心室造影：通过左心室与右心室心搏量的比值评估反流程度，当比值 >2.5 则提示严重反流。

（5）左心室造影：左心室造影是二尖瓣反流程度的"金标准"，通过观察收缩期造影剂反流入左心房的量，评估二尖瓣关闭不全的轻重程度。

5. 治疗原则 如下所述。

1）急性：治疗的目的是降低肺静脉压，增加心排血量，纠正病因。内科治疗一般为术前过渡措施，降低心脏的前后负荷，减轻肺淤血，减少反流，增加心排血量。外科治疗是根本措施，根据病因、病情情况、反流程度和对药物治疗的反应，进行不同手术方式。

2）慢性

（1）内科治疗：①无症状、心功能正常者无需特殊治疗，应定期随访。②预防感染性心内膜炎；风心病患者应预防风湿活动。③房颤处理如二尖瓣狭窄，但除因心功能恶化需要恢复窦性心律外，多数只需控制心室率。慢性房颤、有栓塞史或左房有血栓的患者，应长期抗凝治疗。

（2）外科治疗：是恢复瓣膜关闭完整性的根本措施。为保证手术效果，应在发生不可逆的左心室功能不全之前进行。手术方法有瓣膜修补术和人工瓣膜置换术两种。

二、主动脉瓣疾病

（一）主动脉瓣狭窄

1. 病因、病理 如下所述。

（1）风心病：风湿性炎症使主动脉瓣膜交界处粘连融合，瓣叶纤维化、钙化、僵硬、挛缩畸形，造成瓣口狭窄。同时伴有主动脉瓣关闭不全和二尖瓣狭窄。

（2）先天性畸形：先天性二尖瓣畸形是最常见的先天性主动脉瓣狭窄的病因，而且二尖瓣畸形易并发感染性心内膜炎。成年期形成的椭圆或窄缝形狭窄瓣口，是成人孤立性主动脉瓣狭窄的常见原因。

（3）退行性病变：退行性老年钙化性主动脉瓣狭窄，常见于 65 岁以上老人，常伴有二尖瓣环钙化。

2. 病理生理 由于主动脉瓣狭窄，使左心室后负荷加重，收缩期排血受阻而使左心室肥大，导致左心功能不全。

主动脉瓣狭窄严重时可以引起心肌缺血，其机制为：①左心室肥大、心室收缩压升高、射血时间延长，增加心肌耗氧量。②左心室肥大，心肌毛细血管密度相对减少。③心腔内压力在舒张期增高，压迫心内膜下冠状动脉。④左心室舒张末压升高使舒张期主动脉 – 左心室压差降低，冠状动脉灌注压降低。后两条造成冠状动脉血流减少。供血减少，心肌耗氧量增加，如果有运动等负荷因素，就可出现心肌缺血症状。

3. 临床表现 具体如下。

1）症状：劳力性呼吸困难、心绞痛、晕厥是主动脉瓣狭窄典型的三联征。劳力性呼吸困难为晚期肺淤血引起的首发症状，进一步可发生夜间阵发性呼吸困难、端坐呼吸，甚至急性肺水肿。心绞痛常因运动等诱发，休息后缓解。晕厥多数发生于直立、运动中或后即刻，少数也有在休息时发生。

2）体征：主动脉瓣区可闻及响亮、粗糙的收缩期吹风样杂音是主动脉瓣狭窄最重要的体征，可向颈部传导。主动脉瓣区可触及收缩期震颤。

3）并发症

（1）心律失常：约10%患者可发生房颤，将导致临床表现迅速恶化，可出现严重的低血压、晕厥、肺水肿。心肌供血不足时可发生室性心律失常。病变累及传导系统可致房室传导阻滞。室性心律失常、房室传导阻滞常是导致晕厥，甚至猝死的原因。

（2）心脏性猝死：一般发生在有症状者。

（3）感染性心内膜炎：虽不常见，但年轻患者较轻的瓣膜畸形也比老年钙化性瓣膜狭窄的患者，发生感染性心内膜炎的危险性大。

（4）心力衰竭：可见左心衰竭。因左心衰竭发生后，自然病程明显缩短，因而少见终末期的右心衰竭。

（5）消化道出血：出血多为隐匿性慢性，多见于老年瓣膜钙化患者，手术根治后出血常可停止。

（6）栓塞：少见。

4. 实验室检查 如下所述。

（1）X线：心影正常或左心房、左心室轻度增大，升主动脉根部可见狭窄后扩张。重者可有肺淤血征。

（2）心电图：重度狭窄者左心房增大、左心室肥厚并有 ST－T 改变。可有房颤、房室传导阻滞、室内阻滞及室性心律失常。

（3）超声心动图：是明确诊断、判断狭窄程度的重要方法。特别二维超声心动图探测主动脉瓣异常十分敏感，有助于确定狭窄的病因，但不能准确定量狭窄程度。应用连续波多普勒，测定通过主动脉瓣的最大血流速度，计算出跨膜压和瓣口面积。

（4）心导管检查：当超声心动图不能确定狭窄程度，又要进行外科手术治疗，应进行心导管检查。常以左心室主动脉收缩期压差，判断狭窄程度，平均压 >50mmHg 或峰压 ≥70mmHg 为重度狭窄。

5. 治疗原则 如下所述。

1）内科治疗：治疗目的是明确狭窄程度，观察进展情况，选择合理手术时间。

（1）感染：预防感染性心内膜炎；预防风湿热活动。

（2）心律失常：积极治疗心律失常，预防房颤，一旦出现房颤，应及时转为窦性心律。

（3）心绞痛：可用硝酸酯类药治疗心绞痛。

（4）心力衰竭：限制钠盐摄入，谨慎使用洋地黄和利尿药药物，不可使用作用于小动脉的血管扩张药，避免使用 β 受体阻滞药等负性肌力药物。

（5）无症状：无症状的轻度狭窄患者要每 2 年复查 1 次。中、重度狭窄的患者每 6～12 个月复查 1 次，同时要避免剧烈体力活动。

2）介入治疗：经皮球囊主动脉瓣成形术与经皮球囊二尖瓣成形术不同，临床应用范围局限。另外经皮球囊主动脉瓣成形术不能代替人工瓣膜置换术，只对高危患者在血流动力学方面产生暂时的轻微的益处，不能降低死亡率。

3）外科治疗：人工瓣膜置换术是治疗成人主动脉瓣狭窄的主要方法。儿童、青少年的非钙化性先天性主动脉瓣严重狭窄者，可在直视下行瓣膜交界处分离术。

（二）主动脉瓣关闭不全

1. 病因、病理 主要由于主动脉瓣和（或）主动脉根部疾病所致。

1）急性

（1）创伤：造成升主动脉根部、瓣叶的损伤。

（2）主动脉夹层：使主动脉瓣环扩大、一个瓣叶被夹层挤压、瓣环或瓣叶被夹层血肿撕裂，常发生在马方综合征、特发性升主动脉扩张、高血压、妊娠。

（3）感染性心内膜炎：致使主动脉瓣膜穿孔、瓣周脓肿。

（4）人工瓣膜撕裂。

2）慢性

（1）主动脉瓣疾病：绝大部分患者的主动脉瓣关闭不全是由于风心病所致，单纯主动脉瓣关闭不全少见，常因瓣膜交界处伴有程度不同狭窄，常合并二尖瓣损害。感染性心内膜炎是单纯性主动脉瓣关闭不全的常见病因，赘生物使瓣叶损害、穿孔，瓣叶结构损害、脱垂及赘生物介于瓣叶之间，均影响主动脉瓣关闭。即便感染控制，瓣叶纤维化、挛缩也继续发展。临床上表现为急性、亚急性、慢性主动脉瓣关闭不全。先天性畸形，其中在儿童期出现主动脉瓣关闭不全，二叶主动脉瓣畸形是单纯性主动脉瓣关闭不全的1/4。室间隔缺损也可引起主动脉瓣关闭不全。主动脉瓣黏液样变，瓣叶舒张期脱垂入左心室，致使主动脉瓣关闭不全。强直性脊柱炎也可瓣叶受损，出现主动脉瓣关闭不全。

（2）主动脉根部扩张疾病：造成瓣环扩大，心脏舒张期瓣叶不能对合。如梅毒性主动脉炎、马方综合征、特发性升主动脉扩张、重症高血压和（或）动脉粥样硬化而导致升主动脉瘤以及强直性脊柱炎造成的升主动脉弥漫性扩张。

2. 病理生理 由于主动脉瓣关闭不全，在舒张期左心室接受左心房流入的血液及主动脉反流来的血液，使左心室代偿性肥大和扩张，逐渐发生左心衰竭，出现肺淤血。

左心室心肌重量增加使心肌耗氧量增加，主动脉舒张压低致使冠状动脉血流减少，两方面造成心肌缺血，使左心室心肌收缩功能降低。

3. 临床表现　如下所述。

（1）症状：轻者可无症状。重者可有心悸、心前区不适、心绞痛、头部强烈的震动感，常有体位性头晕。晚期可发生左心衰竭。

急性患者重者可出现低血压和急性左心衰竭。

（2）体征：第二主动脉瓣区可听到舒张早期叹气样杂音。颈动脉搏动明显；脉压增大；周围血管征常见，如点头征（De Musset 征）、颈动脉和桡动脉扪及水冲脉、股动脉枪击音（Traube 征）、股动脉听诊可闻及双期杂音（Duroziez 征）和毛细血管搏动征。主动脉根部扩大患者，在胸骨右侧第 2、3 肋间可扪及收缩期搏动。

（3）并发症：常见的是感染性心内膜炎；发生心力衰竭急性患者出现早，慢性患者则出现于晚期；可出现室性心律失常，但心脏性猝死少见。

4. 实验室检查　如下所述。

（1）X 线：急性期可有肺淤血或肺水肿征。慢性期左心房、左心室增大，升主动脉继发性扩张。并可累及整个主动脉弓。左心衰竭时可有肺淤血征。

（2）心电图：急性者常见有窦性心动过速和 ST－T 非特异改变，慢性者可有左心室肥厚。

（3）超声心动图：M 型显示二尖瓣前叶或室间隔舒张期纤细扑动，是可靠诊断征象。急性患者可见二尖瓣期前关闭，主动脉瓣舒张期纤细扑动是瓣叶破裂的特征。

（4）放射性核素心室造影：可以判断左心室功能；根据左、右心搏量比值估测反流程度。

（5）磁共振显像：诊断主动脉疾病极为准确，如主动脉夹层。

（6）主动脉造影：当无创技术不能确定反流程度，并准备手术治疗时，可采用选择性主动脉造影，半定量反流程度。

5. 治疗原则　如下所述。

1）急性：外科人工瓣膜置换术或主动脉瓣修复术是根本的措施。内科治疗目的是降低肺静脉压，增加心排血量，稳定血流动力学。

2）慢性

（1）内科治疗：积极控制感染；预防感染性心内膜炎；预防风湿热。应用青霉素治疗梅毒性主动脉炎。当舒张压 >90mmHg 时需用降压药。左心衰竭时应用血管紧张素转换酶抑制药和利尿药，需要时可加用洋地黄类药物。心绞痛可使用硝酸酯类药物。积极控制心律失常，纠正房颤。无症状的轻度、中度反流患者应限制重体力活动，每 1～2 年复查 1 次。无症状的中度主动脉瓣关闭不全和左室扩大者，也需使用血管紧张素转换酶抑制药，延长无症状期。

（2）外科治疗：人工瓣膜置换术或主动脉瓣修复术是严重主动脉瓣关闭不全的主要治疗方法，为不影响手术后的效果，应在不可逆心功能衰竭发生之前进行，但须遵守手术适应证，避免过早手术。

三、心瓣膜疾病护理措施

（一）活动与休息

按心功能分级安排适当的活动，合并主动脉病变者应限制活动，风湿活动时卧床休息，活动时出现不适，应立即停止活动并给予吸氧 3～4L/min。

（二）饮食护理

给予高热量、高蛋白、高维生素易消化饮食，以协助提高机体抵抗力。

（三）病情观察

1. 体温观察　定时观测体温，注意热型，体温超过 38.5℃时给予物理降温，半小时后测量体温并记录降温效果。观察有无风湿活动的表现，如皮肤出现环形红斑、皮下结节、关节红肿疼痛等。

2. 心脏观察　观察有无心力衰竭的征象，监测生命体征和肺部、水肿、肝大的体征，观察有无呼吸困难、乏力、尿少、食欲减退等症状。

3. 评估栓塞　借助各项检查评估栓塞的危险因素，密切观察有无栓塞征象，一旦发生应立即报告医师，给予溶栓、抗凝治疗。

（四）风湿的预防与护理

注意休息，病变关节应制动、保暖，避免受压和碰撞，可用局部热敷或按摩，减轻疼痛，必要时遵医嘱使用止痛药。

（五）心力衰竭的预防与护理

避免诱因，积极预防呼吸道感染及风湿活动，纠正心律失常，避免劳累、情绪激动。严格控制入量及输液滴速，如发生心力衰竭置患者半卧位，给予吸氧，给予营养易消化饮食，少量多餐。保持大便通畅。

（六）防止栓塞发生

1. 预防措施　鼓励与协助患者翻身，避免长时间蹲、坐，勤换体位，常活动下肢，经常按摩、用温水泡脚，以防发生下肢静脉血栓。

2. 有附壁血栓形成患者护理　应绝对卧床，避免剧烈运动或体位突然改变，以免血栓脱落，形成动脉栓塞。

3. 观察栓塞发生的征兆　脑栓塞可引起言语不清、肢体活动受限、偏瘫；四肢动脉栓塞可引起肢体剧烈疼痛、皮肤颜色及温度改变；肾动脉栓塞可引起剧烈腰痛；肺动脉栓塞可引起突然剧烈胸痛和呼吸困难、发绀、咯血、休克等。

（七）亚急性感染性心内膜炎的护理

应做血培养以查明病原菌；注意观察体温、新出血点、栓塞等情况。注意休息，合理饮食，补充蛋白质和维生素，提高抗病能力。

（八）用药护理

遵医嘱给予抗生素、抗风湿热药物、抗心律失常药物及抗凝治疗，观察药物疗效和不良反应。如阿司匹林导致的胃肠道反应，柏油样便，牙龈出血等不良反应；观察有无皮下出血、尿血等；注意观察和防止口腔黏膜及肺部有无二重感染；严密观察患者心率/律变化，准确应用抗心律失常药物。

（九）健康教育

1. 解释病情　告诉患者及家属此病的病因和病程发展特点，将其治疗长期性和困难讲清楚，同时要给予鼓励，建立信心。对于有手术适应证的患者，要劝患者择期手术，提高生活质量。

2. 环境要求　居住环境要避免潮湿、阴暗等不良条件，保持室内空气流通，温暖干燥，阳光充足，防风湿复发。

3. 防止感染　在日常生活中要注意适当锻炼，注意保暖，加强营养，合理饮食，提高机体抵抗力，加强自我保健，避免呼吸道感染，一旦发生，应立即就诊、用药治疗。

4. 避免诱发因素　协助患者做好休息及活动的安排，避免重体力劳动、过度劳累和剧烈运动。要教育患者家属理解患者病情并要给予照顾。

要劝告反复发生扁桃体炎患者，在风湿活动控制后2～4个月可手术摘除扁桃体。在拔牙、内镜检查、导尿、分娩、人工流产等手术前，应告诉医师自己有风心病史，便于预防性使用抗生素。

5. 妊娠　育龄妇女要在医师指导下，根据心功能情况，控制好妊娠与分娩时机。对于病情较重不能妊娠与分娩患者，做好患者及配偶的心理工作，接受现实。

6. 提高患者依从性　告诉患者坚持按医嘱服药的重要性，提供相关健康教育资料。同时告诉患者定期门诊复诊，对于防止病情进展也是重要的。

（李亚娟）

第七节　心包炎

国内临床资料统计表明，心包疾病占心脏疾病住院患者的 1.5%～5.9%。心包炎按病因分类，分为感染性心包炎和非感染性心包炎。非感染性心包炎多由肿瘤、代谢性疾病、自身免疫性疾病、尿毒症等所致。按病情进展可分为急性心包炎（伴或不伴心包积液）、亚急性渗出性缩窄性心包炎、慢性心包积液、粘连性心包炎、慢性缩窄性心包炎等。临床上以急性心包炎和慢性缩窄性心包炎为最常见。

一、急性心包炎

急性心包炎是心包脏层与壁层间的急性炎症，可由细菌、病毒、自身免疫、物理、化学等因素引起。心包炎亦常是某种疾病的一部分表现或为某种疾病的并发症，为此常被原发病掩盖，但也可独立表现。根据急性心包炎病理变化，可以分为纤维蛋白性或渗出性两种。

（一）病因、病理、病理生理

1. 病因　急性心包炎的病因有：①原因不明者，称为急性非特异性。②病毒、细菌、真菌、寄生虫、立克次体等感染。③自身免疫反应：风湿热、结缔组织疾病如系统性红斑狼疮、类风湿关节炎、结节性多动脉炎、白塞病、艾滋病；心肌梗死后综合征、心包切开后综合征；某药物引发如普鲁卡因胺、青霉素等。④肿瘤性：原发性如间皮瘤、脂肪肉瘤、纤维肉瘤，继发性如乳腺癌、肺癌、白血病、淋巴瘤等。⑤内分泌、代谢性疾病：如尿毒症、痛风、甲状腺功能减低、淀粉样变。⑥物理因素：如放射性、外伤如心肺复苏后、穿透伤、钝伤、介入治疗操作相关等。⑦邻近器官疾病引发：如急性心肌梗死、胸膜炎、主动脉夹层、肺梗死等。

常见病因为风湿热、结核、细菌感染，近年来病毒感染、肿瘤、尿毒症性和心肌梗死性心包炎发病率显著增多。

2. 病理　在急性期心包壁层、脏层上有纤维蛋白、白细胞和少量内皮细胞的渗出，无明显液体积聚，此时称为纤维蛋白性心包炎。以后如果液体增加，则为渗出性心包炎，液体多为黄而清的，偶可混浊不清、化脓性或呈血性，量可由 100ml 至 3L，一般积液在数周至数月内吸收，可伴随发生壁层与脏层的粘连、增厚、缩窄。

液体也可较短时间内大量积聚引起心脏压塞。急性心包炎心外膜下心肌有炎性变化，如范围较广可称为心肌心包炎。炎症也可累及纵隔、横膈和胸膜。

3. 病理生理　心包腔正常时平均压力接近于零或低于大气压，吸气时呈轻度负压，呼气时近于正压。急性纤维蛋白性心包炎或积液少量不致引起心包内压力增高，故不影响血流动力学。如果液体迅速增多，心包无法伸展或来不及伸展以适应其容量的变化，造成心包内压力急剧上升，引起心脏受压，致使心室舒张期充盈受阻，周围静脉压亦升高，使心排血量降低，血压下降，导致急性心脏压塞临床表现发生。

（二）临床表现

1. 症状　如下所述。

（1）胸痛：心前区疼痛是纤维蛋白性心包炎主要症状，如急性非特异性心包炎、感染性心包炎。疼痛常位于心前区或胸骨后，可放射到颈部、左肩、左臂及左肩胛骨，也可达上腹部，疼痛性质呈压榨样或锐痛，也可闷痛，常与呼吸有关，常因咳嗽、深呼吸、变换体位或吞咽而加重。

（2）呼吸困难：呼吸困难是心包积液时最突出的症状。严重的呼吸困难患者可呈端坐呼吸，身躯前倾、呼吸浅速、面色苍白、发绀。

（3）全身症状：可有干咳、声音嘶哑及吞咽困难等症状，常因压迫气管、食管而产生。也可有发冷、发热、乏力、烦躁、心前区或上腹部闷胀等。大量渗液可影响静脉回流，出现体循环淤血表现如颈静脉怒张、肝大、腹水及下肢水肿等。

（4）心脏压塞：心包积液快速增加可引起急性心脏压塞，出现气促、心动过速、血压下降、大汗淋漓、四肢冰凉，严重者可意识恍惚，发生急性循环衰竭、休克等。

如积液积聚较慢，可出现亚急性或慢性心脏压塞，表现为颈静脉怒张、静脉压升高、奇脉。

2. 体征　如下所述。

（1）心包摩擦音：心包摩擦音是纤维蛋白性心包炎的典型体征，多位于心前区，以胸骨左缘第3、4肋间、坐位时身体前倾、深吸气最为明显，心包摩擦音可持续数小时或持续数天、数周，当积液增多将二层心包分开时，摩擦音即消失，如有部分心包粘连仍可闻及。心前区听到心包摩擦音就可做出心包炎的诊断。

（2）心包积液：心浊音界向两侧增大，皆为绝对浊音区；心尖搏动弱，且位于心浊音界的内侧或不能扪及；心音低钝、遥远；积液大量时可出现心包积液征（Ewart征），即在左肩胛骨下叩诊浊音和闻及因左肺受压引起的支气管呼吸音。

（3）心脏压塞：除有体循环淤血体征外。按心脏压塞程度，脉搏可表现为正常、减弱或出现奇脉。奇脉是大量积液患者，触诊时桡动脉搏动呈吸气性显著减弱或消失，呼气时又复原的现象。也可通过血压测量来诊断，即吸气时动脉收缩压下降10mmHg或更多。急性心脏压塞可因动脉压极度降低，奇脉难察觉出来。

3. 并发症　具体如下。

（1）复发性心包炎：复发性心包炎是急性心包炎最难处理的并发症，在初次发病后数月至数年反复发病并伴严重的胸痛。发生率20%～30%，多见于急性非特异性心包炎、心脏损伤后综合征。

（2）缩窄性心包炎：缩窄性心包炎常见于结核性心包炎、化脓性心包炎、创伤性心包炎。

（三）实验室检查

1. 化验检查　由原发病决定，如感染性心包炎常有白细胞计数增加、血沉增快等。

2. X线检查　对渗出性心包炎有一定价值，可见心影向两侧增大，心脏搏动减弱或消失；尤其是肺部无明显充血而心影显著增大是心包积液的X线表现特征。但成人液体量少于250ml、儿童少于150ml时，X线难以检出。

3. 心电图　急性心包炎时来自心包下心肌的心电图异常表现为：①常有窦性心动过速。②ST段抬高，呈弓背向下，见于除aVR导联以外的所有导联，aVR导联中ST段压低。③一至数日后，ST段回到基线，T波低平或倒置，持续数周至数月后T波逐渐恢复正常。④心包积液时有QRS低电压。⑤包膜下心房肌受损时可有除aVR和V_1导联外P－R段压低。

4. 超声心动图　对诊断心包积液迅速可靠。M型或二维超声心动图中均可见液性暗区以确定诊断。心脏压塞的特征为：右心房及右心室舒张期塌陷；吸气时室间隔左移，右心室内径增大，左心室内径减小等。

5. 心包穿刺　抽取的积液做生物学、生化、细胞分类、查瘤细胞的检查等，确定病因；缓解心脏压塞症状；必要时在心包腔内给予抗菌或化疗药物等。

6. 心包镜及心包活检　有助于明确病因。

（四）治疗原则

1. 病因治疗　根据病因给予相应治疗，如结核性心包炎给予规范化抗结核治疗，化脓性心包炎应用敏感抗生素治疗等。

2. 非特异性心包炎的治疗　如下所述。

（1）应用非甾体类抗炎药物治疗：可应用数月的时间，缓慢减量直至停药。

（2）应用糖皮质激素药物治疗：如果应用非甾体类抗炎药物治疗无效，则可应用糖皮质激素治疗，常用泼尼松40～60mg/d，1～3周，症状严重者可静脉应用甲泼尼龙。须注意当激素减量时，症状常可反复。

3. 复发性心包炎的治疗　秋水仙碱0.5～1mg/d，至少1年，缓慢减量停药。但终止治疗后部分患者有复发倾向。对顽固性复发性心包炎伴严重胸痛患者，可考虑外科心包切除术治疗。

4. 心包积液、心脏压塞治疗　①结核性或化脓性心包炎要充分、彻底引流，提高治疗效果和减少心包缩窄发生率。②心包积液中、大量，将要发生心脏压塞的患者，行心包穿刺引流。③已发生心脏压塞患者，无论积液量多少都要紧急心包穿刺引流。④由于积液中有较多凝块、纤维条索状物，会影响引流效果或风险大的患者，可行心包开窗引流。

二、缩窄性心包炎

缩窄性心包炎是心脏被纤维化或钙化的心包致密厚实地包围，使心室舒张期充盈受限而引发一系列循环障碍的疾病。

（一）病因、病理、病理生理

1. 病因　缩窄性心包炎继发于急性心包炎，病因以结核性心包炎为最常见，其次为化脓或创伤性心包炎。少数患者与急性非特异性心包炎、心包肿瘤及放射性心包炎等有关，也有部分患者其病因不明。

2. 病理　急性心包炎随着渗液逐渐吸收，心包出现弥漫的或局部的纤维组织增生、增厚粘连、壁层与脏层融合钙化，使心脏及大血管根部受限。心包长期缩窄，心肌可萎缩。如心包显微病理示为透明样变性组织，提示为非特异性，如为结核性肉芽组织或干酪样病变，则提示为结核性。

3. 病理生理　纤维化、钙化的心包使心室舒张期扩张受阻，心室舒张期充盈减少，使心搏量下降。为维持心排血量，心率增快。上、下腔静脉也因心包缩窄而回流受阻，出现静脉压升高，颈静脉怒张、肝大、腹水、下肢水肿，出现 Kussmaul 征。

Kussmaul 征：吸气时周围静脉回流增多而已缩窄的心包使心室失去适应性扩张的能力，致静脉压增高，吸气时颈静脉更明显扩张。

（二）临床表现

1. 症状　常见症状为劳力性呼吸困难、疲乏、食欲缺乏、上腹胀满或疼痛。也可因肺静脉压高而导致症状如咳嗽、活动后气促。也可有心绞痛样胸痛。

2. 体征　有颈静脉怒张、肝大、腹水、下肢水肿、心率增快，可见 Kussmaul 征。腹水常较皮下水肿出现得早、明显得多，这情况与心力衰竭中所见相反。

窦性心律，有时可有房颤。脉搏细弱无力，动脉收缩压降低，脉压变小。心尖搏动不明显，心音减低，少数患者在胸骨左缘第 3、4 肋间可闻及心包叩击音。

（三）实验室检查

1. X 线检查　心影偏小、正常或轻度增大；左右心缘变直，主动脉弓小而右上纵隔增宽（上腔静脉扩张），有时可见心包钙化。

2. 心电图　窦性心律，常有心动过速，有时可有房颤。QRS 波群低电压、T 波低平或倒置。

3. 超声心动图　对缩窄性心包炎的诊断价值远不如对心包积液诊断价值，可见心包增厚、僵硬、钙化，室壁活动减弱，舒张早期室间隔向左室侧移动等，但均非特异而恒定的征象。

4. 右心导管检查　右心导管检查的特征性表现：是肺毛细血管压力、肺动脉舒张压力、右心室舒张末期压力、右心房压力均升高且都在相同或相近高水平，右心房压力曲线呈 M 或 W 波形，右心室收缩压轻度升高，舒张早期下陷及高原形曲线。

（四）治疗原则

1. 外科治疗　应尽早施行心包剥离术。但通常在心包感染、结核被控制，即应手术并在术后继续用药 1 年。

2. 内科辅助治疗　应用利尿药和限盐缓解机体液体潴留，水肿症状；对于房颤伴心室率快的患者，可首选地高辛，之后再应用 β 受体阻滞药和钙拮抗药。

三、心包炎护理措施

（一）体位与休息

对于呼吸困难患者要根据病情帮助患者采取半卧位或前倾坐位，依靠床桌，保持舒适体位。协助患者满足生活需要。对于有胸痛的患者，要卧床休息，保持情绪稳定，不要用力咳嗽、深呼吸或突然改变体位，以免使疼痛加重。

（二）呼吸观察与给氧

观察呼吸困难的程度，有无呼吸浅快、发绀，观察血气变化。根据缺氧程度调节氧流量，观察吸氧效果。

（三）预防感染

嘱患者加强营养，给予高热量、高蛋白、高维生素的易消化饮食，限制钠盐摄入，增强机体抵抗力。避免受凉，防止呼吸道感染，以免加重呼吸困难症状。

（四）输液护理

控制输液速度，防止加重心脏负担。

（五）用药护理

遵医嘱给予非甾体抗炎药，注意有无胃肠道反应、出血等不良反应。遵医嘱给予糖皮质激素、抗生素、抗结核、抗肿瘤等药物治疗。

（六）健康教育

1. 增强抵抗力 告诉患者注意充分休息，加强营养，给予高热量、高蛋白、高维生素的易消化饮食，限制钠盐摄入。注意防寒保暖，预防呼吸道感染。

2. 坚持药物治疗 指导患者必须坚持足够疗程的药物治疗，不能擅自停药，防止复发。注意药物不良反应，定期随访。

3. 积极治疗 对缩窄性心包炎的患者，讲明行心包剥离术的重要性，解除心理障碍，尽早接受手术治疗。

（李亚娟）

第八节 心肌疾病

心肌病（cardiomyopathy）是由遗传、感染等不同原因引起的以心肌结构及功能异常为主的一组心肌疾病。2008 欧洲心脏病学学会（ESC）根据心脏结构和功能表现把心肌病分为 5 型（表 6 - 4）。本节重点阐述扩张型心肌病和肥厚型心肌病。

表 6 - 4 心肌病的定义和分类（ESC，2008 年）

1. 心肌病的定义 为非冠心病、高血压、瓣膜病和先天性心脏病等所引起的心肌结构及功能异常的心肌疾病

2. 心肌病分类 分家族性和非家族性。根据心脏结构和功能表现分类如下

（1）扩张型心肌病（DCM）：左心室或双心室扩张，有收缩功能障碍

（2）肥厚型心脏病（HCM）：左心室或双心室肥厚，多为非对称性室间隔肥厚

（3）限制型心肌病（RCM）：左室生理功能异常，心肌间质纤维化，室壁不厚，左室充盈状态，单或双心室舒张容积正常或降低

（4）致心律失常型右室心肌病（ARVC）：右心室进行性纤维脂肪变，右室功能障碍

（5）未定型心肌病：不适合归类于上述类型的心肌病，如左室致密化不全（LVNC）、应激性心肌病

一、扩张型心肌病

扩张型心肌病（dilated cardiomyopathy，DCM）主要特征是单侧或双侧心腔扩大，心肌收缩功能减退，伴或不伴有充血性心力衰竭。本病常伴有心律失常，病死率较高。在我国发病率为 13/10 万~84/10 万。男性多于女性。

（一）病因与发病机制

病因与发病机制尚不清楚。DCM 中 30%~50% 有基因突变和家族遗传背景。对继发性 DCM，持续病毒感染是其重要原因，最常见的病原有柯萨奇病毒、流感病毒、腺病毒、巨细胞病毒和人类免疫缺陷病毒等。持续病毒感染对心肌组织的直接损伤、自身抗体或细胞因子介导的心肌损伤等导致扩张型心肌病。

（二）临床表现

起病缓慢，早期多无明显症状，逐渐出现活动后气急、心悸、胸闷、乏力甚至端坐呼吸、水肿和肝大等充血性心力衰竭的症状和体征，部分患者可发生栓塞、心律失常或猝死。主要体征为心脏明显扩大、奔马律、肺循环和体循环淤血的表现。

（三）辅助检查

1. X 线检查　心影明显增大，可见肺淤血征象。

2. 心电图　可见心房颤动、房室传导阻滞等心律失常改变及 ST-T 改变。

3. 超声心动图　各心腔均扩大，左心室扩大早而显著。室壁运动普遍减弱，提示心肌收缩力下降。

4. 其他　心导管检查和心导管造影，心内膜心肌活检、核素显影等。

（四）治疗要点

治疗原则是防治基础病因介导的心肌损害，控制心力衰竭和心律失常，预防栓塞和猝死，提高患者生活质量。本病主要是对症治疗，一般是限制体力活动、低盐饮食、应用洋地黄和利尿剂等减轻心脏负荷药物，但应慎用洋地黄。必须及时有效地控制心律失常，晚期条件允许可行心脏移植术。

二、肥厚型心肌病

肥厚型心肌病（hypertrophic cardiomyopathy，HCM）是一类常染色体显性遗传造成的原发性心肌病，以心室壁非对称性肥厚、心室腔缩小、左心室血液充盈受阻为特征。在我国发病率为 180/10 万，好发于男性，是青年人猝死的常见原因之一，临床上根据有无左心室流出道梗阻分为梗阻型与非梗阻型。

（一）病因与发病机制

本病多为家族性常染色体显性遗传。还有研究认为儿茶酚胺、代谢异常、细胞内钙调节机制异常、高血压、高强度运动等是本病发病的促进因子。

（二）临床表现

1. 症状　HCM 的主要症状有劳力性呼吸困难、心悸、胸痛、头晕及晕厥。梗阻型患者可在起立或运动时诱发或加重上述症状，甚至发生猝死。部分患者可无症状，因猝死或在体检中被发现。

2. 体征　主要体征有心脏轻度增大。梗阻型患者在胸骨左缘 3、4 肋间可闻及喷射性收缩期杂音，心尖部常可闻及收缩期吹风样杂音。

3. 并发症　心律失常和心脏性猝死。

（三）辅助检查

1. 胸部 X 线检查　心影增大多不明显，如有心衰则心影明显增大。

2. 心电图　最常见左心室肥大、ST-T 改变、深而不宽的病理性 Q 波。

3. 超声心动图　是临床上主要诊断手段，可显示室间隔的非对称肥厚，舒张期室间隔的厚度与左心室后壁厚度之比≥1.3，间隔运动减弱。

4. 其他 磁共振对诊断有重要价值，心导管检查及心血管造影有助于确诊，心内膜心肌活检有助于诊断。

（四）治疗要点

本病的主要治疗原则为弛缓肥厚的心肌，防止心动过缓及维持正常窦性心律，减轻左心室流出道狭窄程度和抗室性心律失常。常用β受体阻滞剂（普萘洛尔）及钙离子拮抗剂（维拉帕米）。对重症梗阻性肥厚型心肌病患者可做介入或手术治疗，消融或切除肥厚的室间隔心肌。

三、护理措施

（一）一般护理

1. 休息与活动 限制心肌病患者进行体力活动甚为重要，可使心率减慢，减轻心脏负荷，增强心肌收缩力，改善心功能。有心力衰竭症状者应绝对卧床休息，当心力衰竭控制后仍应限制其活动量，促使扩大的心脏得到恢复。肥厚型心肌病患者体力活动后有晕厥和猝死的危险，应避免持重、屏气及剧烈的运动如跑步、球类比赛等。有晕厥史者避免独自外出活动，以免发生意外。

2. 饮食 给予高蛋白、高维生素的清淡饮食，以促进心肌代谢，增加机体抵抗力。多食新鲜蔬菜和水果、少量多餐及增加粗纤维食物，防止便秘。心力衰竭时低盐饮食，限制水分摄入。

（二）病情观察

1. 生命体征观察 密切观察患者的生命体征，必要时进行心电监护。

2. 并发症观察 观察有无乏力、颈静脉怒张、肝大、水肿等心力衰竭表现；及时发现心律失常的先兆，防止发生猝死。心脏附壁血栓脱落则致动脉栓塞，需随时观察有无偏瘫、失语、血尿、胸痛、咯血等症状，以便及时处理。肥厚型心肌病患者应注意晕厥发生。

（三）对症护理

（1）给予氧气吸入，根据缺氧的程度调节流量。

（2）准确记录出入液量，定期测量体重。

（3）备好抢救用物和药品，以便进行电复律等急救措施。

（四）用药护理

遵医嘱用药，以控制心力衰竭为主，同时给予改善心肌代谢药物，观察疗效及不良反应，严格控制输液速度。扩张型心肌病用洋地黄者因其耐受性差，应警惕发生中毒。

（五）健康指导

1. 疾病知识指导 保证充足的休息与睡眠，避免劳累。防寒保暖，预防上呼吸道感染。

2. 用药指导 坚持服用抗心力衰竭、纠正心律失常的药物，说明药物的名称、剂量、用法，教会患者及家属观察药物疗效及不良反应。

3. 病情监测 定期随访，症状加重立即就诊，防止病情进展。

（李亚娟）

第九节 病毒性心肌炎

病毒性心肌炎（viral myocarditis）指嗜心肌性病毒感染引起的，以心肌非特异性间质性炎症为主要病变的心肌炎。包括无症状的心肌局灶性炎症和心肌弥漫性炎症所致的重症心肌炎。

一、病因与发病机制

很多病毒可引起心肌炎，其中以肠道病毒包括柯萨奇A、B组病毒、ECHO病毒、脊髓灰质炎病毒等为常见。尤其是柯萨奇 B 组病毒，占 30% ~ 50%。此外，流感、风疹、单纯疱疹、肝炎病毒及 HIV 等也能引起心肌炎。

病毒性心肌炎的发病机制为病毒的直接作用，包括急性病毒感染及持续病毒感染对心肌的损害，免疫机制产生的心肌损害和微血管损伤，这些变化均可损害心脏功能和结构。

二、临床表现

病毒性心肌炎患者临床表现常取决于病变的广泛程度，轻重变异很大，可完全没有症状，也可以猝死。

1. 症状　约半数以上患者在发病前 1 ~ 3 周有病毒感染前驱症状，如发热、全身倦怠感、即所谓"感冒"症状或恶心、呕吐等消化道症状，然后出现心悸、胸痛、呼吸困难、水肿甚至阿 – 斯综合征等心脏受累表现。

2. 主要体征　可见与发热程度不相符的心动过速，各种心律失常，第一心音减弱，可闻及第三心音及舒张期奔马律。或有颈静脉怒张、肺部啰音、肝大等心力衰竭体征。

三、辅助检查

1. 血液生化及心肌损伤标志物检查　血清肌钙蛋白、心肌肌酸激酶（CK – MB）升高，血沉增快，C 反应蛋白增加，外周血白细胞肠道病毒核酸阳性等。

2. X 线　心影扩大或正常。

3. 心电图　对心肌炎诊断的敏感性高但特异性差。常见 ST – T 改变和各种心律失常，特别是室性心律失常和房室传导阻滞等。

四、治疗要点

1. 一般治疗　急性期应卧床休息，补充营养。

2. 对症治疗　心力衰竭者给予利尿剂和血管紧张素转换酶抑制剂等。期前收缩或有快速心律失常者应用抗心律失常药物。高度房室传导阻滞者可考虑使用临时性起搏器。采用黄芪、辅酶 Q_{10} 等抗病毒治疗，调节免疫和改善心脏功能。

五、护理措施

（一）一般护理

1. 休息与活动　提供一个安静、舒适的环境，急性期需卧床休息 2 ~ 3 个月，直到症状消失，血清心肌酶、心电图等恢复正常，方可逐渐增加活动量。若出现心律失常，应延长卧床时间。心脏扩大或出现心力衰竭者应卧床休息半年。恢复期仍应适当限制活动 3 ~ 6 个月。

2. 饮食　指导患者进食高蛋白、高维生素、易消化的饮食，多吃新鲜蔬菜和水果，戒烟酒。

3. 保持大便通畅　患者长期卧床易发生便秘，指导患者多食富含纤维素的食物，适量饮水，防止便秘，必要时给予缓泻剂。

（二）病情观察

急性期应行心电监护，密切观察生命体征及心电图变化，有无胸闷、呼吸困难、颈静脉怒张等表现。一旦发生，立即报告医生，同时准备好抢救仪器及药物。如发现频发室性期前收缩、短阵室性心动过速、房室传导阻滞等及时报告医师，并遵医嘱给予抗心律失常药物或配合临时起搏、电复律等。

（三）用药护理

病毒性心肌炎患者可发生心力衰竭，对于应用洋地黄的患者应特别注意其毒性反应，因为患心肌炎时心肌细胞对洋地黄的耐受性差。

（四）健康指导

1. 疾病知识指导　指导患者及家属合理休息，加强营养，适当锻炼，提高机体抵抗力。急性心肌炎患者出院后继续休息，避免劳累。3～6个月后可适当恢复部分或全部轻体力工作或学习。

2. 病情监测　教会患者及家属自测脉搏，发现异常随时就诊。注意保暖，防止呼吸道感染，避免诱发心力衰竭和心律失常。坚持药物治疗，定期随访。

（姜　颖）

第十节　心律失常

一、概述

心脏的传导系统由产生和传导冲动的特殊分化的传导组织构成。包括窦房结、结间束、房室结、希氏束、左右束支及普肯野纤维网。

冲动由窦房结产生，沿结间束和心房肌传递，到达房室结及左心房，冲动此时传递速度极慢，当冲动传递到希氏束后传递速度再度加速，左右束支及普肯野纤维网传递速度极快捷，使整个心室几乎同时被激动，最终冲动到达心外膜，完成一次完整的心动周期。

心脏传导系统也接受迷走神经和交感神经的支配，迷走神经兴奋性增加会使窦房结的自律性和传导性抑制，延长窦房结和周围组织的不应期，减慢房室结的传导，延长了房室结的不应期。交感神经作用与迷走神经相反。

各种原因引起心脏冲动频率、节律、起源部位、冲动传导速度和次序的异常均可引起心脏活动的规律发生紊乱，称为心律失常。

（一）分类

临床上根据心律失常发作时心率的快慢可分为快速性心律失常和缓慢性心律失常。心律失常按其发生原理可分为冲动形成异常和冲动传导异常两大类。

1. 冲动形成异常

（1）窦性心律失常：由窦房结发出的冲动频率过快、过慢或有明显不规则形成的心律失常，如窦性心动过速、窦性心动过缓、窦性心律不齐、窦性停搏。

（2）异位心律：起源于窦房结以外（异位）的冲动，则形成期前收缩、阵发性心动过速、扑动、颤动以及逸搏心律等心律失常。

2. 冲动传导异常

（1）生理性：干扰及房室分离。

（2）病理性：传导阻滞常见的有窦房传导阻滞、房室传导阻滞、房内传导阻滞、室内传导阻滞（左、右束支及左束支分支传导阻滞）。

（3）房室间传导途径异常：预激综合征。

（二）发病机制

心律失常有多种不同机制，如折返、异常自律性、后除极触发激动等，主要心律失常的电生理机制主要包括冲动形成异常、冲动传导异常以及二者并存。

1. 冲动形成异常

（1）正常自律性状态：窦房结、结间束、冠状窦口周围、房室结的远端和希氏束-普肯野系统的心肌细胞均有自律性。自主神经系统兴奋性改变或心脏传导系统的内在病变，均可导致原有正常自律性的心肌细胞发放不适当的冲动，如窦性心律失常、逸搏心律。

（2）异常自律性状态：正常情况下心房、心室肌细胞是无自律性的快反应细胞，由于病变使膜电位降低-50～-60mV时，使其出现异常自律性，而原本有自律性的快反应细胞（普肯野纤维）的自律性也增高，异常自律性从而引起心律失常，如房性或室性快速心律失常。

（3）后除极触发激动：当局部儿茶酚胺浓度增高、低血钾、高血钙、洋地黄中毒及心肌缺血再灌注时，心房、心室与希氏束 – 普肯野组织在动作电位后可产生除极活动，被称为后除极。若后除极的振幅增高并抵达阈值，便可引起反复激动，可导致持续性快速性心律失常。

2. 冲动传导异常　折返是所有快速性心律失常最常见的发病机制，传导异常是产生折返的基本条件。传导异常包括：①心脏两个或多个部位的传导性与应激性各不相同，相互连接形成一个有效的折返环路。②折返环的两支应激性不同，形成单向传导阻滞。③另一通道传导缓慢，使原先发生阻滞的通道有足够时间恢复兴奋性。④原先阻滞的通道再次激动，从而完成一次折返激动。冲动在环内反复循环，从而产生持续而快速的心律失常。

（三）实验室检查

1. 心电图检查　心电图检查是诊断心律失常最重要、最常用的无创性的检查技术。需记录十二导联，并记录显示 P 波清楚导联的心电图长条，以备分析，往往选择Ⅱ或 V_1 导联。

心电图分析主要包括：①心房、心室节律是否规则，频率如何。②P – R 间期是否恒定。③P 波、QRS 波群形态是否正常，P 波与 QRS 波的相互关系等。

2. 长时间心电图记录

1）动态心电图：动态心电图检查是在患者日常工作和活动情况下，连续记录患者 24h 的心电图。其作用是：①了解患者症状发生如心悸、晕厥等，是否与心律失常有关。②明确心律失常或心肌缺血的发作与活动关系、昼夜分布特征。③帮助评价抗心律失常药物的疗效、起搏器、埋藏式心脏复律除颤器的效果和功能状态。

2）事件记录器

（1）事件记录器：应用于间歇、不频繁发作的心律失常患者，通过直接回放、电话、互联网将实时记录的发生心律失常及其发生心律失常前后的心电图传输至医院。

（2）埋植皮下事件记录器：这种事件记录器可埋于患者皮下，记录器可自行启动、检测和记录心律失常，应用于发作不频繁，可能是心律失常所致的原因不明晕厥患者。

3. 运动试验　运动试验用于运动时出现心悸的患者以协助诊断。但运动试验的敏感性不如动态心电图，须注意正常人进行运动试验时亦可出现室性期前收缩。

4. 食管心电图　将食管电极导管插入食管并置于心房水平位置，能记录心房电位，并能进行心房快速起搏和程序电刺激。其作用为：①可以提供对常见室上性心动过速发生机制的判断的帮助，帮助鉴别室上性心动过速。②可以诱发和终止房室结折返性心动过速。③有助于不典型预激综合征的诊断。④评价窦房结功能。⑤评价抗心律失常药物的疗效。

5. 临床心电生理检查

（1）心电生理检查临床作用：①诊断性应用：确立心律失常诊断及类型，了解心律失常起源部位及发生机制。②治疗性应用：以电刺激终止心动过速发作，评价某些治疗措施（如起搏器、置入式心脏复律除颤器、导管消融、手术治疗、药物治疗等）能否防止电刺激诱发心动过速；通过电极导管进行消融如射频、冷冻，达到治愈心动过速的目的。③判断预后：通过电刺激确定患者是否易于诱发室性心动过速，有无发生猝死的危险。

（2）心电生理检查适应证：①窦房结功能测定。②房室与室内传导阻滞。③心动过速。④不明原因晕厥。

二、窦性心律失常

心脏的正常起搏点位于窦房结，其冲动产生的频率是 60 ~ 100/min，产生的心律称为窦性心律。心电图特征 P 波在Ⅰ、Ⅱ、aVF 导联直立，aVR 导联倒置，P – R 间期 0.12 ~ 0.20s。窦性心律的频率因年龄、性别、体力活动等不同有显著的差异。

（一）窦性心动过速

成人窦性心率在 100 ~ 150/min，偶有高达 200/min，称窦性心动过速。窦性心动过速通常逐渐开始与终止。刺激迷走神经可以使其频率减慢，但刺激停止可恢复到原来的水平。

1. 病因 多数属生理现象，健康人常在吸烟、饮茶、咖啡、酒、剧烈运动或情绪激动等情况下发生。在某些病时也可发生，如发热、甲状腺功能亢进、贫血、心肌缺血、心力衰竭、休克等。应用肾上腺素、阿托品等药物亦常引起窦性心动过速。

2. 心电图特征 窦性 P 波规律出现，频率 >100/min，P – P 间隔 <0.6s（图 6 – 1）。

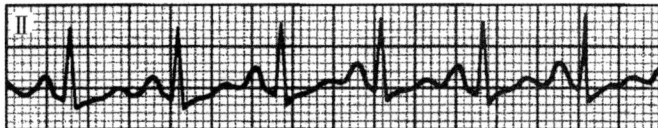

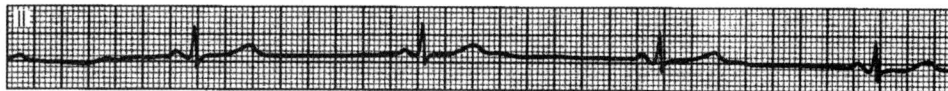

图 6 – 1 窦性心动过速

3. 治疗原则 一般不需特殊治疗。祛除诱发因素和针对原发病做相应处理。必要时可应用 β 受体阻滞药如美托洛尔，减慢心率。

（二）窦性心动过缓

成人窦性心律频率 <60/min，称窦性心动过缓。常同时伴发窦性心律不齐（不同 P – P 间期的差异大于 0.12s）。

1. 病因 多见于健康的青年人、运动员、睡眠状态，为迷走神经张力增高所致。亦可见于颅内压增高、器质性心脏病、严重缺氧、甲低、阻塞性黄疸等。服用抗心律失常药物如 β 受体阻滞药、胺碘酮、钙通道阻滞药和洋地黄过量等也可发生。

2. 心电图特征 窦性 P 波规律出现，频率 <60/min，P – P 间隔 >1s（图 6 – 2）。

图 6 – 2 窦性心动过缓

3. 临床表现 一般无自觉症状，当心率过分缓慢，出现心排血量不足，可出现胸闷、头晕，甚至晕厥等症状。

4. 治疗原则 窦性心动过缓一般无症状也不需治疗；病理性心动过缓应针对病因采取相应治疗措施。如因心率过慢而出现症状者则可用阿托品、异丙肾上腺素等药物，但不宜长期使用。症状不能缓解者可考虑心脏起搏治疗。

（三）病态窦房结功能综合征

病态窦房结功能综合征，简称病窦综合征，是由于窦房结的病变导致功能减退，出现多种心律失常的表现。病窦综合征常合并心房自律性异常，部分患者可有房室传导功能障碍。

1. 病因 某些疾病如甲状腺功能亢进、伤寒、布氏杆菌病、淀粉样变、硬化与退行性变等，在病程中损害了窦房结，导致窦房结起搏和传导功能障碍；窦房结周围神经和心房肌的病变，减少窦房结的血液供应，影响其功能；迷走神经张力增高、某些抗心律失常药物抑制窦房结功能，亦可导致窦房结功能障碍。

2. 心电图特征 主要表现为：①非药物引起的持续的窦性心动过缓，心率 <50/min。②窦性停搏与窦房传导阻滞。③窦房传导阻滞与房室传导阻滞同时并存。④心动过缓与房性快速心律失常交替发作。

其他表现：①心房颤动患者自行心室率减慢，或发作前后有心动过缓和（或）一度房室传导阻滞。②房室交界区性逸搏心律。

3. 临床表现 发作性头晕、黑矇、乏力，严重者可出现晕厥等，与心动过缓有关的心、脑血管供血不足的症状。有心动过速的症状者，还可有心悸、心绞痛等症状。

4. 治疗原则　对于无症状的患者，不必治疗，定期随访，对于有症状的患者，应用起搏器治疗。心动过缓 - 心动过速综合征患者应用起搏器后，仍有心动过速症状，可应用抗心律失常药物，但避免单独使用抗心律失常药物，以免加重心动过缓症状。

三、期前收缩

根据异位起搏点部位的不同，期前收缩可分为房性、房室交界区性和室性期前收缩。期前收缩起源于一个异位起搏点，称为单源性，起源于多个异位起搏点，称为多源性。

临床上将偶尔出现期前收缩称偶发性期前收缩，但期前收缩 >5 个/min 称频发性期前收缩。如每一个窦性搏动后出现一个期前收缩，称为二联律；每两个窦性搏动后出现一个期前收缩，称为三联律；每一个窦性搏动后出现两个期前收缩，称为成对期前收缩。

（一）病因

各种器质性心脏病如冠心病、心肌炎、心肌病、风湿性心脏病、二尖瓣脱垂等可引起期前收缩。电解质紊乱、应用某些药物亦可引起期前收缩。另外，健康人在过度劳累、情绪激动、大量吸烟饮酒、饮浓茶、进食咖啡因等可引起期前收缩。

（二）心电图特征

1. 房性期前收缩　P 波提早出现，其形态与窦性 P 波不同，P - R 间期大于 0.12s，QRS 波群形态与正常窦性心律的 QRS 波群相同，期前收缩后有不完全代偿间歇（图 6 - 3）。

2. 房室交界性期前收缩　提前出现的 QRS 波群，其形态与窦性心律相同；P 波为逆行型（在Ⅱ、Ⅲ、aVF 导联中倒置）出现在 QRS 波群前，P - R 间期 < 0.12s。或出现在 QRS 波后，R - P 间期 < 0.20s。也可出现在 QRS 波之中。期前收缩后大多有完全代偿间歇。

3. 室性期前收缩　QRS 波群提前出现，形态宽大畸形，QRS 时限 >12s，与前一个 P 波无相关；T 波常与 QRS 波群的主波方向相反；期前收缩后有完全代偿间歇（图 6 - 4）。

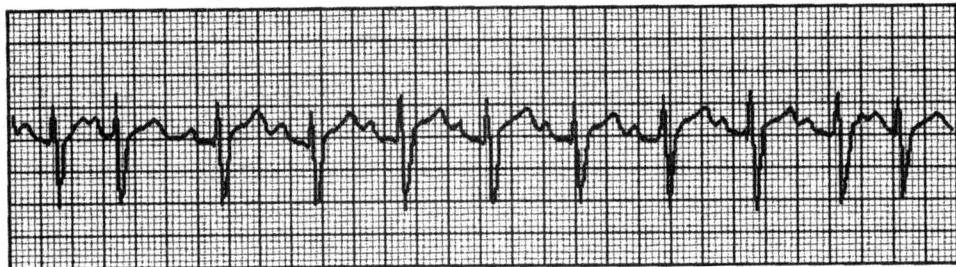

图 6 - 3　房性期前收缩

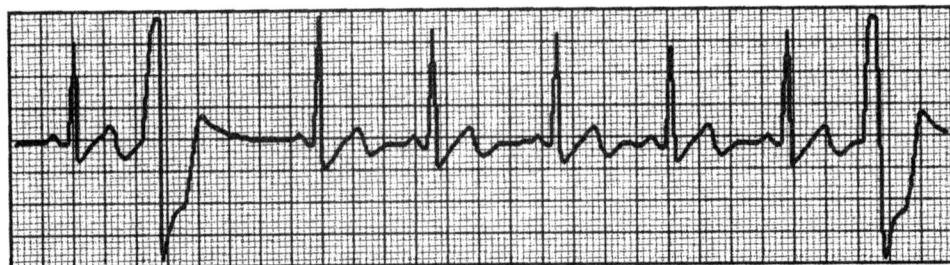

图 6 - 4　室性期前收缩

（三）临床表现

偶发期前收缩大多无症状，可有心悸或感到 1 次心跳加重或有心跳暂停感。频发期前收缩使心排血量降低，引起乏力、头晕、胸闷等。

脉搏检查可有脉搏不齐，有时期前收缩本身的脉搏减弱。听诊呈心律不齐，期前收缩的第一心音常增强，第二心音相对减弱甚至消失。

（四）治疗原则

1. 病因治疗 积极治疗病因，消除诱因。如改善心肌供血，控制炎症，纠正电解质紊乱，防止情绪紧张和过度疲劳。

2. 对症治疗 偶发期前收缩无重要临床意义，不需特殊治疗，亦可用小量镇静药或β受体阻滞药；对症状明显、呈联律的期前收缩需应用抗心律失常药物治疗，如频发房性、交界区性期前收缩常选用维拉帕米、β受体阻滞药等；室性期前收缩常选用利多卡因、美西律、胺碘酮等；洋地黄中毒引起的室性期前收缩应立即停用洋地黄，并给予钾盐和苯妥英钠治疗。

四、阵发性心动过速

阵发性心动过速是指阵发性、快速而规则的异位心律，由3个以上包括3个连续发生的期前收缩形成。根据异位起搏点的部位不同，可分为房性、交界区性和室性三种，房性与交界区性心动过速有时难以区别，故统称为室上性心动过速。

（一）病因

1. 室上性心动过速病因 常见于无器质性心脏病的正常人，也可见于各种心脏病患者，如冠心病、高血压、风心病、甲状腺功能亢进、洋地黄中毒等患者。

2. 室速病因 多见于器质性心脏病患者，最常见于冠心病急性心肌梗死，其他如心肌病、心肌炎、风湿性心脏病、电解质紊乱、洋地黄中毒、Q－T延长综合征、药物中毒等。

（二）心电图特征

1. 室上性心动过速心电图特征 连续3次或以上快而规则的房性或交界区性期前收缩（QRS波群形态正常），频率在150～250/min，P波为逆行性（Ⅱ、Ⅲ、aVF导联倒置），常埋藏于QRS波群内或位于其终末部分，与QRS波群保持恒定关系，但不易分辨（图6－5）。

2. 室性心动过速心电图特征 连续3次或3次以上室性期前收缩；QRS波形态畸形，时限大于0.12s，有继发性ST－T改变，T波常与QRS波群主波方向相反；心室率140～220/min，心律可以稍不规则；一般情况下P波与QRS波群无关，形成房室分离；常可见到心室夺获或室性融合波，是诊断室速的最重要依据（图6－6）。

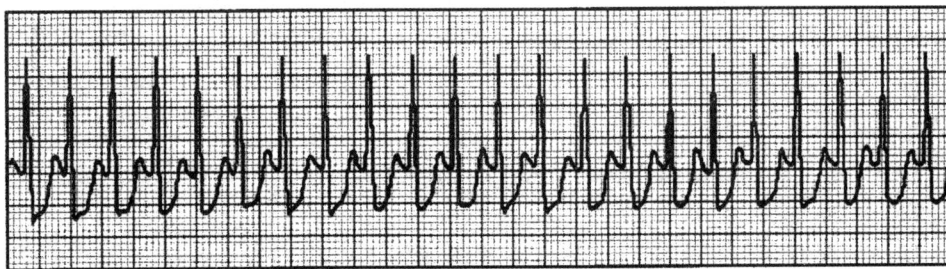

图6－5 室上性心动过速

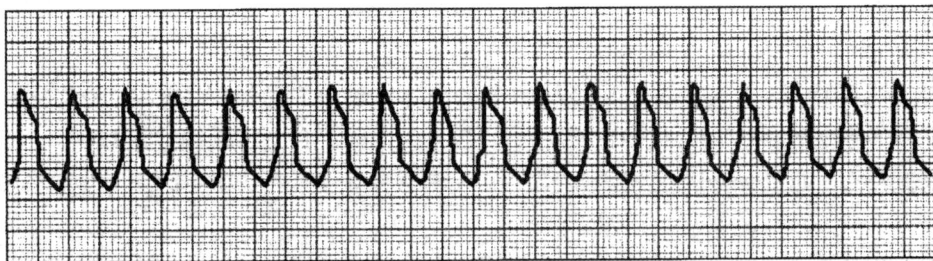

图6－6 室性心动过速

（三）临床表现

1. 室上性心动过速临床表现特点　心率快而规则，常达 150～250/min。突发突止，持续数秒、数小时甚至数日不等。发作时患者可有心悸、胸闷、乏力、头晕、心绞痛，甚至发生心力衰竭、休克。症状轻重取决于发作时的心率及持续时间。

2. 室性心动过速临床表现特点　发作时临床症状轻重可因发作时心率、持续时间、原有心脏病变而各有不同。非持续性室性心动过速（发作持续时间少于 30s，能自行终止）患者，可无症状；持续性室性心动过速（发作持续时间长于 30s，不能自行终止）由于快速心率及心房、心室收缩不协调而致心排血量降低，血流动力学明显障碍，心肌缺血，可出现呼吸困难、心绞痛、血压下降、晕厥、少尿、休克甚至猝死。听诊心率增快 140～220/min，心律可有轻度不齐，第一心音强弱不一。

（四）治疗原则

1. 室上速治疗　发作时间短暂，可自行停止者，不需特殊治疗。

持续发作几分钟以上或原有心脏病患者应采取：①刺激迷走神经的方法：刺激咽部引起呕吐反射、Valsalva 动作（深吸气后屏气，再用力做呼气动作）、按压颈动脉窦、将面部浸没于冰水中等。②抗心律失常药物：首选维拉帕米，其他可选用艾司洛尔、普罗帕酮等药物。③对于合并心力衰竭的病患者，洋地黄可作首选药物，毛花苷 C 静脉注射。但其他患者洋地黄目前已少用。④应用升压药物：常用间羟胺、去甲肾上腺素等。

对于药物效果不好患者可采用食管心房起搏，效果不佳可采用同步直流电复律术。对于症状重、频繁发作、用药效果不好的患者，可应用经导管射频消融术进行治疗。

2. 室速治疗　无器质性心脏病患者非持续性室性心动过速，又无症状者，无需治疗。

持续性发作时治疗首选利多卡因静脉注射，首次剂量为 50～100mg，必要时 5～10min 后重复。发作控制后应继续用利多卡因静脉滴注维持 24～48h，维持量 1～4mg/min 防止复发。其他药物有普罗帕酮、索他洛尔、普鲁卡因胺、苯妥英钠、胺碘酮、溴苄铵等。

如应用药物无效，或患者已出现低血压、休克、心绞痛、充血性心力衰竭、脑血流灌注不足时，可用同步直流电复律。洋地黄中毒引起的室性心动过速，不宜应用电复律。

五、心房和心室扑动与颤动

当异位搏动的频率超过阵发性心动过速的范围时，形成的心律称为扑动或颤动。可分为心房扑动（简称房扑）、心房颤动（简称房颤）、心室扑动（简称室扑）、心室颤动（简称室颤）。房颤是仅次于期前收缩的常见心律失常，远比房扑多见，还是心力衰竭最常见的诱因之一。室扑、室颤是极危重的心律失常。

（一）房扑与房颤

心房内产生极快的冲动，心房内心肌纤维极不协调地乱颤，心房丧失有效的收缩，心排血量比窦性心律减少 25% 以上。

1. 病因　房扑、房颤病因基本相同，常发生于器质性心脏病患者，如风湿性心瓣膜病、冠心病、高血压性心脏病、甲状腺功能亢进、心力衰竭、心肌病等。也可发生于健康人情绪激动、手术后、急性酒精中毒、运动后。

2. 心电图特征

（1）房扑心电图特点：P 波消失，呈规律的锯齿状扑动波（F 波），心房率 250～350/min，F 波与 QRS 波群成某种固定的比例，最常见的比例为 2：1 房室传导，心室率规则或不规则，取决于房室传导比例，QRS 波群形态一般正常，伴有室内差异性传导或原有束支传导阻滞者 QRS 波群可宽大变形（图 6-7）。

（2）房颤心电图特点：为窦性 P 波消失，代之以大小形态及规律不一的 f 波，频率 350～600/min，R-R 间隔完全不规则，心室率极不规则，通常在 100～160/min。QRS 波群形态一般正常，伴有室内差异性传导或原有束支传导阻滞者 QRS 波群可宽大变形（图 6 - 8）。

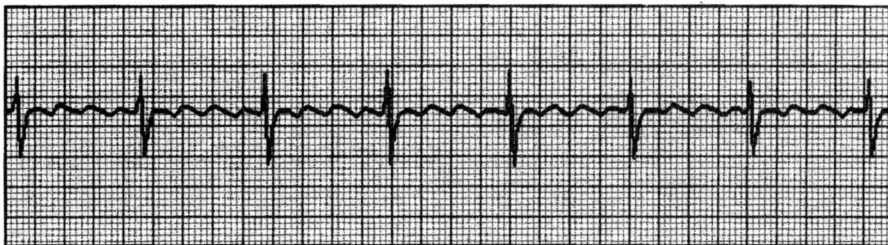

图 6 - 7 房扑

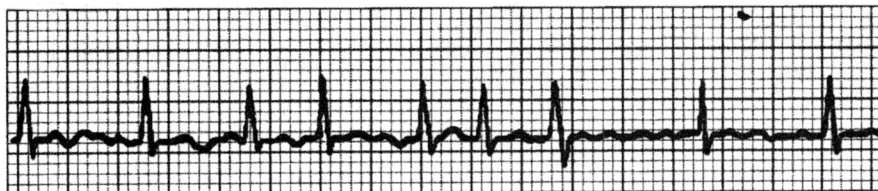

图 6 - 8 房颤

3. 临床表现　房扑与房颤的临床症状取决于心室率的快慢，如心室率不快者可无任何症状。房颤心室率 < 150/min，患者可有心悸、气促、心前区不适等症状，心室率极快者 > 150/min，可因心排血量降低而发生晕厥、急性肺水肿、心绞痛或休克。持久性房颤，易形成左心房附壁血栓，若脱落可引起动脉栓塞。

房颤心脏听诊第一心音强弱不一致，心律绝对不规则。脉搏表现为快慢不均、强弱不等，发生脉搏短绌现象。

房扑心室率如极快，可诱发心绞痛和心力衰竭。

4. 治疗原则

（1）房扑治疗：针对原发病进行治疗。应用同步直流电复律术转复房扑是最有效的方法。普罗帕酮、胺碘酮对转复、预防房扑复发有一定疗效。洋地黄类制剂是控制心室率首选药物，钙通道阻滞药对控制心室率亦有效。部分患者可行导管消融术治疗。

（2）房颤治疗：积极查出房颤的原发病及诱发原因，并给予相应的处理。急性期应首选电复律治疗。心室率不快，发作时间短暂者无需特殊治疗；如心率快，且发作时间长，可用洋地黄减慢心室率，维拉帕米、地尔硫草等药物终止房颤。对持续性房颤患者，如有恢复正常窦性心律指征时，可用同步直流电复律或药物复律。也可应用经导管射频消融进行治疗。

（二）室扑与室颤

心室内心肌纤维发生快而微弱的、不协调的乱颤，心室完全丧失射血能力，是最严重的心律失常，相当于心室停搏。

1. 病因　急性心肌梗死是最常见病因，洋地黄中毒、严重低血钾、心脏手术、电击伤以及胺碘酮、奎尼丁中毒等也可引起，是器质性心脏病和其他疾病危重患者临终前发生的心律失常。

2. 临床表现　室颤一旦发生，表现为迅速意识丧失、抽搐、发绀，继而呼吸停止，瞳孔散大甚至死亡。查体心音消失、脉搏触不到，血压测不到。

3. 心电图特征

（1）室扑心电图特征：QRS - T 波群消失，带之以相对规律均齐的快速大幅波动，频率为 150 ~ 300/min（图 6 - 9）。

（2）室颤心电图特征：QRS 波群与 T 波消失，呈完全无规则的波浪状曲线，形状、频率、振幅高低各异（图 6 - 10）。

4. 治疗原则　室颤可致心脏停搏，一旦发生立即做非同步直流电除颤，同时胸外心脏按压及人工呼吸，保持呼吸道通畅，迅速建立静脉通路，给予复苏和抗心律失常药物等抢救措施。

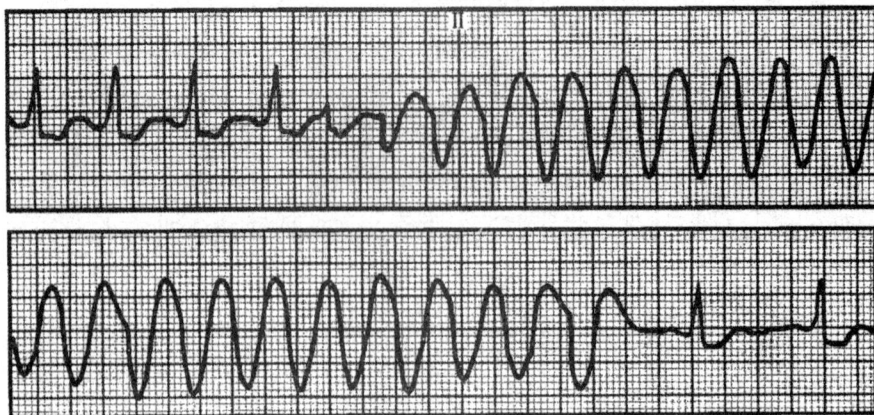

图 6 - 9　室扑

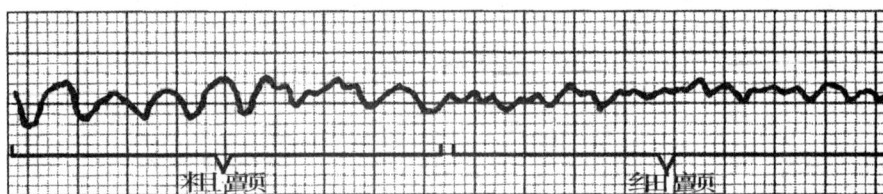

图 6 - 10　心室颤动

六、房室传导阻滞

冲动从心房传至心室的过程中发生障碍，冲动传导延迟或不能传导，称为房室传导阻滞，按其阻滞的程度，分为三度：一度房室传导阻滞、二度房室传导阻滞，三度房室传导阻滞。一度、二度又称为不完全性房室传导阻滞，三度则为完全性房室传导阻滞，此时全部冲动均不能被传导。

（一）病因

多见于器质性心脏病，如冠心病、心肌炎、心肌病、高血压病、心内膜炎、甲状腺功能低下等。另外，电解质紊乱、药物中毒、心脏手术等也是引发房室传导阻滞的病因。偶见正常人在迷走神经张力增高时可出现不完全性房室传导阻滞。

（二）临床表现

一度房室传导阻滞患者除有原发病的症状外，一般无其他症状。

二度房室传导阻滞又分为Ⅰ型和Ⅱ型，Ⅰ型也称文氏现象或莫氏Ⅰ型，二度Ⅰ型患者常有心悸和心搏脱落感，听诊第一心音强度逐渐减弱并有心搏；二度Ⅱ型又称莫氏Ⅱ型，患者心室率较慢时，可有心悸、头晕、气急、乏力等症状，脉律可不规则或慢而规则，但第一心音强度恒定。此型易发展为完全性房室传导阻滞。

三度房室传导阻滞的临床症状轻重取决于心室率的快慢，如患者心率 30 ~ 50/min，则出现心跳缓慢，脉率慢而规则，有心悸、头晕、乏力的感觉，出现晕厥、心绞痛、心力衰竭和脑供血不全等表现。当心率 <20/min，可引起阿 - 斯综合征，甚至心跳暂停。

（三）心电图特征

一度房室传导阻滞 P - R 间隔 >0.20s，无 QRS 波群脱落（图 6 - 11）。

二度房室传导阻滞莫氏Ⅰ型（文氏现象）的特征为：PR 间期逐渐延长，直至 QRS 波群脱落；相令 B 的 R - R 间期逐渐缩短，直至 P 波后 QRS 波群脱落，之后 P - R 间期又恢复以前时限，如此周而复始；包含 QRS 波群脱落的 R - R 间期比两倍正常窦性 P - P 间期短；最常见的房室传导比例为 3：2 或 5：4（图 6 - 12）。

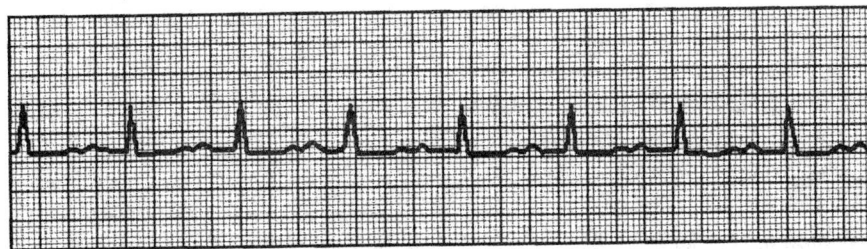

图6-11 一度房室传导阻滞

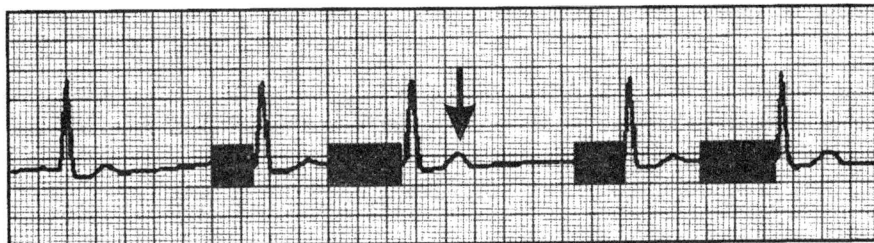

图6-12 二度房室传导阻滞莫氏Ⅰ型

莫氏Ⅱ型的特征为P-R间期固定（正常或延长），有间歇性P波与QRS波群脱落，常呈2：1或3：1传导；QRS波群形态多数正常（图6-13）。

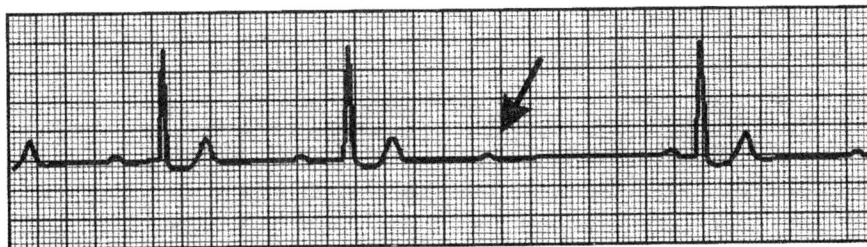

图6-13 二度房室传导阻滞莫氏Ⅱ型

三度房室传导阻滞，心房和心室独立活动，P波与QRS波群完全脱离关系；P-P距离和R-R距离各自相等；心室率慢于心房率；QRS波群形态取决于阻滞部位（图6-14）。

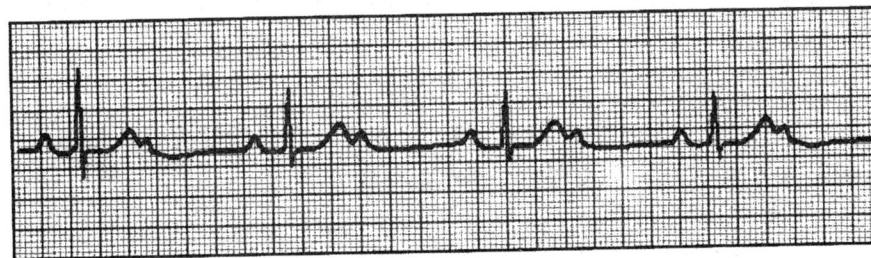

图6-14 三度房室传导阻滞

（四）治疗原则

一度及二度Ⅰ型房室传导阻滞如心室率不慢且无症状者，一般不需治疗。心室率<40/min或症状明显者，可选用阿托品、异丙肾上腺素，提高心室率。但急性心肌梗死患者应慎用，因可导致严重室性心律失常。二度Ⅱ型和三度房室传导阻滞，心室率缓慢，伴有血流动力学障碍，出现阿-斯综合征时，应立即按心脏停搏处理。对反复发作、曾有阿-斯综合征发作的患者，应及时安装临时或埋藏式心脏起搏器。

七、心律失常患者的护理措施

（一）休息与活动

影响心功能的心律失常患者应绝对卧床休息，以减少心肌耗氧量和对交感神经的刺激。协助做好生活护理，保持大便通畅，减少和避免任何不良刺激，以利身心休息。对于伴有呼吸困难、发绀等症状时，给予氧气吸入。

功能性和轻度器质性心律失常血流动力学改变不大的患者，应注意劳逸结合，避免感染，可维持正常工作和生活，积极参加体育运动，改善自主神经功能。

（二）心理护理

给予必要的解释和安慰，加强巡视，给予必要的生活护理，增加患者的安全感。

（三）饮食护理

给予低脂、易消化、营养饮食，不宜饱食，少量多餐，避免吸烟、酗酒、刺激性饮料和食物。

（四）病情观察

1. 观察生命体征　密切观察脉搏、呼吸、血压、心率、心律，以及神志、面色等变化，同时应注意患者的电解质及酸碱平衡情况变化。

2. 心电监护　严重心律失常患者应实行心电监护，注意有无引起猝死的危险征兆，如心律失常频发性、多源性、成联律、RonT 室性早搏、阵发性室上性心动过速、房颤、二度 Ⅱ 型及三度房室传导阻滞等。如发现上述情况，立即报告医师进行处理，同时做好抢救，如吸氧、开放静脉通道、准备抗心律失常药物、除颤器、临时起搏器等。

（五）用药护理

1. 正确、准确使用抗心律失常药物　口服药应按时按量服用，静脉注射及静滴药物速度要严格按医嘱执行，用药过程及用药后要注意观察患者心律、心率、血压、脉搏、呼吸和意识，必要时行心电监测，判断疗效和有无不良反应。

2. 观察药物不良反应　利多卡因对心力衰竭、肝肾功能不全、酸中毒、老年患者，药物半衰期明显延长，应用时须注意减量。另外静脉注射利多卡因不可过快、过量，以免导致中枢神经系统毒性反应，如嗜睡、感觉异常、眩晕、视物模糊，甚至谵妄、昏迷等。还可以引起心血管系统不良反应，如传导阻滞、低血压、抽搐，甚至呼吸抑制和心脏停搏。

奎尼丁药物有较强的心脏毒性作用，使用前测血压、心率，用药期间应观察血压、心电图，如有明显血压下降、心率减慢或不规则，心电图示 Q－T 间期延长时，须暂停给药，并给予处理。

胺碘酮对心外毒性最严重的为肺纤维化，应严密观察患者的呼吸状态及早发现肺损伤的情况。

（六）健康指导

（1）向患者及家属讲明心律失常的病因、诱因和防治知识。

（2）注意休息，劳逸结合，防止增加心脏负担。无器质性心脏病的患者应积极参加体育运动，改善自主神经功能；器质性心脏病患者可根据心功能适当活动和休息。

（3）积极治疗原发病，避免诱因如发热、寒冷、睡眠不足等。

（4）按医嘱服用抗心律失常药物，不可自行增减和撤换药物，注意药物不良反应，如有不良反应及时就医。

（5）饮食应选择低脂、易消化、富营养，少量多餐。应避免吸烟、酗酒、饱食、刺激性饮食、含咖啡因饮料以免引起心律失常。

（6）教会患者及家属测量脉搏和心律的方法，每天至少 1 次，每次至少 1min。对于反复发生严重心律失常的患者家属，要教会其心肺复苏术以备急救。

（7）对于有晕厥史的患者要避免从事驾驶、高空作业等危险工作，当出现头晕、黑矇时，立即平卧，以免晕厥发作时摔倒。

（8）定期门诊随访，复查心电图。

（姜　颖）

第七章

消化系统疾病护理

第一节　消化系统疾病常见症状体征的护理

一、恶心与呕吐

恶心（nausea）为上腹部不适、紧迫欲吐的感觉，可伴有迷走神经兴奋的症状，如皮肤苍白、出汗、流涎、血压降低及心动过缓等；呕吐（vomit）是通过胃的强烈收缩迫使胃或部分小肠的内容物经食管、口腔而排出体外的现象。二者均为复杂的反射动作，可单独发生，但多数患者先有恶心，继而呕吐。

引起恶心与呕吐的消化系统常见疾病有：①胃癌、胃炎、消化性溃疡并发幽门梗阻。②肝、胆囊、胆管、胰腺、腹膜的急性炎症。③胃肠功能紊乱引起的功能性呕吐。④肠梗阻。⑤消化系统以外的疾病也可引起呕吐，如脑部疾病（脑出血、脑炎、脑部肿瘤等）、前庭神经病变（梅尼埃病等）、代谢性疾病（甲亢、尿毒症等）。

（一）护理评估

1. 病史　恶心与呕吐发生的时间、频度、原因或诱因，与进食的关系；呕吐的特点及呕吐物的性质、量；呕吐伴随的症状，如是否伴有腹痛、腹泻、发热、头痛、眩晕等。呕吐出现的时间、频度、呕吐物的量与性状因病种而异。上消化道出血时呕吐物呈咖啡色甚至鲜红色；消化性溃疡并发幽门梗阻时呕吐常在餐后发生，呕吐量大，呕吐物含酸性发酵宿食；低位肠梗阻时呕吐物带粪臭味；急性胰腺炎可出现频繁剧烈的呕吐，吐出胃内容物甚至胆汁。呕吐频繁且量大者可引起水、电解质紊乱、代谢性碱中毒。长期呕吐伴厌食者可致营养不良。

2. 身体评估　患者的生命体征、神志、营养状况，有无失水表现。有无腹胀、腹肌紧张，有无压痛、反跳痛及其部位、程度，肠鸣音是否正常。

3. 心理－社会资料　长期反复恶心与呕吐，常使患者烦躁、不安，甚至焦虑和恐惧，而不良的心理反应，又可使症状加重。应注意评估患者的精神状态，有无疲乏无力，有无焦虑、抑郁及其程度，呕吐是否与精神因素有关等。

4. 辅助检查　必要时作呕吐物毒物分析或细菌培养等检查，呕吐物量大者注意有无水、电解质代谢和酸碱平衡失调。

（二）常见护理诊断及医护合作性问题

1. 有体液不足的危险　与大量呕吐导致失水有关。

2. 活动无耐力　与频繁呕吐导致失水、电解质丢失有关。

3. 焦虑　与频繁呕吐、不能进食有关。

（三）护理目标

患者生命体征在正常范围内，不发生水、电解质代谢和酸碱平衡失调；呕吐减轻或停止，逐步恢复进食，活动耐力恢复或有所改善；焦虑程度减轻。

（四）护理措施

1. 体液不足的危险

（1）监测生命体征：定时测量和记录生命体征直至稳定。血容量不足时可发生心动过速、呼吸急促、血压降低，特别是直立性低血压。持续性呕吐致大量胃液丢失，发生代谢性碱中毒时，患者呼吸可浅、慢。

（2）观察患者有无失水征象：准确测量和记录每日的出入量、尿比重、体重。依失水程度不同，患者可出现软弱无力、口渴、皮肤黏膜干燥、弹性减低，尿量减少、尿比重增高，并可有烦躁、神志不清以至昏迷等表现。

（3）严密观察患者呕吐：观察患者呕吐的特点，记录呕吐的次数，呕吐物的性质和量、颜色、气味。动态观察实验室检查结果，例如血清电解质、酸碱平衡状态。

（4）积极补充水分和电解质：剧烈呕吐不能进食或严重水、电解质失衡时，主要通过静脉输液给予纠正。口服补液时，应少量多次饮用，以免引起恶心、呕吐。如口服补液未能达到所需补液量时，仍需静脉输液以恢复和保持机体的液体平衡状态。

2. 活动无耐力 协助患者活动，患者呕吐时应帮助其坐起或侧卧，头偏向一侧，以免误吸。吐毕给予漱口，更换污染衣物被褥，开窗通风以去除异味。告诉患者突然起身可能出现头晕、心悸等不适。故坐起时应动作缓慢，以免发生直立性低血压。及时遵医嘱应用制吐药及其他治疗，促使患者逐步恢复正常饮食和体力。

3. 焦虑

（1）评估患者的心理状态：关心患者，通过与患者及家属交流，了解其心理状态。

（2）缓解患者焦虑：耐心解答患者及家属提出的问题，向患者解释精神紧张不利于呕吐的缓解，特别是有的呕吐与精神因素有关，紧张、焦虑还会影响食欲和消化功能，而治病的信心及情绪稳定则有利于症状的缓解。

（3）指导患者减轻焦虑的方法：常用深呼吸、转移注意力等放松技术，减少呕吐的发生。①深呼吸法：用鼻吸气，然后张口慢慢呼气，反复进行。②转移注意力：通过与患者交谈，或倾听轻快的音乐，或阅读喜爱的文章等方法转移患者注意力。

（五）护理评价

患者生命体征稳定在正常范围，无口渴、尿少、皮肤干燥、弹性减退等失水表现，血生化指标正常；呕吐及其引起的不适减轻或消失，逐步耐受及增加进食量；活动耐量增加，活动后无头晕、心悸、气促或直立性低血压出现；能认识自己的焦虑状态并运用适当的应对技术。

二、腹痛

腹痛（abdominal pain）在临床上一般按起病急缓、病程长短分为急性与慢性腹痛。急性腹痛多由腹腔器官急性炎症、空腔脏器阻塞或扩张、腹膜炎症、腹腔内血管阻塞等引起；慢性腹痛的原因常为腹腔脏器的慢性炎症、空腔脏器的张力变化、胃、十二指肠溃疡、腹腔脏器的扭转或梗阻、脏器包膜的牵张等。此外，某些全身性疾病、泌尿生殖系统疾病、腹外脏器疾病如急性心肌梗死和下叶肺炎等亦可引起腹痛。

（一）护理评估

1. 病史 腹痛发生的原因或诱因，腹痛的部位、性质和程度；腹痛的时间，特别是与进食、活动、体位的关系；腹痛发生时的伴随症状，有无恶心与呕吐、腹泻、发热等；有无缓解的方法。

腹痛可表现为隐痛、钝痛、灼痛、胀痛、刀割样痛、钻痛或绞痛等，可为持续性或阵发性疼痛，其部位、性质和程度常与疾病有关。如胃、十二指肠疾病引起的腹痛多为中上腹部隐痛、灼痛或不适感，伴厌食、恶心、呕吐、嗳气、反酸等。小肠疾病疼痛多在脐部或脐周，并有腹泻、腹胀等表现。大肠病变所致的腹痛为下腹部一侧或双侧疼痛。急性胰腺炎常出现上腹部剧烈疼痛，为持续性钝痛、钻痛或绞痛，并向腰背部呈带状放射。急性腹膜炎时疼痛弥漫全腹，腹肌紧张，有压痛、反跳痛。

2. 身体评估 患者的生命体征、神态、神志、营养状况。有无腹胀、腹肌紧张、压痛、反跳痛及其部位、程度、肠鸣音是否正常。

3. 心理 - 社会资料 疼痛可使患者精神紧张及焦虑，而紧张、焦虑又可加重疼痛，因此，应注意评估患者有无因疼痛或其他因素而产生的精神紧张、焦虑不安等。

4. 辅助检查 根据病种不同行相应的实验室检查，必要时需作 X 线钡餐检查、消化道内镜检查等。

（二）常见护理诊断及医护合作性问题

腹痛与胃肠道炎症、溃疡、肿瘤有关。

（三）护理目标

患者的疼痛逐渐减轻或消失。

（四）护理措施

1. 疼痛监测 严密观察患者腹痛的部位、性质及程度，如果疼痛性质突然发生改变，且经一般对症处理疼痛不仅不能减轻，反而加重，需警惕某些并发症的出现，如溃疡穿孔、弥漫性腹膜炎等。应立即请医师进行必要的检查，严禁随意使用镇痛药物，以免掩盖症状，延误病情。

2. 教会患者非药物性缓解疼痛的方法 对疼痛，特别是有慢性疼痛的患者，采用非药物性止痛方法，可减轻其焦虑、紧张，提高其疼痛阈值和对疼痛的控制感。常用方法包括：①指导式想象：利用一个人对某特定事物的想象而达到特定正向效果，如回忆一些有趣的往事可转移注意力，从而减轻疼痛。②局部热疗法：除急腹症外，对疼痛局部可应用热水袋进行热敷，从而解除痉挛而达到止痛效果。③气功疗法：指导患者通过自我意识，集中注意力，使全身各部分肌肉放松，进而增强对疼痛的耐受力。④其他：指导患者应用深呼吸法和转移注意力有助于其减轻疼痛。

3. 针灸止痛 根据不同疾病，不同疼痛部位采取不同穴位针疗。

4. 药物止痛 镇痛药物的种类甚多，应根据病情，疼痛性质和程度选择性给药。癌性疼痛应遵循按需给药的原则有效控制患者的疼痛。疼痛缓解或消失后及时停药，防止药物不良反应及患者对药物的耐药性和成瘾性。急性剧烈腹痛诊断未明时，不可随意使用镇痛药物，以免掩盖症状，延误病情。

（五）护理评价

患者疼痛减轻或消失。

三、腹泻

腹泻（diarrhea）是指排便的次数多于平日习惯的频率，粪质稀薄。腹泻多由于肠道疾病引起，其他原因有药物、全身性疾病、过敏和心理因素等。发生机制为肠蠕动亢进、肠分泌增多或吸收障碍。

（一）护理评估

1. 病史 腹泻发生的时间、起病原因或诱因、病程长短；粪便的性状、次数和量、气味和颜色；有无腹痛及疼痛的部位，有无里急后重、恶心与呕吐、发热等伴随症状；有无口渴、疲乏无力等失水表现。

2. 身体评估 急性严重腹泻时，应注意评估患者的生命体征、神志、尿量、皮肤弹性等，注意患者有无水、电解质紊乱、酸碱失衡、血容量减少。慢性腹泻时应注意患者的营养状况，有无消瘦、贫血的体征。评估患者有无腹胀、腹部包块、压痛，肠鸣音有无异常。有无因排便频繁及粪便刺激，引起肛周皮肤糜烂。

小肠病变引起的腹泻粪便呈糊状或水样，可含有未完全消化的食物成分，大量水泻易导致脱水和电解质丢失，部分慢性腹泻患者可发生营养不良。大肠病变引起的腹泻粪便可含脓、血、黏液，病变累及直肠时可出现里急后重。

3. 心理－社会资料　频繁腹泻常影响患者正常的工作和社会活动，使患者产生自卑心理。应注意评估患者有无自卑、忧虑、紧张等心理反应，患者的腹泻是否与其心理精神反应有关。

4. 辅助检查　正确采集新鲜粪便标本作显微镜检查，必要时做细菌学检查。急性腹泻者注意监测血清电解质、酸碱平衡状况。

（二）常见护理诊断及医护合作性问题

1. 腹泻　与肠道疾病或全身性疾病有关。

2. 营养失调：低于机体需要量　与严重腹泻导致水、电解质紊乱有关。

3. 有体液不足的危险　与大量腹泻引起失水有关。

（三）护理目标

患者的腹泻及其不适减轻或消失，能保证机体所需水分、电解质和营养素的摄入，生命体征、尿量、血生化指标在正常范围。

（四）护理措施

1. 腹泻

（1）病情监测：包括排便情况、伴随症状、全身情况及血生化指标的监测。

（2）饮食选择：饮食以少渣、易消化食物为主，避免生冷、多纤维、味道浓烈的刺激性食物。急性腹泻应根据病情和医嘱，给予禁食、流质、半流质或软食。

（3）指导患者活动和减轻腹泻：急性起病，全身症状明显的患者应卧床休息，注意腹部保暖。可用暖水袋腹部热敷，以减弱肠道运动，减少排便次数，并有利于减轻腹痛等症状。慢性、轻症者可适当活动。

（4）加强肛周皮肤的护理：排便频繁时，因粪便的刺激，可使肛周皮肤损伤，引起糜烂及感染。排便后应用温水清洗肛周，保持清洁干燥，涂无菌凡士林或抗生素软膏以保护肛周皮肤，促进损伤处愈合。

（5）心理护理：慢性腹泻治疗效果不明显时，患者往往对预后感到担忧，纤维结肠内镜等检查有一定痛苦，某些腹泻如肠易激综合征与精神因素有关，故应注意患者心理状况的评估和护理，通过解释、鼓励来提高患者配合检查和治疗的认识，稳定患者情绪。

2. 营养失调

（1）饮食护理：可经口服者，注意饮食选择，以少渣、易消化食物为主，避免生冷、多纤维、味道浓烈的刺激性食物。严重腹泻，伴恶心与呕吐者，积极静脉补充营养。注意输液速度的调节。因老年人易因腹泻发生脱水，也易因输液速度过快引起循环衰竭，故尤应及时补液，并注意输液速度。

（2）营养评价：观察并记录患者每日进餐次数、量、品种，以了解其摄入营养能否满足机体需要。定期测量体重，监测有关营养指标的变化，如血红蛋白浓度、人血白蛋白等。

3. 有体液不足的危险　动态观察患者的液体平衡状态，按医嘱补充水分和电解质。具体措施见本节恶心与呕吐的相关护理措施。

（五）护理评价

患者的腹泻及其伴随症状减轻或消失；机体获得足够的热量、水、电解质和各种营养物质，营养状态改善；生命体征正常，无失水、电解质紊乱的表现。

（姜　颖）

第二节　急性胃炎

一、概述

急性胃炎指由各种原因引起的急性胃黏膜炎症，其病变可以仅局限于胃底、胃体、胃窦的任何一部分，病变深度大多局限于黏膜层，严重时则可累及黏膜下层、肌层，甚至达浆膜层。临床表现多种多样，可以有上腹痛、恶心、呕吐、上腹不适、呕血、黑粪，也可无症状，而仅有胃镜下表现。急性胃炎的病因虽然多样，但各种类型在临床表现、病变的发展规律和临床诊治等方面有一些共性。大多数患者，通过及时诊治能很快痊愈，但也有部分患者其病变可以长期存在并转化为慢性胃炎。

二、护理评估

（一）健康史

评估患者既往有无胃病史，有无服用对胃有刺激的药物，如阿司匹林、保泰松、洋地黄、铁剂等，评估患者的饮食情况及睡眠。

（二）临床症状评估与观察

1. 腹痛的评估　患者主要表现为上腹痛、饱胀不适。多数患者无症状，或症状被原发疾病所掩盖。
2. 恶心、呕吐的评估　患者可有恶心、呕吐、食欲不振等症状，注意观察患者呕吐的次数及呕吐物的性质、量的情况。
3. 腹泻的评估　食用沙门菌、嗜盐菌或葡萄球菌毒素污染食物引起的胃炎患者常伴有腹泻。评估患者的大便次数、颜色、性状及量的情况。
4. 呕血和（或）黑粪的评估　在所有上消化道出血的病例中，急性糜烂出血性胃炎所致的消化道出血占10%～30%，仅次于消化性溃疡。

（三）辅助检查的评估

1. 病理　主要表现为中性粒细胞浸润。
2. 胃镜检查　可见胃黏膜充血、水肿、糜烂、出血及炎性渗出。
3. 实验室检查　血常规检查：糜烂性胃炎可有红细胞、血红蛋白减少。便常规检查：便潜血阳性。血电解质检查：剧烈腹泻患者可有水、电解质紊乱。

（四）心理－社会因素评估

1. 生活方式　评估患者生活是否规律，包括学习或工作、活动、休息与睡眠的规律性，有无烟酒嗜好等。评估患者是否能得到亲人及朋友的关爱。
2. 饮食习惯　评估患者是否进食过冷、过热、过于粗糙的食物；是否食用刺激性食物，如辛辣、过酸或过甜的食物，以及浓茶、浓咖啡、烈酒等；是否注意饮食卫生。
3. 焦虑或恐惧　因出现呕血、黑粪或症状反复发作而产生紧张、焦虑、恐惧心理。
4. 认知程度　是否了解急性胃炎的病因及诱发因素，以及如何防护。

（五）腹部体征评估

上腹部压痛是常见体征，有时上腹胀气明显。

三、护理问题

1. 腹痛　由于胃黏膜的炎性病变所致。
2. 营养失调：低于机体需要量　由于胃黏膜的炎性病变所致的食物摄入、吸收障碍所致。
3. 焦虑　由于呕血、黑粪及病情反复所致。

四、护理目标

（1）患者腹痛症状减轻或消失。
（2）患者住院期间保证机体需热量，维持水电解质及酸碱平衡。
（3）患者焦虑程度减轻或消失。

五、护理措施

（一）一般护理

1. 休息　患者应注意休息，减少活动，对急性应激造成者应卧床休息，同时应做好患者的心理疏导。

2. 饮食　一般可给予无渣、半流质的温热饮食。如少量出血可给予牛奶、米汤等以中和胃酸，有利于黏膜的修复。剧烈呕吐、呕血的患者应禁食，可静脉补充营养。

3. 环境　为患者创造整洁、舒适、安静的环境，定时开窗通风，保证空气新鲜及温湿度适宜，使其心情舒畅。

（二）心理护理

1. 解释症状出现的原因　患者因出现呕血、黑粪或症状反复发作而产生紧张、焦虑、恐惧心理。护理人员应向其耐心说明出血原因，并给予解释和安慰。应告知患者，通过有效治疗，出血会很快停止；并通过自我护理和保健，可减少本病的复发次数。

2. 心理疏导　耐心解答患者及家属提出的问题，向患者解释精神紧张不利于呕吐的缓解，特别是有的呕吐与精神因素有关，紧张、焦虑还会影响食欲和消化能力，而树立信心及情绪稳定则有利于症状的缓解。

3. 应用放松技术　利用深呼吸、转移注意力等放松技术，减少呕吐的发生。

（三）治疗配合

1. 患者腹痛的时候　遵医嘱给予局部热敷、按摩、针灸，或给予止痛药物等缓解腹痛症状，同时应安慰、陪伴患者以使其精神放松，消除紧张恐惧心理，保持情绪稳定，从而增强患者对疼痛的耐受性；非药物止痛方法还可以用分散注意力法，如数数、谈话、深呼吸等；行为疗法，如放松技术、冥想、音乐疗法等。

2. 患者恶心、呕吐、上腹不适　评估症状是否与精神因素有关，关心和帮助患者消除紧张情绪。观察患者呕吐的次数及呕吐物的性质和量的情况。一般呕吐物为消化液和食物时有酸臭味。混有大量胆汁时呈绿色，混有血液呈鲜红色或棕色残渣。及时为患者清理呕吐物、更换衣物，协助患者采取舒适体位。

3. 患者呕血、黑粪　排除鼻腔出血及进食大量动物血、铁剂等所致呕吐物呈咖啡色或黑粪。观察患者呕血与黑粪的颜色性状和量的情况，必要时遵医嘱给予输血、补液、补充血容量治疗。

（四）用药护理

（1）向患者讲解药物的作用、不良反应、服用时的注意事项，如抑制胃酸的药物多于饭前服用；抗生素类多于饭后服用，并询问患者有无过敏史，严密观察用药后的反应；应用止泻药时应注意观察排便情况，观察大便的颜色、性状、次数及量，腹泻控制时应及时停药；保护胃黏膜的药物大多数是餐前服用，个别药例外；应用解痉止痛药如654-2或阿托品时，会出现口干等不良反应，并且青光眼及前列腺肥大者禁用。

（2）保证患者每日的液体入量，根据患者情况和药物性质调节滴注速度，合理安排所用药物的前后顺序。

（五）健康教育

（1）应向患者及家属讲明病因，如是药物引起，应告诫今后禁止用此药；如疾病需要必须用该药，必须遵医嘱配合服用制酸剂以及胃黏膜保护剂。

（2）嗜酒者应劝告戒酒。

（3）嘱患者进食要有规律，避免食生、冷、硬及刺激性食物和饮料。

（4）让患者及家属了解本病为急性病，应及时治疗及预防复发，防止发展为慢性胃炎。

（5）应遵医嘱按时用药，如有不适，及时来院就医。

（张东梅）

第三节　慢性胃炎

一、概述

慢性胃炎系指不同病因引起的慢性胃黏膜炎性病变，其发病率在各种胃病中居位首。随着年龄增长而逐渐增高，男性稍多于女性。

二、护理评估

（一）健康史

评估患者既往有无其他疾病，是否长期服用 NSAID 类消炎药如阿司匹林、吲哚美辛等，有无烟酒嗜好及饮食、睡眠情况。

（二）临床症状评估与观察

1. 腹痛的评估　评估腹痛发生的原因或诱因，疼痛的部位、性质和程度；与进食、活动、体位等因素的关系，有无伴随症状。慢性胃炎进展缓慢，多无明显症状。部分患者可有上腹部隐痛与饱胀的表现。腹痛无明显节律性，通常进食后较重，空腹时较轻。

2. 恶心、呕吐的评估　评估恶心、呕吐发生的时间、频率、原因或诱因，与进食的关系；呕吐的特点及呕吐物的性质、量；有无伴随症状，是否与精神因素有关。慢性胃炎的患者进食硬、冷、辛辣或其他刺激性食物时可引发恶心、反酸、嗳气、上腹不适、食欲不振等症状。

3. 贫血的评估　慢性胃炎合并胃黏膜糜烂者可出现少量或大量上消化道出血，表现以黑粪为主，持续 3~4d 停止。长期少量出血可引发缺铁性贫血，患者可出现头晕、乏力及消瘦等症状。

（三）辅助检查的评估

1. 胃镜及黏膜活组织检查　这是最可靠的诊断方法，可直接观察黏膜病损。慢性萎缩性胃炎可见黏膜呈颗粒状、黏膜血管显露、色泽灰暗、皱襞细小；慢性浅表性胃炎可见红斑、黏膜粗糙不平、出血点（斑）。两种胃炎皆可见伴有糜烂、胆汁反流。活组织检查可进行病理诊断，同时可检测幽门螺杆菌。

2. 胃酸的测定　慢性浅表性胃炎胃酸分泌可正常或轻度降低，而萎缩性胃炎胃酸明显降低，其分泌胃酸功能随胃腺体的萎缩、肠腺化生程度的加重而降低。

3. 血清学检查　慢性胃体炎患者血清抗壁细胞抗体和内因子抗体呈阳性，血清胃泌素明显升高；慢性胃窦炎患者血清抗壁细胞抗体多呈阴性，血清胃泌素下降或正常。

4. 幽门螺杆菌检测　通过侵入性和非侵入性方法检测幽门螺杆菌。慢性胃炎患者胃黏膜中幽门螺杆菌阳性率的高低与胃炎活动与否有关，且不同部位的胃黏膜其幽门螺杆菌的检测率亦不相同。幽门螺杆菌的检测对慢性胃炎患者的临床治疗有指导意义。

（四）心理－社会因素评估

1. 生活方式　评估患者生活是否有规律；生活或工作负担及承受能力；有无过度紧张、焦虑等负性情绪；睡眠的质量等。

2. 饮食习惯　评估患者平时饮习惯及食欲，进食时间是否规律；有无特殊的食物喜好或禁忌，有无食物过敏，有无烟酒嗜好。

3. 心理－社会状况　评估患者的性格及精神状态；患病对患者日常生活、工作的影响。患者有无焦虑、抑郁、悲观等负性情绪及其程度。评估患者的家庭成员组成，家庭经济、文化、教育背景，对患者的关怀和支持程度；医疗费用来源或支付方式。

4. 认知程度　评估患者对慢性胃炎的病因、诱因及如何预防的了解程度。

（五）腹部体征的评估

慢性胃炎的体征多不明显，少数患者可出现上腹轻压痛。

三、护理问题

1. 疼痛　由胃黏膜炎性病变所致。

2. 营养失调：低于机体需要量　由厌食、消化吸收不良所致。

3. 焦虑　由病情反复、病程迁延所致。

4. 活动无耐力　由慢性胃炎引起贫血所致。

5. 知识缺乏　缺乏对慢性胃炎病因和预防知识的了解。

四、护理目标

（1）患者疼痛减轻或消失。

（2）患者住院期间能保证机体所需热量、水分、电解质的摄入。

（3）患者焦虑程度减轻或消失。

（4）患者活动耐力恢复或有所改善。

（5）患者能自述疾病的诱因及预防保健知识。

五、护理措施

（一）一般护理

1. 休息　指导患者急性发作时应卧床休息，并可用转移注意力、做深呼吸等方法来减轻。

2. 活动　病情缓解时，进行适当的锻炼，以增强机体抵抗力。嘱患者生活要有规律，避免过度劳累，注意劳逸结合。

3. 饮食　急性发作时可予少渣半流食，恢复期患者指导其食用富含营养、易消化的食物，避免食用辛辣、生冷等刺激性食物及浓茶、咖啡等饮料。嗜酒患者嘱其戒酒。指导患者加强饮食卫生并养成良好的饮食习惯，定时进餐、少量多餐、细嚼慢咽。如胃酸缺乏者可酌情食用酸性食物如山楂、食醋等。

4. 环境　为患者创造良好的休息环境，定时开窗通风，保证病室的温湿度适宜。

（二）心理护理

1. 减轻焦虑　提供安全舒适的环境，减少患者的不良刺激。避免患者与其他有焦虑情绪的患者或亲属接触。指导其散步、听音乐等转移注意力的方法。

2. 心理疏导　首先帮助患者分析这次产生焦虑的原因，了解患者内心的期待和要求；然后共同商讨这些要求是否能够实现，以及错误的应对机制所产生的后果。指导患者采取正确的应对机制。

3. 树立信心　向患者讲解疾病的病因及防治知识，指导患者如何保持合理的生活方式和去除对疾病的不利因素。并可以请有过类似疾病的患者讲解采取正确应对机制所取得的良好效果。

（三）治疗配合

1. 腹痛　评估患者疼痛的部位、性质及程度。嘱患者卧床休息，协助患者采取有利于减轻疼痛的体位。可利用局部热敷、针灸等方法来缓解疼痛。必要时遵医嘱给予药物止痛。

2. 活动无耐力　协助患者进行日常生活活动。指导患者体位改变时动作要慢，以免发生直立性低血压。根据患者病情与患者共同制定每日的活动计划，指导患者逐渐增加活动量。

3. 恶心、呕吐　协助患者采取正确体位，头偏向一侧，防止误吸。安慰患者，消除患者紧张、焦虑的情绪。呕吐后及时为患者清理，更换床单位并协助患者采取舒适体位。观察呕吐物的性质、量及呕吐次数。必要时遵医嘱给予止吐药物治疗。

附：呕吐物性质及特点分析

1. 呕吐不伴恶心　呕吐突然发生，无恶心、干呕的先兆，伴明显头痛，且呕吐于头痛剧烈时出现，常见于神经血管头痛、脑震荡、脑溢血、脑炎、脑膜炎及脑肿瘤等。

2. 呕吐伴恶心　多见于胃源性呕吐，例如胃炎、胃溃疡、胃穿孔、胃癌等，呕吐多与进食、饮酒、服用药物有关，吐后常感轻松。

3. 清晨呕吐　多见于妊娠呕吐和酒精性胃炎的呕吐。

4. 食后即恶心、呕吐　如果食物尚未到达胃内就发生呕吐，多为食管的疾病，如食管癌、食管贲门失弛缓症。食后即有恶心、呕吐伴腹痛、腹胀者常见于急性胃肠炎、阿米巴痢疾。

5. 呕吐发生于饭后 2～3h　可见于胃炎、胃溃疡和胃癌。

6. 呕吐发生于饭后 4～6h　可见于十二指肠溃疡。

7. 呕吐发生在夜间　呕吐发生在夜间，且量多有发酵味者，常见于幽门梗阻、胃及十二指肠溃疡、胃癌。

8. 大量呕吐　呕吐物如为大量，提示有幽门梗阻、胃潴留或十二指肠淤滞。

9. 少量呕吐　呕吐常不费力，每口吐出量不多，可有恶心，进食后可立即发生，吐完后可再进食，多见于神经官能性呕吐。

10. 呕吐物性质辨别

（1）呕吐物酸臭：呕吐物酸臭或呕吐隔日食物见于幽门梗阻、急性胃炎。

（2）呕吐物中有血：应考虑消化性溃疡、胃癌。

（3）呕吐黄绿苦水：应考虑十二指肠梗阻。

（4）呕吐物带粪便：见于肠梗阻晚期，带有粪臭味见于小肠梗阻。

（四）用药护理

（1）向患者讲解药物的作用、不良反应及用药的注意事项，观察患者用药后的反应。

（2）根据患者的情况进行指导，避免使用对胃黏膜有刺激的药物，必须使用时应同时服用抑酸剂或胃黏膜保护剂。

（3）有幽门螺杆菌感染的患者，应向其讲解清除幽门螺杆菌的重要性，嘱其连续服药两周，停药4周后再复查。

（4）静脉给药患者，应根据患者的病情、年龄等情况调节滴注速度，保证入量。

（五）健康教育

（1）向患者及家属介绍本病的有关病因，指导患者避免诱发因素。

（2）教育患者保持良好的心理状态，平时生活要有规律，合理安排工作和休息时间，注意劳逸结合，积极配合治疗。

（3）强调饮食调理对防止疾病复发的重要性，指导患者加强饮食卫生和饮食营养，养成有规律的饮食习惯。

（4）避免刺激性食物及饮料，嗜酒患者应戒酒。

（5）向患者介绍所用药物的名称、作用、不良反应，以及服用的方法剂量和疗程。

（6）嘱患者定期按时服药，如有不适及时就诊。

（张东梅）

第四节　假膜性肠炎

一、概述

假膜性肠炎是一种主要发生于结肠，也可累及小肠的急性黏膜坏死、纤维素渗出性炎症，黏膜表面覆有黄白或黄绿色假膜，其多系在应用抗生素后导致正常肠道菌群失调，难辨梭状芽孢杆菌（clostridium difficile，CD）大量繁殖，产生毒素致病，因此，有人称其为 CD 相关性腹泻（clostridium difficile associated diarrhea，CDAD）。Henoun 报道 CDAD 占医院感染性腹泻患者的 25%。该病多发生于老年人、重症患者、免疫功能低下和外科手术后等患者。年龄多在 50～59 岁，女性稍多于男性。

二、护理评估

（一）评估患者的健康史及家族史

询问患者既往身体状况，尤其是近期是否发生过比较严重的感染，以及近期使用抗生素的情况。

（二）临床症状评估与观察

1. 评估患者腹泻的症状　临床表现可轻如一般腹泻，重至严重血便。患者表现为水泻（90%～95%），可达 10 次/d，较重病例水样便中可见漂浮的假膜，5%～10% 的患者可有血便。顽固腹泻可长达 2～4 周。

2. 评估患者腹痛的情况　80%～90% 的患者会出现腹痛。

3. 评估患者有无发热症状　近 80% 的患者有发热。

4. 评估患者营养状况　因患者腹泻、发热可致不同程度的营养不良。

5. 评估患者精神状态　有些患者可表现为精神萎靡、乏力和神志模糊，严重者可进入昏迷状态。

（三）辅助检查评估

1. 血液检查　白细胞增多，多在（10～20）×10^9/L 以上，甚至高达 40×10^9/L 或更高，以中性粒细胞增多为主。有低白蛋白血症、电解质失常或酸碱平衡失调。

2. 粪便检查　大便涂片如发现大量革兰阳性球菌，提示葡萄球菌性肠炎。难辨梭状芽孢杆菌培养及毒素测定对诊断假膜性肠炎具有非常重要的意义。

3. 内镜检查　内镜检查是诊断假膜性肠炎快速而可靠的方法，轻者内镜下可无典型表现，肠黏膜可正常或仅有轻度充血水肿。严重者可见黏膜表面覆以黄白或黄绿色假膜。早期，假膜呈斑点状跳跃分布；进一步发展，病灶扩大，隆起，周围有红晕，红晕周边黏膜正常或水肿。假膜相互融合成各种形态，重者可形成假膜管型。假膜附着较紧，强行剥脱后可见其下黏膜凹陷、充血、出血。皱襞顶部最易受累，可因水肿而增粗增厚。

4. X 线检查　腹平片可见结肠扩张、结肠袋肥大、肠腔积液和指压痕。气钡灌肠双重造影显示结肠黏膜紊乱，边缘呈毛刷状，黏膜表面见许多圆形或不规则结节状阴影、指压痕及溃疡征。

5. B 超检查　可见肠腔扩张、积液。

6. CT 检查　提示肠壁增厚，皱襞增粗。

（四）心理－社会因素评估

（1）评估患者对假膜性肠炎的认识程度。

（2）评估患者心理承受能力、性格类型。

（3）评估患者是否缺少亲人及朋友的关爱。

（4）评估患者是否存在焦虑及恐惧心理。

（5）评估患者是否有经济负担。

（6）评估患者的生活方式及饮食习惯。

（五）腹部体征的评估

其中 10%～20% 的患者在查体时腹部会出现反跳痛。

三、护理问题

1. 腹泻　由于肠毒素与细胞毒素在致病过程中的协同作用，肠毒素通过黏膜上皮细胞的 cAMP 系统使水、盐分泌增加所致。

2. 腹痛 由于肠内容物通过充血、水肿的肠管而引起的刺激痛。

3. 体温过高 由于肠道炎症活动及继发感染所致。

4. 部分生活自理能力缺陷 与静脉输液有关。

5. 营养失调：低于机体需要量 由于腹泻、肠道吸收障碍所致。

6. 有体液不足的危险 与肠道炎症所致腹泻有关。

7. 有肛周皮肤完整性受损的危险 与腹泻有关。

8. 潜在的并发症：肠穿孔、中毒性巨结肠 与肠黏膜基底层受损，结肠扩张有关。

9. 潜在的并发症：水、电解质紊乱，低蛋白血症 与腹泻、肠黏膜上皮细胞脱落、基底膜受损、液体和纤维素有关。

10. 焦虑 由于腹痛腹泻所致。

四、护理目标

（1）患者主诉大便次数减少或恢复正常排便。

（2）患者主诉腹痛症状减轻或缓解。

（3）患者体温恢复正常。

（4）患者住院期间生活需要得到满足。

（5）患者住院期间体重增加，贫血症状得到改善。

（6）保持体液平衡，患者不感到口渴，皮肤弹性良好，血压和心率在正常范围。

（7）患者住院期间肛周皮肤完整无破损。

（8）患者住院期间，通过护士的密切观察，能够及早发现并发症，得到及时治疗。

（9）患者住院期间不出现水、电解质紊乱，或通过护士的密切观察，能够及早发现，得到及时纠正；血清总蛋白、白蛋白达到正常水平。

（10）患者住院期间保持良好的心理状态。

五、护理措施

（一）一般护理

（1）为患者提供舒适安静的环境，嘱患者卧床休息，避免劳累。

（2）室内定时通风，保持空气清新，调节合适的温度湿度。

（3）患者大便次数多，指导患者保护肛周皮肤，每次便后用柔软的卫生纸擦拭，并用温水清洗、软毛巾蘸干，避免用力搓擦，保持局部清洁干燥，如有发红，可局部涂抹鞣酸软膏或润肤油。

（4）将日常用品放置于患者随手可及的地方，定时巡视病房，满足患者各项生理需要。

（二）心理护理

（1）患者入院时主动接待，热情服务，向患者及家属介绍病房环境及规章制度，取得患者及家属的配合，消除恐惧心理。

（2）患者腹痛、腹泻时，应耐心倾听患者主诉，安慰患者，稳定患者情绪，帮助患者建立战胜疾病的信心。

（3）向患者讲解各项检查的目的、方法，术前准备及术后注意事项，消除患者的恐惧心理。

（三）治疗配合

（1）观察患者大便的次数、性状、量以及有无黏液脓血，及时通知医生给予药物治疗。

（2）观察患者腹痛的部位、性质、持续时间、缓解方式及腹部体征的变化，及时发现，避免肠穿孔及中毒性巨结肠的发生。

（3）观察患者生命体征变化，尤其是体温变化，注意观察热型，遵医嘱应用物理降温及药物降温。

（4）评估患者营养状况，监测血常规、电解质及血清白蛋白、总蛋白的变化，观察患者有无皮肤黏膜干燥、弹性差、尿少等脱水表现。

（5）指导患者合理选择饮食，一般给予高营养低渣饮食，适量补充维生素及微量元素。

（6）指导患者合理用药，观察药物效果及不良反应。

（四）用药护理

（1）抗菌治疗（表 7 - 1）。

表 7 - 1　假膜性肠炎患者的抗菌治疗

万古霉素、去甲万古霉素使用注意事项
·输入速度不可过快：否则可产生红斑样或荨麻疹样反应
·浓度不可过高：可致血栓性静脉炎，应适当控制药液浓度和滴注速度
·不可肌内注射
·不良反应：可引起口麻、刺痛感、皮肤瘙痒、嗜酸粒细胞增多、药物热、感冒样反应以及血压剧降、过敏性休克反应等，与许多药物可产生沉淀反应
·含本品的输液中不得添加其他药物

（2）保证患者每日液体入量，根据药物的性质和患者自身情况合理调节滴注速度。

（五）健康教育

（1）向患者及家属介绍假膜性肠炎的病因、疾病过程以及预防方法。

（2）指导患者合理选择饮食，避免粗纤维和刺激性食物。

（3）讲解用药的注意事项、不良反应及服用方法，教会患者自我观察。

（4）嘱患者注意腹部保暖，避免受凉，如有不适随时就医。

（张东梅）

第五节　上消化道大出血

一、概述

上消化道出血（upper gastrointestinal hemorrhage）系指屈氏韧带（the ligament of Treitz）以上的消化道，包括食管、胃、十二指肠、胃空肠吻合术后的空肠病变，以及胰、胆病变的出血，是常见急症之一。

上消化道大量出血：指数小时内的失血量大于 1 000ml，或大于循环血容量的 20%，临床表现为呕血或黑粪，常伴有血容量减少而引起的急性周围循环衰竭，导致失血性休克而危及患者的生命。

二、护理评估

（一）临床表现

上消化道出血的临床表现一般取决于病变性质、部位和出血量与速度。

1. 呕血与黑粪　是上消化道出血的特征性表现。上消化道大量出血之后，均有黑粪。出血部位在幽门以上者常伴有呕血。若出血量较少、速度慢也可无呕血。反之，幽门以下出血如出血量大、速度快，可因血反流入胃腔引起恶心、呕吐而表现为呕血。

呕血多为棕褐色，呈咖啡渣样，这是血液经胃酸作用形成正铁血红素所致。如出血量大，未经胃酸充分混合即呕出，则为鲜红或有血块。黑粪呈柏油样，黏稠而发亮，系血红蛋白的铁经肠内硫化物作用形成硫化铁所致。出血量大时，血液在肠内推进快，粪便可呈暗红甚至鲜红色，酷似下消化道出血。呕吐物及黑粪潜血试验呈强阳性。

2. 失血性周围循环衰竭　急性大量失血由于循环血容量迅速减少而导致周围循环衰竭。一般表现为头晕、心慌、乏力，突然起立发生晕厥、口渴、出冷汗、心率加快、血压偏低等。严重者呈休克状态，表现为烦躁不安或神志不清、面色苍白、四肢湿冷、口唇发绀、呼吸急促、血压下降、脉压差缩小、心率加快，休克未改善时尿量减少。

3. 贫血和血常规变化　慢性出血可表现为贫血。急性大量出血后均有急性失血后贫血，但在出血的早期，血红蛋白浓度、红细胞计数与血细胞比容可无明显变化。在出血后，一般须经 3~4h 以上才出现贫血，出血后 24~72h 红细胞稀释到最大限度。贫血程度除取决于失血量外，还和出血前有无贫血基础、出血后液体平衡状况等因素有关。

急性出血患者为正细胞正色素性贫血，在出血后骨髓有明显代偿性增生，可暂时出现大细胞性贫血，慢性失血则呈小细胞低色素性贫血。出血 24h 内网织红细胞即见增高，至出血后 4~7d 可高达 5%~15%，以后逐渐降至正常。如出血未止，网织红细胞可持续升高。

上消化道大量出血 2~5h，白细胞计数升达（10~20）×10^9/L，出血停止后 2~3d 才恢复正常。但在肝硬化患者，如同时有脾功能亢进，则白细胞计数可不增高。

4. 发热　上消化道大量出血后，多数患者在 24h 内出现低热，但一般不超过 38.5℃，持续 3~5d 降至正常。

5. 氮质血症　在上消化道大量出血后，由于大量血液蛋白质的消化产物在肠道被吸收，血中尿素氮浓度可暂时增高，称为肠性氮质血症。一般于一次出血后数小时血尿素氮开始上升，24~48h 可达高峰，大多不超出 14.3mmol/L（40mg/dl），3~4d 后降至正常。

血容量减少及低血压，导致肾血流量减少、肾小球过滤率下降，亦可引起一过性氮质血症。对血尿素氮持续升高超过 3~4d 或明显升高超过 17.9mmol/L（50mg/dl）者，若活动性出血已停止，且血容量已基本纠正而尿量仍少，则应考虑由于休克时间过长或原有肾脏病变基础而发生肾功能衰竭。

（二）辅助检查

1. 实验室检查　测定红细胞、白细胞和血小板计数，血红蛋白浓度、血细胞比容、肝功能、肾功能、粪潜血等，有助于估计失血量及动态观察有无活动性出血，判断治疗效果及协助病因诊断。

2. 胃镜检查　是目前诊断上消化道出血病因的首选检查方法。胃镜检查在直视下顺序观察食管、胃、十二指肠球部直至降段，从而判断出血病变的部位、病因及出血情况。多主张检查在出血后 24~48h 内进行，称急诊胃镜检查（emergency endoscopy）。一般认为这可大大提高出血病因诊断的准确性，因为有些病变如急性糜烂出血性胃炎可在短短几天内愈合而不留痕迹；有些病变如血管异常在活动性出血或近期出血期间才易于发现；对同时存在两个或多个病变者可确定其出血所在。急诊胃镜检查还可根据病变的特征判断是否继续出血或估计再出血的危险性，并同时进行内镜止血治疗。在急诊胃镜检查前需先纠正休克、补充血容量、改善贫血。如有大量活动性出血，可先插胃管抽吸胃内积血，并用生理盐水灌洗，以免积血影响观察。

3. X 线钡餐检查　X 线钡餐检查目前已多为胃镜检查所代替，故主要适用于有胃镜检查禁忌证或不愿进行胃镜检查者，但对经胃镜检查出血原因未明，疑病变在十二指肠降段以下小肠段，则有特殊诊断价值。检查一般在出血停止且病情基本稳定数日后进行。

4. 其他检查　选择性动脉造影、放射性核素^99mTc 标记红细胞扫描、吞棉线试验及小肠镜检查等主要适用于不明原因的小肠出血。由于胃镜检查已能彻底搜寻十二指肠降段以上消化道病变，故上述检查很少应用于上消化道出血的诊断。但在某些特殊情况，如患者处于上消化道持续严重大量出血紧急状态，以致胃镜检查无法安全进行或因积血影响视野而无法判断出血灶，而患者又有手术禁忌，此时行选择性肠系膜动脉造影可能发现出血部位，并同时进行介入治疗。

（三）治疗原则

上消化道大量出血病情急、变化快，严重者可危及生命，应采取积极措施进行抢救。抗休克、迅速补充血容量应放在一切医疗措施的首位。

1. 一般急救措施　患者应卧位休息，保持呼吸道通畅，避免呕血时血液吸入引起窒息，必要时吸氧，活动性出血期间禁食。

严密监测患者生命体征，如心率、血压、呼吸、尿量及神志变化。观察呕血与黑粪情况。定期复查血红蛋白浓度、红细胞计数、血细胞比容与血尿素氮。必要时行中心静脉压测定。对老年患者根据情况进行心电监护。

2. 积极补充血容量　立即查血型和配血，尽快建立有效的静脉输液通道，尽快补充血容量。在配血过程中，可先输平衡液或葡萄糖盐水。遇血源缺乏，可用右旋糖酐或其他血浆代用品暂时代替输血。改善急性失血性周围循环衰竭的关键是要输足全血。下列情况为紧急输血指征（图7-1）。

输血量视患者周围循环动力学及贫血改善情况而定，尿量是有价值的参考指标。应注意避免因输液、输血过快、过多而引起肺水肿，原有心脏病或老年患者必要时可根据中心静脉压调节输入量。肝硬化患者宜用新鲜血。

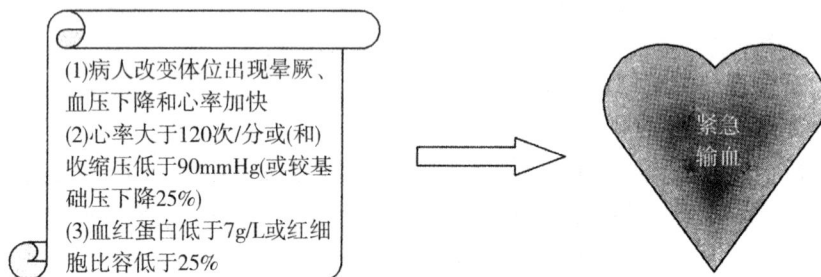

(1)病人改变体位出现晕厥、血压下降和心率加快
(2)心率大于120次/分或(和)收缩压低于90mmHg(或较基础压下降25%)
(3)血红蛋白低于7g/L或红细胞比容低于25%

紧急输血

图7-1　紧急输血指征

3. 止血措施　见图7-2。

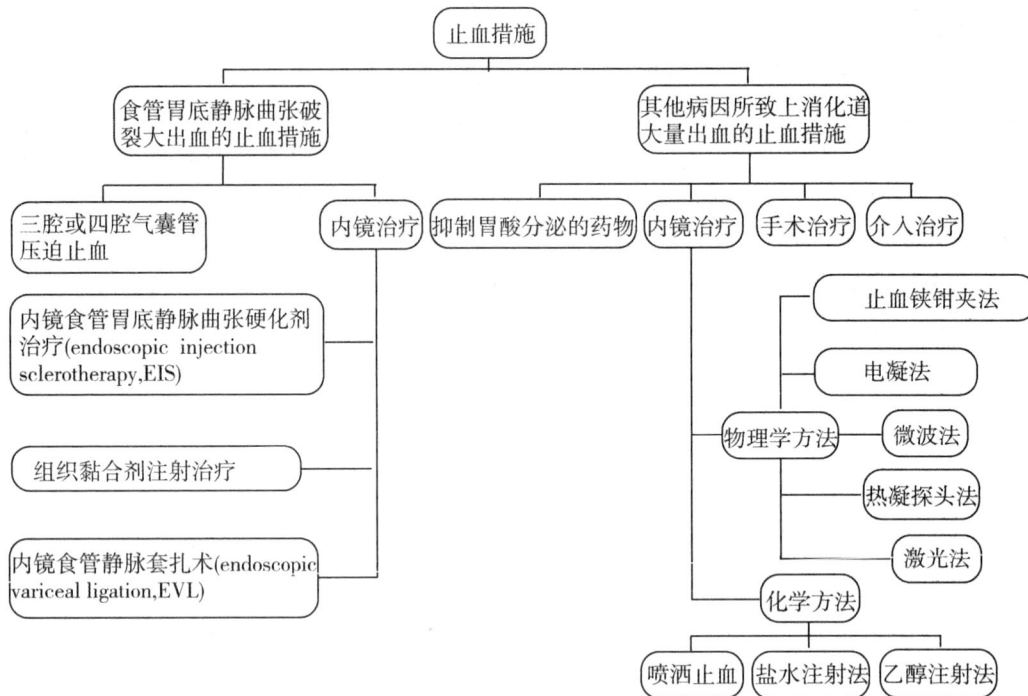

止血措施

食管胃底静脉曲张破裂大出血的止血措施　　其他病因所致上消化道大量出血的止血措施

三腔或四腔气囊管压迫止血　　内镜治疗　　抑制胃酸分泌的药物　内镜治疗　手术治疗　介入治疗

内镜食管胃底静脉曲张硬化剂治疗(endoscopic injection sclerotherapy,EIS)

组织黏合剂注射治疗

内镜食管静脉套扎术(endoscopic variceal ligation,EVL)

止血铗钳夹法
电凝法
物理学方法　微波法
热凝探头法
激光法
化学方法

喷洒止血　盐水注射法　乙醇注射法

图7-2　止血措施

（四）护理诊断（图7-3）

1. 组织灌注量改变　与上消化道大量出血有关。
2. 体液不足　与出血有关。
3. 恐惧　与出血有关。
4. 活动无耐力　与血容量减少有关。

5. 有受伤的危险，如创伤、窒息、误吸 与食管胃底黏膜长时间受压、囊管阻塞气道、血液或分泌物反流入气管有关（图7-4，图7-5）。

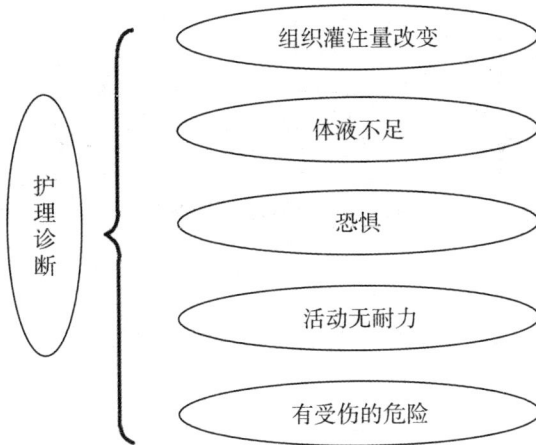

图7-3 护理诊断

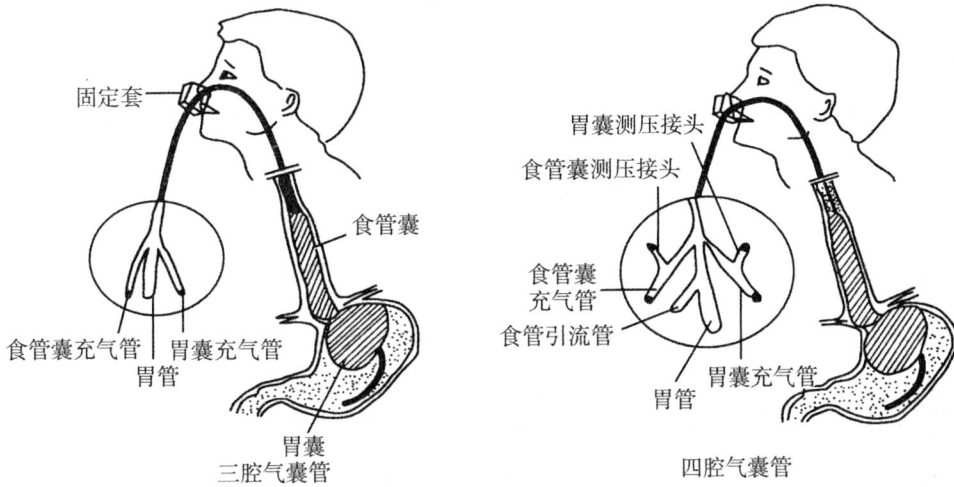

图7-4 三（四）腔气囊管的使用

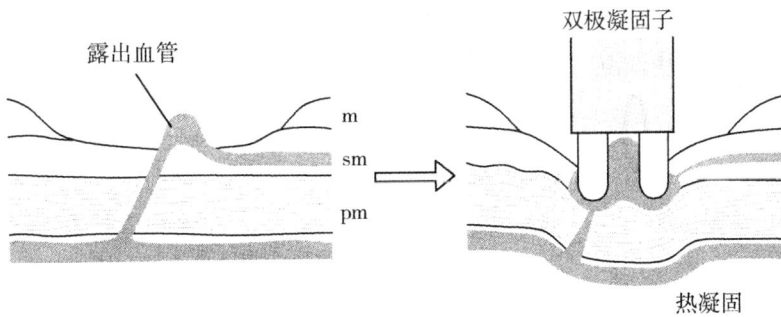

图7-5 电凝止血

（五）护理目标（图7-6）

患者无继续出血的征象，组织灌注恢复正常；没有脱水征，生命体征稳定；因出血引起的恐惧感减轻；能够获得足够休息，活动耐力逐渐增加，能叙述活动时保证安全的要点；患者呼吸道通畅，无窒息、误吸，食管胃底黏膜未因受气囊压迫而损伤。

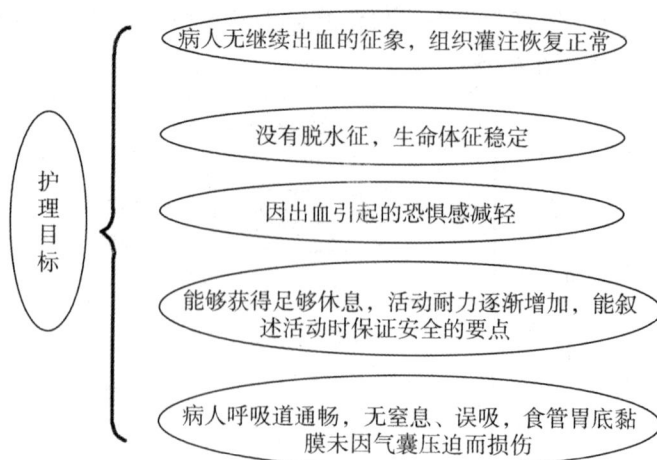

图 7 - 6　护理目标

三、护理措施

（一）评估（图 7 -7）

（1）患者生命体征，观察发生呕血、黑粪的时间、颜色、性质，准确记录出入量。

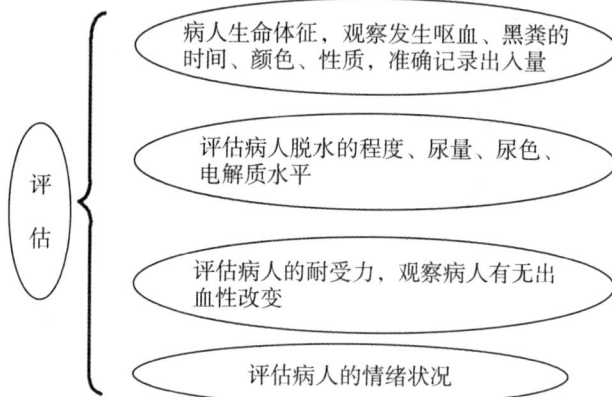

图 7 - 7　评估

（2）评估患者脱水的程度、尿量、尿色、电解质水平。

（3）评估患者的耐受力，观察患者有无出血性改变。

（4）评估患者的情绪状况。

（二）生活护理

1. 休息与体位　大出血时患者应绝对卧床休息，保持安静，及时帮助患者清理被污染的床单，取平卧位并将下肢略抬高，以保证脑部供血。呕吐时头偏向一侧，保证呼吸道通畅，防止窒息或误吸；必要时用负压吸引器清除气道内的分泌物、血液或呕吐物，保持呼吸道通畅。遵医嘱给予吸氧。

2. 饮食护理　见图 7 -8。

1）出血活动期应禁食。

2）出血停止后

（1）消化性溃疡引起的出血，于出血停止 6h 可进温凉、清淡无刺激性的流食，以后可改为半流食、软食，或营养丰富、易消化食物。开始需少量多餐，逐步过渡到正常饮食。忌食生冷食物、粗糙、坚硬、刺激性食物。

（2）食管胃底静脉曲张破裂出血，出血停止后 1 ~ 2d 可进高热量、高维生素流食，限制钠和蛋白质摄入，避免诱发和加重腹水、肝性脑病。避免进食粗糙的硬食，应细嚼慢咽，防止损伤曲张静脉而再次出血。

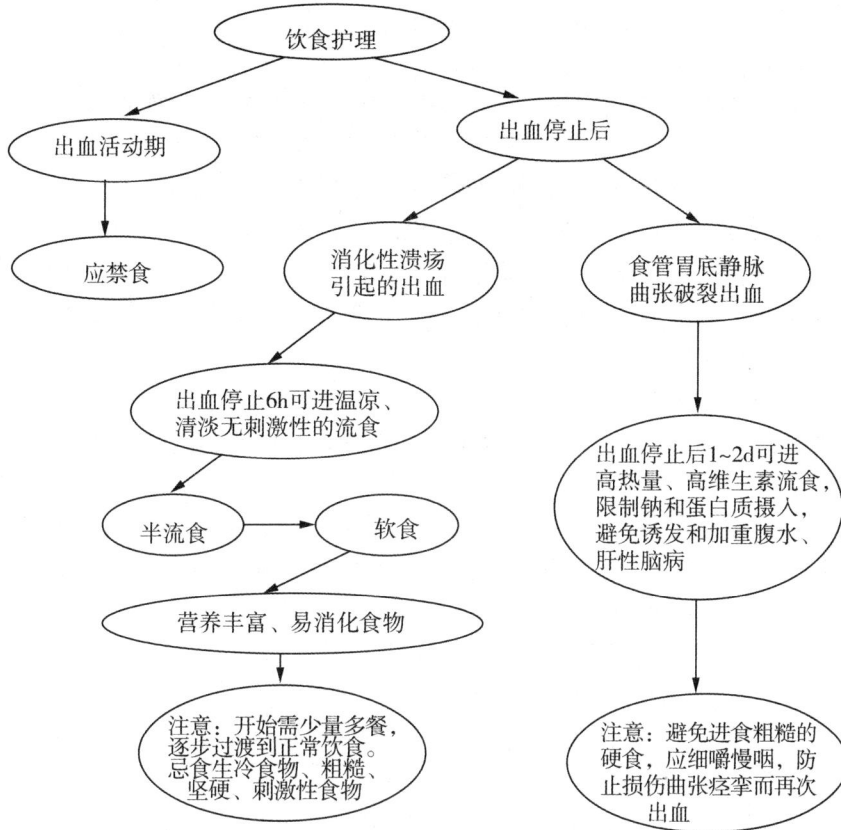

图 7 - 8 饮食护理

（三）心理护理

突然大量的呕血，常使患者及其家属极度恐惧不安。反复长期消化道出血，则容易使患者产生恐惧、悲观、绝望的心理反应，对疾病的治疗失去信心。而患者的消极情绪，又可加重病情，不利于疾病的康复。应关心、安慰、陪伴患者，但避免在床边讨论病情。抢救工作应迅速、忙而不乱，以减轻患者的紧张情绪及恐惧心理。经常巡视，大出血时陪伴患者，使其有安全感。呕血或解黑粪后及时清除血迹、污物，以减少对患者的恶性刺激。解释各项检查、治疗措施，听取并解答患者或家属的提问，以减轻他们的疑虑。

（四）治疗配合

1. 病情观察 上消化道大量出血在短期内出现休克症状，为临床常见的急症，应做好病情的观察。
（1）出血量的估计（表 7 - 2）及出血程度的分类（表 7 - 3）。

表 7 - 2 出血量的估计

出血量	临床表现
>5ml	粪潜血（＋）
>50 ~ 70ml	黑粪
250 ~ 300ml	呕血
<400ml	不引起全身症状
400 ~ 500ml	可引起全身症状
>1 000ml	急性周围循环衰竭或失血性休克

表7-3 上消化道出血程度的分类

分级	失血量	血压	脉搏	血红蛋白	症状
轻度	全身总血量的10%~15%（成人失血量<500ml）	基本正常	正常	无变化	可有头晕
中度	全身总血量的20%（成人失血量的800~1 000ml）	下降	100次/min	70~100g/L	一时性眩晕、口渴、心悸、少尿
重度	全身总血量30%以上（成人失血量>1 500ml）	<80mmHg	>120次/min	<70g/L	心悸、冷汗、四肢厥冷、尿少、神志恍惚

（2）继续或再次出血的判断：观察中出现图7-9中提及的迹象，提示有活动性出血或再次出血。

（3）出血性休克的观察：大出血时严密监测患者的心率、血压、呼吸和神志变化，必要时进行心电监护。准确记录出入量，疑有休克时留置导尿管，测每小时尿量，应保持尿量30ml/h。注意症状、体征的观察，如患者烦躁不安、面色苍白、皮肤湿冷、四肢湿冷提示微循环血液灌注不足；而皮肤逐渐转暖、出汗停止则提示血液灌注好转。

2. 用药护理　立即建立静脉通道。遵医嘱迅速、准确地实施输血、输液、各种止血药物治疗及用药等抢救措施，并观察治疗效果及不良反应。输液开始应快，必要时测定中心静脉压作为调整输液量和速度的依据。避免因输液、输血过多、过快而引起急性肺水肿，对老年患者和心肺功能不全者尤应注意。肝病患者忌用吗啡、巴比妥类药物；应输新鲜血，因库存血含氨量高，易诱发肝性脑病。血管加压素可引起腹痛、血压升高、心律失常、心肌缺血，甚至发生心肌梗死，故滴注速度应遵医嘱准确无误，并严密观察不良反应。患有冠心病的患者忌用血管加压素。

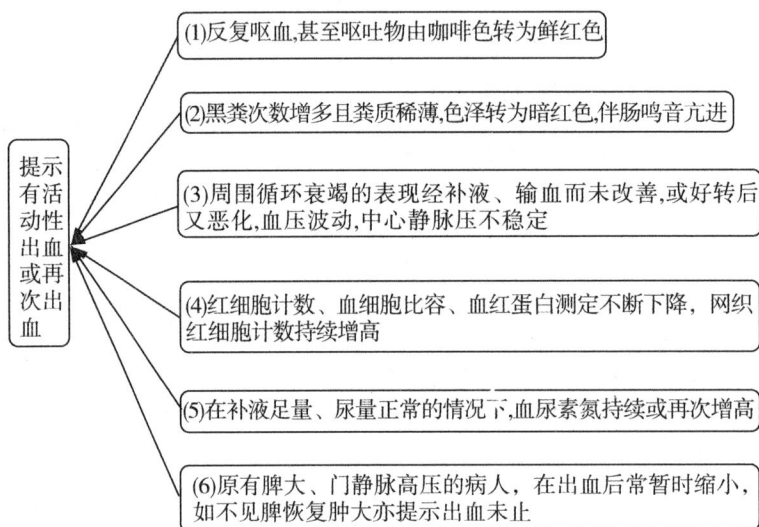

```
                    ┌─────────────────────────────────────────────┐
                    │ (1)反复呕血,甚至呕吐物由咖啡色转为鲜红色       │
                    └─────────────────────────────────────────────┘
                    ┌─────────────────────────────────────────────┐
                    │ (2)黑粪次数增多且粪质稀薄,色泽转为暗红色,伴肠鸣音亢进 │
                    └─────────────────────────────────────────────┘
  提示           ┌─────────────────────────────────────────────┐
  有活           │ (3)周围循环衰竭的表现经补液、输血而未改善,或好转后 │
  动性     ←─────│ 又恶化,血压波动,中心静脉压不稳定                │
  出血           └─────────────────────────────────────────────┘
  或再           ┌─────────────────────────────────────────────┐
  次出           │ (4)红细胞计数、血细胞比容、血红蛋白测定不断下降, 网织 │
  血             │ 红细胞计数持续增高                              │
                 └─────────────────────────────────────────────┘
                 ┌─────────────────────────────────────────────┐
                 │ (5)在补液足量、尿量正常的情况下,血尿素氮持续或再次增高 │
                 └─────────────────────────────────────────────┘
                 ┌─────────────────────────────────────────────┐
                 │ (6)原有脾大、门静脉高压的病人,在出血后常暂时缩小, │
                 │ 如不见脾恢复肿大亦提示出血未止                   │
                 └─────────────────────────────────────────────┘
```

图7-9 判断是否存在活动性出血

3. 三（四）腔气囊管的护理　熟练的操作和插管后的密切观察及细致护理是达到预期止血效果的关键。留置三（四）腔气囊管流程见图7-10。留置三（四）腔气囊管的注意事项见图7-11。

（五）健康指导

1. 介绍病因　上消化道出血的临床过程及预后因引起出血的病因而异。

2. 介绍治疗　应帮助患者和家属掌握有关疾病的预防、治疗和护理知识，以减少再度出血的危险。

3. 饮食指导　注意饮食卫生和规律，进食营养丰富、易消化的食物，避免过饥或暴饮暴食，避免粗糙、刺激性食物，或过冷、过热、产气多的食物、饮料等，合理饮食是避免诱发上消化道出血的重要环节。

4. 生活指导　加强口腔护理，保持皮肤清洁，预防并发症。生活起居要有规律，劳逸结合，保持乐观情绪，保证睡眠，减少外部刺激，重者需卧床休息并注意保暖。应戒烟、戒酒，在医师指导下用药。

5. 特殊交代 指导患者及家属学会早期识别出血征象及应急措施，若出现呕血、黑粪或头晕、心悸等不适，立即卧床休息，保持安静，减少身体活动；呕吐时取侧卧位以免误吸；立即送医院治疗。

6. 复查指导 有呕血、黑粪、上腹不适应随时就诊。

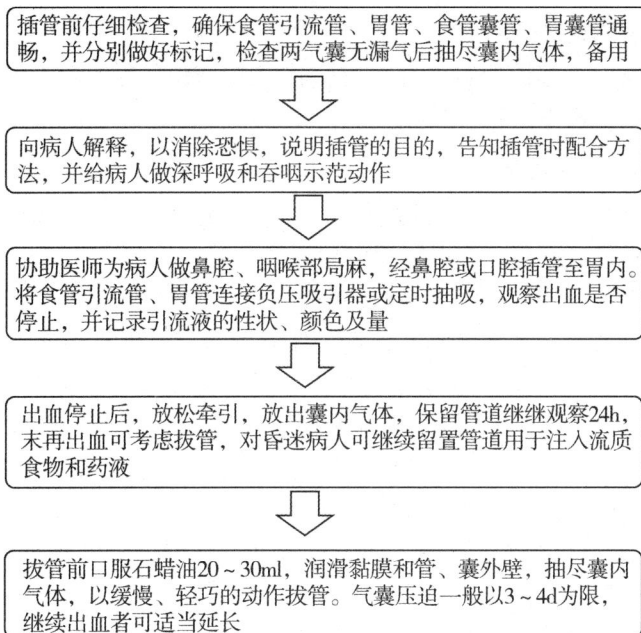

插管前仔细检查，确保食管引流管、胃管、食管囊管、胃囊管通畅，并分别做好标记，检查两气囊无漏气后抽尽囊内气体，备用

↓

向病人解释，以消除恐惧，说明插管的目的，告知插管时配合方法，并给病人做深呼吸和吞咽示范动作

↓

协助医师为病人做鼻腔、咽喉部局麻，经鼻腔或口腔插管至胃内。将食管引流管、胃管连接负压吸引器或定时抽吸，观察出血是否停止，并记录引流液的性状、颜色及量

↓

出血停止后，放松牵引，放出囊内气体，保留管道继继观察24h，末再出血可考虑拔管，对昏迷病人可继续留置管道用于注入流质食物和药液

↓

拔管前口服石蜡油20～30ml，润滑黏膜和管、囊外壁，抽尽囊内气体，以缓慢、轻巧的动作拔管。气囊压迫一般以3～4d为限，继续出血者可适当延长

图7－10 留置三（四）腔气囊管流程

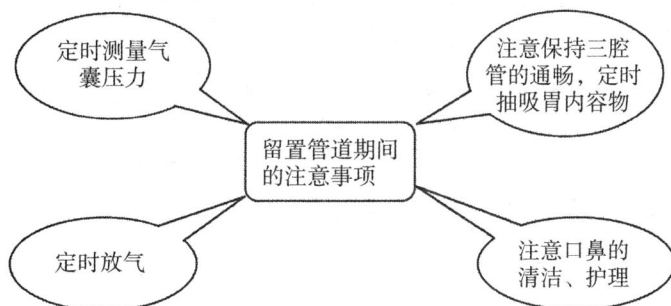

定时测量气囊压力

注意保持三腔管的通畅，定时抽吸胃内容物

留置管道期间的注意事项

定时放气

注意口鼻的清洁、护理

图7－11 留置三（四）腔气囊管的注意事项

（六）护理评价

患者出血停止，组织灌注恢复正常；无脱水征，生命体征恢复正常；恐惧感减轻；休息和睡眠充足，活动耐力增加或恢复至出血前的水平；患者活动时无晕厥、跌倒等意外发生；无窒息或误吸，食管胃底黏膜无糜烂、坏死。

（阴　莹）

第六节　肠结核

一、概述

肠结核（intestinal tuberculosis）是结核杆菌（tubercle bacillus）侵犯肠道引起的慢性特异性感染。过去在我国比较常见，随着人民生活水平的提高、卫生保健事业的发展及结核患病率的下降，本病亦逐渐减少。发病年龄为2～72岁，而以21～40岁最多，女性多于男性，约为1.85：1。根据大体形态学表现，肠结核可分为溃疡型、增殖型和混合型。绝大多数病例继发于肠外结核病，主要是肺结核。无肠外结核病灶者称原发性肠结核，约占肠结核的10%以下。

二、护理评估

（一）评估患者的健康史及家族史

询问患者既往身体状况，尤其是近期是否患有身体其他部位的结核病，或近期是否与结核患者接触过。

（二）临床症状的评估与观察

1. 评估患者腹痛的症状　有腹痛症状者占95%以上，疼痛性质一般为隐痛或钝痛，禁食易诱发或加重，出现腹痛与排便，排便后疼痛可有不同程度的缓解。

2. 评估患者腹泻与便秘的症状　腹泻常与腹痛相伴随。大便每日数次至数十次，半成形或水样，常有黏液，重症患者有广泛溃疡可有脓血便，量多，有恶臭味。常在清晨排便，故有"鸡鸣泻"之称。小肠结核如果病变广泛，可引起吸收不良而发生脂肪泻。无腹泻而只有便秘者约占25%。腹泻与便秘交替常被认为是肠结核的典型症状。腹泻数日继而便秘，如此循环交替。

3. 评估患者有无腹部肿块　主要见于增殖型肠结核。溃疡型肠结核病有局限性腹膜炎，病变肠曲和周围组织粘连，或同时有肠系膜淋巴结结核，也可出现腹部肿块。

4. 评估患者的营养状况、有无营养障碍　因进食可诱发疼痛，患者常有食欲不振、畏惧进食，食量因而减少，肠管炎症引起的淋巴梗阻、淤张，使肠局部蠕动异常，发生肠内容物淤滞，加之肠道菌群失调等因素干扰了食物的消化与吸收，甚至发生脂肪泻，从而体重下降，并有贫血等一系列营养障碍的表现。

5. 评估患者有无发热症状　溃疡型肠结核有结核毒血症，表现为午后低热、不规则热、弛张热或稽留高热，体温多在38℃，伴有盗汗。增殖型肠结核可无发热或有时低热。

6. 评估患者有无肠外表现　可有倦怠、消瘦、苍白，随病程发展可出现维生素缺乏、脂肪肝、营养不良性水肿等表现。部分患者可出现活动性肺结核的临床表现。

7. 评估患者有无肠梗阻、肠出血、肠穿孔的症状　并发肠梗阻时有腹绞痛，常位于右下腹或脐周，伴有腹胀、肠鸣音亢进、肠型与蠕动波；并发肠穿孔时，由于病变周围多有组织粘连，弥漫性腹膜炎较少见。

（三）辅助检查评估

1. 血液检查　溃疡型肠结核可有中度贫血，无并发症时白细胞计数一般正常，90%的病例血沉明显增快。

2. 粪便检查　外观常为糊状不成形便，或有黏液，镜检见少量脓细胞或红细胞，潜血可呈弱阳性。

3. 纯化（结核）蛋白衍生物皮内试验（purified protein derivative test，PPD）　如为强阳性有助于本病的诊断。

4. X线检查　X线征象有：①肠蠕动过快，钡剂通过加速，有间歇性张力亢进，病变部位黏膜皱襞僵硬和增厚。②钡剂通过病变部位出现激惹现象，称为Stierlin征。③小肠有梗阻时有肠管扩张、钡剂排空延迟和分节现象，钡剂呈雪花样分布、边缘锯齿状。④盲肠不充盈，升结肠缩短。⑤盲肠部位扭曲，回盲瓣出现裂隙，回肠末端出现宽底三角形、底向盲肠，称为Fleischner征。

5. 内镜检查　内镜特征有：①回盲部为主。②肠黏膜充血、水肿。③环形溃疡、溃疡边缘呈鼠咬状。④大小、形态各异的炎性息肉，肠腔变窄。⑤病理检查可见干酪样坏死性肉芽肿或用抗酸染色法发现抗酸结核杆菌。

6. 结核菌素（简称结素）试验　目前通用的结素有两类。一是旧结素（OT），是结核菌的代谢产物，由结核菌培养滤液制成，主要含结核蛋白。OT抗原不纯可引起非特异反应。另一类是结核菌纯蛋白衍化物（PPD），是从旧结素滤液中提取结核蛋白精制而成，为纯结素，不产生非特异性反应，故临床上广泛使用。方法：通常在左前臂屈侧中部皮内注射0.1ml（5U），48～72h后测皮肤硬结直径。阴性：＜5mm；弱阳性：5～9mm；阳性：10～19mm；强阳性：＞20mm或局部有水疱、坏死。

（四）心理－社会因素评估

（1）评估患者对肠结核的认识程度。

（2）评估患者心理承受能力、性格类型。

（3）评估患者是否缺少亲人及朋友的关爱。

（4）评估患者是否存在焦虑及恐惧心理。

（5）评估患者是否有经济负担。

（6）评估患者的生活方式及饮食习惯。

（五）腹部体征的评估

疼痛部位大多在右下腹部，也可在脐周、上腹或全腹部，因病变所在的部位不同而异。腹部肿块常位于右下腹，一般比较固定，中等质地，伴有轻度或中度压痛。

三、护理问题

1. 腹痛　由于病变肠曲痉挛及蠕动增强所致。

2. 腹泻　由溃疡型肠结核所致肠功能紊乱所致。

3. 便秘　由肠道狭窄、梗阻或胃肠功能紊乱所致。

4. 体温过高　由结核毒血症所致。

5. 营养失调：低于机体需要量　由于结核杆菌毒性作用、消化吸收功能障碍所致。

6. 有肛周皮肤完整性受损的危险　与腹泻有关。

7. 潜在的并发症：肠梗阻、肠穿孔　由于溃疡愈合后或腹腔粘连后出现的瘢痕收缩所致。

8. 知识缺乏　缺乏结核病的预防及治疗知识。

9. 焦虑　由病程长、疗程长所致。

10. 活动无耐力　由肠结核引起的体质衰弱所致。

四、护理目标

（1）患者主诉腹痛缓解。

（2）患者主诉大便次数减少或恢复正常的排便。

（3）患者体温恢复正常。

（4）患者体重增加，或精神状况转好、面色红润。

（5）患者在住院期间肛周皮肤完整无破损。

（6）通过护士密切观察能够及早发现梗阻或穿孔症状和腹部体征，及时给予处理。

（7）患者在住院期间能够复述肠结核的预防、保健知识。

（8）患者焦虑程度减轻，能积极主动配合治疗。

（9）患者住院期间活动耐力不断增加。

五、护理措施

（一）一般护理

（1）为患者提供舒适安静的环境，嘱患者卧床休息，避免劳累。

（2）室内定时通风，保持空气清新，调节合适的温度湿度。

（3）患者大便次数多，指导患者保护肛周皮肤，每次便后用柔软的卫生纸擦拭，并用温水清洗，以软毛巾蘸干。避免用力搓擦，保持局部清洁干燥。如有发红，可局部涂抹鞣酸软膏或润肤油。

（4）对于便秘的患者应鼓励患者多饮水、定时如厕，养成规律排便的习惯；适量进食蔬菜水果，保持大便通畅。

（二）心理护理

（1）患者入院时主动接待，热情服务，向患者及家属介绍病房环境及规章制度，取得患者及家属的合作，消除恐惧心理。

（2）患者腹痛、腹泻时，应耐心倾听患者主诉，安慰患者，稳定患者情绪，帮助患者建立战胜疾病的信心。

（3）向患者讲解肠结核的相关知识，介绍各种检查的必要性、术前准备及术后注意事项，消除患者紧张、恐惧的心理，使其积极配合治疗。

（三）治疗配合

（1）注意观察患者腹痛的部位、性质、持续时间、缓解方式，腹部体征的变化，及时发现，避免肠梗阻、肠穿孔等并发症的发生。协助患者采取舒适的卧位。

（2）注意观察患者大便次数、性状、量的变化，以及有无黏液脓血，及时通知医生给予药物治疗。

（3）注意观察患者生命体征变化，尤其是体温的变化，遵医嘱给予物理及药物降温。

（4）评估患者营养状况，监测血电解质、血红蛋白及血清总蛋白、白蛋白变化，观察患者皮肤黏膜有无干燥、皮下脂肪厚度、皮肤弹性。

（5）指导患者合理选择饮食，并向患者及家属解释营养对肠结核的重要性，与其共同制订饮食计划，选用清淡易消化、高维生素、高蛋白、高热量的食物，腹泻患者应限制纤维素、乳制品及高脂食物的摄入，便秘患者则应适量增加纤维素的摄取。

（6）指导患者合理用药，观察用药后效果及不良反应。

（7）每周测体重1~2次。如有腹水每日测腹围一次。

（四）用药护理

（1）抗结核药（链霉素、异烟肼、利福平、乙胺丁醇、吡嗪酰胺等）：一般采用2~3种药物联合应用，用药时间2~3年。链霉素使用前应做皮试，抗结核药宜空腹服用，服药后可有恶心、呕吐、药疹等不良反应。以上药物存在肝毒性，应定期检查肝功能（表7-4）。

表7-4 抗结核药使用注意事项

抗结核药（链霉素、异烟肼、利福平、乙胺丁醇、吡嗪酰胺等）使用注意事项：
· 药物联合应用，强调早期、联合、适量、规律、全程化学治疗的重要性
· 用药时间长，2~3年
· 链霉素使用前应做皮试
· 抗结核药宜空腹服用，服药后可有恶心、呕吐、药疹等不良反应，以上药物存在肝毒性，应定期检查肝功能
· 检测有无不良反应
· 注意有无巩膜黄染、肝区疼痛、胃肠不适、眩晕、耳鸣等不良反应
· 切不可自行停药

（2）有计划、有目的向患者及家属逐步介绍有关药物治疗的知识。

（3）强调早期、联合、适量、规律、全程化学治疗的重要性，使患者树立治愈疾病的信心，积极配合治疗。督促患者按医嘱服药、培养按时服药的习惯。

（4）解释药物不良反应时，重视强调药物的治疗效果，让患者认识到发生不良反应的可能性较小，以激励患者坚持全程治疗。

（5）嘱患者如出现巩膜黄染、肝区疼痛、胃肠不适、眩晕、耳鸣等不良反应时，应与医生联系，不可自行停药。

（五）健康教育

（1）向患者和家属讲解肠结核的保健知识，加强有关结核病的卫生宣教，肠结核患者的粪便要消毒处理，防止病原体传播。

（2）患者应保证充足的休息与营养，生活规律，劳逸结合，保持良好的心态，以增强机体抵抗力。

（3）指导患者坚持抗结核治疗，保证足够的剂量与疗程。定期复查。学会自我检测抗结核药物的作用和不良反应，如有异常，及时复诊。

（4）肺结核患者不可吞咽痰液，应保持排便通畅。提倡用公筷进餐，牛奶应经过灭菌。

（阴 莹）

第七节 内镜下静脉曲张破裂出血治疗的护理配合

食管胃底静脉曲张破裂出血是门脉高压症的严重并发症，死亡率较高。治疗静脉曲张破裂出血的措施包括多种血管活性药物、球囊压迫、外科手术、放射介入和内镜治疗。内镜治疗食管胃底静脉曲张破裂出血的主要方法有经内镜套扎术、经内镜硬化剂注射术和组织黏合剂栓塞术等。

一、内镜术静脉套扎术

内镜术静脉套扎术（endoscopic variceal ligation，EVL）是用橡皮圈套扎（结扎）曲张静脉，从而使血液凝固断流。由于胃底曲张静脉常较粗大或呈球状，套扎治疗常难以将曲张的静脉完全套入环中，一旦发生套扎引起的曲张静脉破裂出血，后果十分严重，因此目前多不主张将套扎治疗作为胃底曲张静脉的止血方法。因急性大出血时视野不清，结扎相对困难，EVL更多是用于预防食管胃底静脉曲张破裂出血和出血后的择期治疗。

（一）适应证

（1）食管胃底静脉曲张急性出血时的紧急止血。
（2）食管胃底静脉曲张急性出血时的延迟止血。
（3）择期预防食管胃底静脉曲张破裂出血者。
（4）食管胃底静脉曲张外科手术治疗后无效或复发者。

（二）禁忌证

（1）既往行过栓塞、硬化治疗的急性再发出血和再发曲张静脉形成者。
（2）食管狭窄扭曲、食管憩室者。
（3）全身情况极差，不能配合和耐受手术者。
（4）凝血功能严重障碍者。
（5）对乳胶过敏的患者。

（三）术前准备

1. 器械准备
（1）内镜：可选择工作通道为2.8mm的普通胃镜或工作通道为3.7mm的治疗胃镜，安装及检查方法同常规内镜。
（2）吸引器：2台，一台连接胃镜，另一台用于口咽吸引。注意检查仪器性能，确保患者呼吸道通畅。
（3）结扎器：有单环结扎器和多环结扎器。
（4）其他：同内镜下非食管胃底静脉曲张破裂出血治疗的术前准备。
2. 患者准备
（1）询问病史，了解是否做过胃镜检查，判断食管静脉曲张的程度。术前检查血常规、血型、凝血功能、肝肾功能、心电图等。
（2）了解患者身体状况、出血量。
（3）术前向患者及家属介绍内镜治疗的原理、目的、方法、效果和并发症，交代手术注意事项，及时了解患者的心理动态，耐心解释患者提出的问题，消除其顾虑，取得患者的信任和配合。签署检查治疗同意书。

（4）术前12h禁食，禁水6~8h。检查前口服咽麻祛泡剂，同一般胃镜检查前准备。严格遵医嘱使用镇静剂，有肝性脑病者慎用安定注射剂。

（5）患者体位及插镜前准备同常规胃镜检查。

（6）行心电监护，必要时给予低流量吸氧。

（7）建立静脉通道，备血，并准备术中抢救用药。确保各种抢救及检查仪器性能良好。

（8）对于急诊患者，应注意观察患者一般状况，意识是否清醒。出血量大者，应插胃管，用去甲肾上腺素生理盐水反复洗胃，将胃内血块和食物洗出，以符合内镜治疗的要求；对有失血性休克的患者，应及时采取抗休克治疗，待患者生命体征平稳后再进行内镜治疗，如必须进行内镜治疗，应进行心电、血压监护，边抗休克边进行内镜检查。

（四）术中护理配合

1. 患者护理

（1）给予持续低流量吸氧，有效提高其血氧饱和度，减少心肺意外的发生。

（2）密切观察患者神志、面色、生命体征以及手术过程中的反应等情况，保持静脉输液通畅。及时向术者报告患者生命体征的变化。

（3）患者恶心剧烈时，嘱其深呼吸；有呕吐时，将头偏向一侧，及时清除呕吐物，防止误吸入气管导致窒息。固定牙垫以防患者松开牙垫咬坏胃镜。

（4）指导患者保持情绪平稳，安慰、鼓励患者，使其配合，保证治疗顺利完成。

（5）操作过程中，如果患者突然出现腹痛剧痛、腹肌紧张，立即报告术者，停止操作，并做好抢救准备工作。

2. 治疗过程中的配合

（1）先行胃镜检查，观察静脉曲张的位置及长度。

（2）插管配合：在内镜先端部涂上适量润滑剂后，术者将安装好多环套扎器的胃镜缓慢、准确地插入食管。

（3）套扎配合：术者在做套扎时，护士严密观察患者的反应及治疗的情况，并固定好胃镜。应用多环套扎器时，护士需协助术者将装好多环套扎器的胃镜送入食管齿状线附近，确定套扎部位，术者将套环对准曲张的食管静脉，按下吸气控制阀持续吸引，使食管黏膜、黏膜下曲张静脉吸入套扎管柱内，直至套扎管柱被曲张静脉充满，出现完全"红视"和内镜下可见度消失，旋转安装在内镜钳道上方的操作手柄即牵拉引线，释放圈套，圈套脱落后将静脉扎牢成饱满的球状。重复上述操作，完成所有曲张静脉套扎治疗。应用尼龙圈套扎时，护士将已安装好的尼龙圈套扎器递给术者，术者通过内镜活检孔道将尼龙圈送至内镜顶端的透明套环内，套环对准曲张静脉后予以负压吸引，当曲张静脉充满套环后，护士一边拉紧尼龙圈套扎，扎紧后释放圈套即可完成一次套扎。

（五）术后护理

1. 患者护理

（1）术后给予心电、血压监护，密切观察生命体征变化，观察有无呕血、黑便。

（2）术后禁食72h，以防进食过早导致结扎圈脱落引起大出血。72h后可进流质饮食，一周后进半流质饮食，再逐步过渡到软食。

（3）卧床休息1~2d，取半卧位或将床头抬高15°~20°，头高脚低以减轻腹压，减少胃酸、胆汁反流，避免胃酸刺激套扎创面引起再出血。避免屈身、弯腰、下蹲等动作，2周内避免剧烈活动，以防缺血、坏死的组织过早脱落导致出血。

（4）应用止血药、制酸药、黏膜保护剂及抗生素3~5d。

（5）观察有无并发症。

2. 器械及附件处理　器械处理同胃镜检查护理常规。

（六）并发症及防治

1. 出血　术后曲张静脉破裂大出血多因为橡皮圈或尼龙绳套扎不紧，过早脱落，静脉内未形成血栓或套扎局部静脉破溃所致，需要立即手术治疗。术后 5～10d 出血多因术后进食粗糙食物、剧烈运动、便秘使腹压增高及凝血功能障碍所致，故术后首先要给患者做好饮食宣教，说明合理饮食的重要性，以取得患者配合。术后禁食 3d 可改进流质饮食，1 周后再逐渐过渡到半流质饮食，勿食过热、过硬及刺激性食物，并限制活动 2 周，保持大便畅通。

2. 咽下困难　结扎静脉机械阻塞食管腔及刺激食管痉挛所致。套扎部位越高，不适感越重。随着结扎组织坏死脱落，症状可自行消失，一般持续 3～5d 后自行缓解，进流食后症状可减轻。

3. 胸骨后疼痛　结扎后患者大多有胸骨后疼痛不适。早期与食管痉挛有关，后期与溃疡形成有关。一般程度较轻，在 2～3d 后自行消失。可应用解痉剂、制酸剂及黏膜保护剂。

（七）注意事项

（1）治疗前全面评估患者，严格掌握适应证及禁忌证。充分沟通，解除患者的顾虑。

（2）治疗后合理安排膳食，忌进食过快，以无渣软食为主，勿进硬、热、油炸、粗纤维及酸辣刺激性食物，禁饮酒，以免损伤食管黏膜，适当增加营养，促进康复。

（3）伴有重度胃底静脉曲张破裂出血者，不宜单纯进行食管静脉曲张套扎治疗，应采用联合治疗。套扎区域以齿状线上 1～5cm 区域为宜，采用螺旋式套扎。一条曲张静脉套扎 1～2 点。套扎不全会导致橡皮圈早脱，甚至出血，因此套扎必须完整、彻底。如遇有红色征或黏膜表面有糜烂者应尽量避开，可在远端套扎，否则易导致术后出血。

（4）治疗中随时观察患者的面色、呼吸、脉搏等变化。治疗后注意有无腹痛、黑便、呕血等。检查后一周内应密切观察有无消化道出血、穿孔、感染等，发现异常及时向医师报告。

（5）术后绝对卧床休息，避免一切用力动作。避免做增加腹压的动作，如大笑、剧烈咳嗽、用力屏气、用力排便等。

（6）治疗结束，及时清理设备及用物，定期检查设备性能，如有故障及时报告、维修。

（7）术后做好疾病健康教育，指导患者定期复诊。

二、经内镜硬化剂注射术

经内镜硬化剂注射术（endoscopic variceal sclerotherapy，EVS）是经内镜注入硬化剂，通过硬化和栓塞而使静脉周围发生炎症反应、血管内形成血栓、结缔组织增生、血管硬化而荒废此静脉，从而达到止血和预防出血的目的。经内镜硬化剂注射术不受肝功能、腹腔积液等影响，只要能耐受胃镜者均可进行。主要的优点是可与内镜诊断同时进行，急诊止血效果好，择期治疗可明显减少再出血率；与其他技术相比，技术简单，设备要求少，价格低廉。适用于急性食管静脉曲张破裂出血、食管静脉曲张破裂出血间歇期、术后食管静脉曲张再出血以及食管静脉曲张破裂出血不宜手术者，尤其是食管静脉曲张破裂出血急诊治疗的首选方法，急诊止血率在 74%～92%，也可作为其他内镜止血治疗失败的补救措施。

（一）适应证

（1）急性食管及结合部静脉曲张破裂出血。

（2）食管静脉曲张破裂出血的间歇期。

（3）重度静脉曲张、全身情况差不能耐受外科手术者。

（4）食管静脉曲张手术治疗后无效或复发者。

（5）择期预防食管静脉曲张破裂出血者。

（二）禁忌证

（1）二度以上胃底静脉曲张者。

（2）应用三腔二囊管导致广泛的黏膜溃疡、坏死者。

（3）全身情况极差，不能配合和耐受手术者。

（三）术前准备

1. 器械准备

（1）内镜：可选择工作通道为 2.8mm 的普通胃镜或工作通道为 3.7mm 的治疗胃镜。

（2）硬化药物：5% 乙醇胺油酸酯（ethanolamine oleate）溶液、1% ~2% 乙氧硬化醇溶液、3% 硫酸四癸钠（sodium tetradecyl sulfate）溶液、5% 鱼肝油酸钠溶液、无水乙醇等。

（3）注射针：治疗食管静脉曲张时选用可从套管伸出 4 ~5mm 针芯的注射针，胃底静脉较深、较粗大，应选用针头为 5 ~7mm 的注射针。

（4）S－TEL 管。

（5）其他：同套扎术。

2. 患者准备　同套扎术。

（四）术中护理配合

1. 患者护理　同套扎术。

2. 治疗过程中的配合

（1）先行胃镜检查，明确出血部位及食管胃底静脉曲张的程度、范围。

（2）注射硬化剂有三种方法：血管旁硬化法、血管内硬化法和血管旁及血管内联合硬化法。血管旁硬化法是将硬化剂注射到曲张静脉周围，在食管上皮层和曲张静脉之间形成一层厚的纤维化组织，以加强曲张静脉的抵抗力，防止破裂出血。血管内硬化法是将硬化剂注射到曲张静脉内，在血管内形成血栓，闭塞血管控制出血，常用于紧急止血。血管旁及血管内联合硬化法是将曲张静脉与食管内壁同时硬化。护士用 5mL 或 10mL 无菌注射器抽吸硬化剂；将注射针递给术者插入钳道管，注意针头必须收回套管内方可插入，待注射针套管前端伸出内镜前端后，接上吸有硬化剂的注射器，推少许硬化剂直到在内镜视野中看到硬化剂流出，说明连接注射针头的导管中已经充满硬化剂，停止推药。

（3）当术者将注射器的套管对准要注射的部位后，根据术者的指令将注射器针头送出，针头穿入血管或进入黏膜下。

（4）根据术者的指令推注硬化剂，剂量谨遵术者医嘱，通常静脉内每点注射 2 ~3mL，静脉周围每点注射 0.5mL，总量 20 ~30mL 即可。

（5）注射完毕后，退回针头到套管中，再小心地推注少量硬化剂，防止血凝块堵塞针头。

（6）注射部位如有少量出血，可用准备好的去甲肾上腺素生理盐水冲洗，视野清楚后，再用凝血酶或其他止血药局部冲洗；如退针后发生大出血，术者应在注射针口下方再补注射，护士应动作迅速，配合术者完成注射。

（7）应用 S－TEI 管进行硬化治疗者，首先协助术者将 S－TEI 管送进患者食管内，再将注射针外套管从 S－TEI 管的侧孔中送入直到在内镜视野中看到套管先端，以后的步骤同前述。

（五）术后护理

1. 患者护理

（1）术后给予心电、血压监护，密切观察生命体征变化，观察有无呕血、黑便。

（2）术后禁食 24h，24h 后进温凉流质饮食 2d，一周内进半流质饮食，8 ~10d 逐步过渡到软食。

（3）卧床休息 1 ~2d，可起床进行轻微活动，避免屈身、弯腰、下蹲等动作。

（4）酌情应用制酸药、黏膜保护剂及抗生素 3 ~5d。

（5）观察有无并发症。

2. 器械及附件处理　如有硬化剂黏附在内镜先端部时，应立即用丙酮清洗后用水冲洗，其余器械处理详见相关内容。

（六）并发症及防治

1. 出血　术中穿刺点出血可用镜身压迫止血或局部喷洒凝血酶、去甲肾上腺素、巴曲酶止血；术中穿刺撕裂曲张血管立即用三腔二囊管压迫止血，并紧急送外科手术治疗；术后溃疡出血多为渗血，可用黏膜保护剂。

2. 溃疡　溃疡分为浅溃疡和深溃疡，溃疡的发生多与硬化剂的刺激性、注射的次数、硬化剂黏膜下泄漏程度有关。多数无症状，3~4周自愈，可用抑酸药物治疗。

3. 穿孔　可因注射过深、操作不当撕裂伤、食管深溃疡坏死而穿孔。小穿孔可自愈，大穿孔病死率较高，需立即行外科手术治疗。

4. 狭窄　与硬化剂类型、浓度、注射方法、次数有关，特别是血管旁注射发生率较高。多采用扩张器扩张，无需外科手术治疗。

5. 其他　胸骨后疼痛、吞咽困难、低热，一般在手术后2~3d消失。异位栓塞极少见。

（七）注意事项

（1）硬化剂治疗术后应使用降低门脉压力的药物，尤其是初次施行者，并酌情应用抗生素及抑酸药。再次注射和结扎应间隔10~14d，即待注射后溃疡已愈合或结扎皮圈已脱落后进行。

（2）注意选择合适的注射针，注射时注意掌握进针的深浅，防止进针过深导致黏膜坏死、穿孔。

（3）进针、收针时应避免划伤曲张静脉和食管黏膜。如出血量大造成视野不清，可用去甲肾上腺素2mg加100mL生理盐水冲洗出血部位。注射完毕，注射针退针后应在原处停留1~3min以预防和减少出血。

（4）其他同套扎术。

三、组织黏合剂栓塞术

组织黏合剂（histoacryl）是一种快速固化的水溶性制剂，静脉注射后与血液接触能在几秒钟内发生聚合反应及固化，迅速堵住食管或胃底曲张静脉以达到止血目的。组织黏合剂注射尤其适用于胃底静脉曲张破裂出血及预示再出血的粗大食管静脉曲张，对急性胃底静脉曲张破裂出血的止血率超过90%，早期复发出血率为0~28%。经1~2次组织黏合剂注射，87%~100%的患者静脉曲张闭塞，明显降低胃底静脉曲张破裂出血的病死率。目前有学者认为该方法是胃底静脉曲张破裂出血内镜治疗唯一可选择的有效措施。

（一）适应证

（1）急性活动性食管和（或）胃底静脉曲张破裂出血。

（2）二度以上的胃底静脉曲张。

（3）三度红色征（＋）的食管静脉曲张。

（4）套扎治疗和硬化剂治疗术中并发出血。

（二）禁忌证

同常规内镜检查。

（三）术前准备

1. 器械准备

（1）内镜：可选择工作通道为2.8mm的普通胃镜或工作通道为3.7mm的治疗胃镜。为防止组织黏合剂与内镜先端黏合造成内镜损坏，应在内镜先端蛇骨管部位及镜面涂抹硅油，形成硅油保护层。工作通道内也应吸入硅油，使工作通道腔内面形成硅油保护膜。

（2）混合剂：将组织黏合剂与脂溶性碘剂按5∶8的比例混合。

（3）注射针：需准备两套内镜注射针，若组织黏合剂堵塞针管可立即更换。注射针应较粗（外径0.7mm），针头应突出8~10mm。应用前要检查针头从套管内伸出和回缩是否顺利，针头最少要伸达外套管外9mm。注射前将混合剂装入一支2mL的注射器内，另一支注射器装入脂溶性碘剂2mL，第三支注射器装入生理盐水20mL。

（4）其他：同常规内镜检查。

2. 患者准备　患者戴眼罩，其余同套扎术。

（四）术中护理配合

1. 患者护理　同套扎术。

2. 治疗过程中的配合

（1）先行胃镜检查，明确出血部位及食管胃底静脉曲张的程度、范围。确定合适的注射部位，出血间歇期选择曲张静脉最隆起的部位为注射点；出血活动期因曲张静脉的部位不同而异，食管曲张静脉尽量在出血点或其近侧注射，结合部曲张静脉靠近贲门出血点注射，胃底曲张静脉尽量靠近出血点注射。

（2）将注射针从内镜活检孔道内伸出，用注射针外管前端触探曲张静脉，确定注射部位。护士要预先把注射针内充满脂溶性碘剂 0.5 ~ 0.8mL。对准静脉刺入后再推混合剂，食管静脉一次 0.5mL，胃底静脉一次 1mL。注射完后护士不回抽针头，术者将整个注射针拉出注射处。在注射针头不收回到套管内的情况下用脂溶性碘剂 0.8mL 冲洗一次套管，然后用蒸馏水冲洗以保持导管不被堵塞。

（3）大的食管静脉需 1 ~ 2mL，胃底静脉需 3 ~ 4mL，但每次均以 0.5mL 和 1.0mL 的量增加，一次量过大可引起全身其他部位栓塞，故应避免。再次注射均按脂溶性碘剂－混合剂－脂溶性碘剂－生理盐水或蒸馏水冲洗治疗进行。注射中内镜与注射针头以及注射部位均应保持一定的距离，且应不断冲洗掉可能溅到内镜末端的黏合剂。一次注射后 20s 内避免吸引。

（4）黏合剂必须注射入静脉内，故每次注射前可先注射少量生理盐水，局部无隆起说明注射针进入静脉内，再按上述步骤顺序注射。

（5）用于预防再出血注射时，可在曲张静脉的不同部位注射。每个注射点是否足够有效，可用注射导管碰探，若注射处变硬，说明注射量足够，否则可增加注射量。

（五）术后护理

1. 患者护理

（1）术后常规护理同硬化剂治疗。

（2）不可使用制酸剂，防止诱发感染。

2. 器械及附件处理　器械处理同常规胃镜检查，其他器械物品处理详见相关内容。

（六）并发症及防治

1. 溃疡　可能与对组织黏合剂的排异反应、对抑酸剂反应差、组织黏合剂使用剂量大有关。可给予抑酸、保护黏膜治疗，必要时给予内镜止血治疗加药物治疗。

2. 异位栓塞　异位栓塞是指组织黏合剂或与其一起注射的脂溶性碘剂沿分流道血管流到其他器官，造成其他器官的栓塞，症状可在注射当时或 1 ~ 3d 后出现，CT 检查可发现高密度区。异位栓塞多发生在脾脏，其次为肺、脑等脏器。一般很少见，且多数无症状。

3. 其他　治疗后患者可有恶心呕吐、疼痛、发热等不适，少数有吞咽困难、进食不适，一般 2 ~ 3d 后自行消失。

（七）注意事项

（1）同套扎术。

（2）组织黏合剂注射技术要求高，注射顺序不能颠倒，医护人员应熟练配合。每个注射器应标明用途。

（3）注射人体组织黏合剂时出针、收针应避免划伤曲张静脉和食管黏膜，注射速度要快，使药物快速进入血管，使局部药物浓度高，凝血快，提高止血成功率，整个过程不超过 20s。

（阴　莹）

第八节　内镜下消化道狭窄扩张术的护理配合

炎症、肿瘤、外来压迫等原因可导致消化道部分轻度狭窄或中、重度狭窄，从而造成消化道梗阻或不完全梗阻。目前，内镜下治疗消化道狭窄的主要方法有：扩张术、切开术、消化道支架置放术、凝固疗法、注射疗法、光动力学疗法及冷冻疗法等。本节主要介绍内镜下扩张治疗的护理配合。

一、食管贲门狭窄扩张术的护理配合

内镜下食管贲门狭窄扩张术用于治疗各种原因引起的食管贲门狭窄。扩张的主要方法有探条扩张术、球囊（气囊或水囊）扩张术。具体的手术方法主要取决于狭窄的性质、严重程度和患者的具体情况。护士应熟悉操作步骤，与术者配合默契；送入扩张器时动作要轻柔、准确，扩张时准确记录每次扩张的时间，以确保扩张的效果。

（一）适应证

1. 食管、贲门急性梗阻

（1）良性病变所致梗阻：贲门失弛缓症、腐蚀性食管炎。

（2）恶性病变所致梗阻：食管、贲门肿瘤。

2. 食管、贲门慢性梗阻

（1）良性病变所致梗阻：反流性食管炎、腐蚀性食管炎、食管术后吻合口炎等炎性狭窄；食管或贲门术后吻合口瘢痕、食管溃疡瘢痕、食管烧伤后瘢痕等瘢痕狭窄；食管蹼、膜或环，Schatzki环等先天性异常；贲门失弛缓症、弥漫性食管痉挛等食管动力性障碍；食管平滑肌瘤等良性肿瘤。

（2）恶性病变所致梗阻：食管癌、贲门癌等恶性肿瘤。

（二）禁忌证

（1）不能合作者。

（2）并发严重心肺疾病或其他严重病症者。

（3）严重衰竭无法耐受手术者。

（4）局部炎症、水肿严重者。

（5）狭窄部位过高或狭窄严重，引导钢丝无法通过者。

（三）术前准备

1. 器械准备

（1）根据狭窄的程度选择孔道大小合适的内镜。

（2）探条式扩张器：包括非钢丝引导的扩张器和钢丝引导的扩张器。最常用的是Maloney扩张器和Savary扩张器。

（3）引导钢丝：检查引导钢丝是否平直，如有折痕、成角，应事先整理使钢丝平直。

（4）球囊（气囊或水囊）扩张器：分为钢丝引导和非钢丝引导两种，最常用的是Rigiflex OTW和Rigiflex TTS扩张器。每一个球囊先接注射器注气，检查球囊是否有漏气。

（5）球囊扩张专用压力枪、测压表和注射器。

（6）生理盐水。

（7）X线透视机。

（8）水溶性润滑剂。

（9）其他同常规胃镜检查。

2. 患者准备

（1）向患者及家属解释扩张治疗的意义及可能出现的并发症，以取得患者及家属的配合，并签署手术同意书。

（2）行必要的上消化道钡餐造影、胃镜检查及组织检查，以明确狭窄的部位、长度、特点及病因等。

（3）调整抗凝血药物治疗，做血常规、血型、凝血功能和肝、肾功能等化验检查。必要时行心肺功能检查，心肺功能较差者术前予以纠正。

（4）术前 24～36h 开始进流食，手术当天至少禁食 12h，保证食管无食物残留，防止术中误吸。如果食管腔内有残留食物，则需延长禁食时间，也可通过持续胃肠减压或胃镜吸引、冲洗使食管清洁。

（5）术前 30min 肌内注射地西泮 10mg、654-2 10mg。

（6）术前对患者咽喉部表面进行麻醉（同常规胃镜检查）。

（7）不能配合操作的患者，可在全身麻醉下进行手术，以防发生意外。

（四）术中护理配合

1. 患者护理

（1）同常规胃镜检查护理。

（2）在手术过程中，保持患者体位不变，固定好牙垫，嘱患者放松全身，缓慢做深呼吸；如口腔有分泌物，嘱患者让其沿口角自然流出，不宜吞咽，以防引起呛咳或窒息。

（3）扩张会使狭窄的黏膜撕裂，患者可出现不同程度的胸痛，术中应严密观察患者的意识、面色、生命体征以及疼痛的情况。如发现患者意识及生命体征出现异常或患者对疼痛难忍、置入的探条式扩张器遇到阻力时，应立即停止扩张，不可强行通过，以免因扩张过度致使狭窄口黏膜撕裂过深而导致出血或穿孔等严重并发症。

2. 治疗过程中的配合

1）探条扩张术的护理配合

（1）术者插入胃镜进行常规胃镜检查，观察狭窄情况，估计狭窄部直径及所需扩张器的型号，测量狭窄部远端至门齿的距离。

（2）将引导钢丝经胃镜活检孔道送入胃内，越过狭窄部位，在透视下或胃镜直视下使引导钢丝的弹簧帽端抵达胃底或胃体部。术者退镜，护士送引导钢丝，两者的速度应保持一致，保证引导钢丝在胃内且不打弯。术者固定引导钢丝，使引导钢丝不从口中滑出。

（3）术者拔出胃镜后，护士持稳引导钢丝。根据狭窄情况先选择较细的探条进行扩张，将引导钢丝穿入扩张器中心管道内，沿引导钢丝送入扩张器，待有阻力感后慢慢于透视下将扩张器的扩张部（即圆柱形部分）通过狭窄口送到狭窄部远端，推进时要注意固定引导钢丝，不要使引导钢丝插入太深。停留 3min 左右，退出扩张器。退出探条时注意均匀向外抽，但要时时向前送引导钢丝，不要让引导钢丝随探条一同退出，注意保持引导钢丝的位置固定不变。

（4）依次增加扩张器的直径，使狭窄部分逐渐被扩开。扩张完毕后，扩张器连同引导钢丝一起退出。

（5）术者再次插入胃镜检查，观察狭窄部黏膜撕裂情况，如出血较多，可用去甲肾上腺素止血或其他方法止血。

2）OTW 球囊导管扩张术的护理配合

（1）手术前两个步骤同探条扩张术。

（2）根据患者狭窄部位情况选用直径 30mm、35mm 或 40mm 的球囊扩张器，先将球囊内空气抽空，锁住导管尾部三通接头通球囊的通道，在球囊外涂以润滑油便于插入。将球囊装置的中央孔道套入引导钢丝，在透视下或内镜直视下确定球囊中央位于狭窄部中央。

（3）接带压力计的注射器向球囊内注气或注水，在 X 线或内镜监视下进行扩张，扩张压力一般为 20～40kPa，维持 1min，放气；再注气、放气，反复 2～3 次；扩张期间应注意患者的反应，如有异常应立即停止注气。扩张完毕后，扩张器连同引导钢丝一起退出。

（4）最后一个步骤同探条扩张术。

3）TTS 球囊导管扩张术的配合

（1）手术步骤的第一步同探条扩张术。

（2）护士将 TTS 球囊外涂润滑油，抽尽球囊内空气，递给术者，经内镜活检孔道插入直到导管先端露出在视野内。

（3）选较细的一根球囊导管，将导管插入狭窄部位的中央有孔处，术者缓缓向前推进导管，至阻力突然消失，说明球囊导管已越过病变部位，按照术前已测定好的每一球囊的注气量，用带压力计的注射器向球囊中注气，注意压力变化不能超出术前测定的压力太多，否则球囊容易破裂；充气 2min，放气；再充气、放气；反复多次后，抽尽球囊中的空气，将球囊从活检孔道中退出；换稍粗一级的球囊导管如上法扩张，如此一直扩张到 20~25mm 球囊。

（4）术者再次插入胃镜检查，观察狭窄部黏膜撕裂情况，如出血较多，可用去甲肾上腺素止血或其他方法止血。

（五）术后护理

1. 患者护理

（1）术后卧床休息 24h，避免用力咳嗽。注意观察患者生命体征情况，观察患者有无胸痛、咳嗽、发热、呼吸困难、皮下气肿、呕血及黑便等不适，出现异常及时处理。

（2）扩张治疗术后禁食 6h，6h 后无特殊不适可进食温凉流质食物 1~2d，再进半流质食物，以后逐步过渡到普食。避免暴饮暴食，减少油腻食物。餐后 2h 时或睡眠时应抬高床头 15°~30°，防止食物反流。

（3）术后常规应用止血药、制酸剂、黏膜保护剂、抗生素 3~5d。

（4）其他护理同胃镜检查护理常规。

（5）指导患者定期随访疗效，观察有无反流性食管炎、狭窄再形成等远期并发症。效果不佳者 1~2 个月后可重复治疗。

2. 器械及附件处理

（1）内镜处理：同胃镜检查的护理配合。

（2）探条处理：探条不能高压蒸汽消毒，只能用 2% 戊二醛溶液浸泡消毒。清洗、浸泡时探条应保持平直，不能弯曲，探条中央管道应用清洗刷清洗干净，再接专用钝针头，接注射器或高压水枪注水冲洗。消毒后放回原装箱内保存，探条的先端必须插回厂家配置的保护用硬钢丝，以免探条的先端变形、折损。

（3）球囊导管为一次性使用物品，禁止重复使用。

（六）并发症及防治

1. 出血 在扩张之后可发生出血，多数可自行停止，极少数出血不止者可行内镜止血。

2. 穿孔 对小的穿孔可先采取保守治疗，立即禁食，给予肠道外营养，给予抗生素治疗；如穿孔较大，应立即行外科手术治疗。

3. 胃食管反流 应避免平卧位，穿着宽松的衣服，应用制酸剂，促进胃动力等。

4. 吸入性肺炎 需应用抗生素治疗。

5. 继发感染 可发生菌血症或败血症，需应用抗生素治疗。

（七）注意事项

（1）治疗前全面评估患者，掌握适应证、禁忌证，选择合适的治疗方法。充分沟通，解除患者的顾虑。

（2）治疗前至少禁食 12h，保持食管清洁。如果食管腔内有残留食物者则需延长禁食时间，也可通过持续胃肠减压或胃镜吸引、冲洗使食管清洁。

（3）行 Savary 扩张器扩张的患者必要时需安排在 X 线机的检查台上，利用 X 线机对引导钢丝进行定位。护士应与术者配合密切，退镜和送引导钢丝的速度要一致，保留引导钢丝在胃腔内不打弯，直到内镜完全退出。当扩张器经过引导钢丝时，护士应在插入引导钢丝时保持引导钢丝的末端盘绕和拉紧，不允许向前或向后滑动，并注意引导钢丝的标记。

（4）探条扩张时，推进探条应注意缓慢往外抽拉固定引导钢丝，防止引导钢丝插入过深；退探条时要用力均匀往前送引导钢丝，勿使引导钢丝同时被带出体外。使用球囊（气囊或水囊）扩张时，术前需测定球囊注气量及压力。

（5）操作时护士应与术者密切配合，谨慎操作，用力适度，遇有阻力勿强行通过以免发生意外或损坏器械。

（6）手术中密切观察患者的面色、呼吸、脉搏及疼痛等变化，发现异常及时处理。术后注意有无出血、穿孔、感染等并发症，发现异常及时报告医师处理。

（7）治疗后合理安排膳食，告知患者进食宜少量多餐，细嚼慢咽，避免暴饮暴食，少进油腻食物或刺激性强的食物，如浓茶、咖啡、酒等，以免胃酸增多引起反流症状。

（8）检查结束，及时清理设备及用物，定期检查设备性能，如有故障及时报告、维修。

（9）指导患者定期复诊，出现严重不适，应立即来院就诊。

二、结肠扩张术的护理配合

结肠扩张术用于治疗各种原因引起的大肠狭窄。大肠狭窄可分为良性狭窄和恶性狭窄。良性狭窄常见于炎症性疾病、术后吻合口狭窄及外伤等；恶性狭窄常见于结/直肠肿瘤及盆/腹腔肿瘤压迫等。良性狭窄可行内镜下球囊扩张术治疗，恶性狭窄可于扩张术后行金属支架置放术解除肠梗阻。

（一）适应证

（1）结/直肠良、恶性肿瘤术后吻合口狭窄。

（2）结/直肠炎性狭窄、溃疡性结肠炎、克罗恩病、结核、血吸虫病肉芽肿、性病淋巴肉芽肿、放线菌病、肠粘连。

（3）放射性肠炎，烧伤，具有腐蚀性的药物、栓剂的损伤引起的肠腔狭窄。

（4）置放金属支架前扩张肠腔，结/直肠狭窄手术前解除梗阻。

（二）禁忌证

（1）梗阻肠管已坏死穿孔，有瘘管和深溃疡，有较大憩室。

（2）重度内痔出血，狭窄部位有严重炎症、出血。

（3）严重心肺功能衰竭，凝血功能障碍，有严重出血倾向。

（4）不能合作者。

（三）术前准备

1. 器械准备

（1）肠镜：治疗孔道直径达3.7mm和4.2mm的治疗内镜。

（2）扩张导管、球囊导管。

（3）导丝。

（4）球囊扩张专用压力枪、测压表和注射器。

（5）泛影葡胺、生理盐水。

（6）润滑剂。

（7）吸引器、X线透视机。

（8）其他物品同普通结肠镜检查。

2. 患者准备

（1）向患者及家属解释扩张治疗的意义及可能出现的并发症，取得患者及家属的配合，并签署手术同意书。

（2）术前行钡剂造影、结肠镜检查，重度狭窄者行泛影葡胺造影，以明确狭窄的部位、程度及特点等。

（3）至少术前3d停服影响凝血功能的药物，行血常规、血型、凝血功能和肝、肾功能等化验检查。必要时行心肺功能检查，心肺功能较差者术前予以纠正。

（4）肠道准备、术前用药同肠镜检查，禁用甘露糖醇准备肠道。

（四）术中护理配合

1. 患者护理　同结肠镜检查。

2. 治疗过程中的配合

1）OTW 球囊导管扩张术的配合

（1）术者插入肠镜观察肠道狭窄情况。

（2）自内镜钳道管口插入引导钢丝，将引导钢丝的前端越过狭窄段放置在远端，在 X 线下定位，明确狭窄部位病变后，退出内镜，保留引导钢丝。此时护士应与术者密切配合，术者退镜，护士送引导钢丝，两者的速度应一致，保证引导钢丝留在肠腔内而又不会打弯，直到内镜完全退出。术者固定引导钢丝，不让引导钢丝从口中滑出。

（3）将球囊内空气抽尽，锁住导管尾部三通接头通球囊的通道，在球囊外涂以硅油便于插入。

（4）引导钢丝尾部插入球囊导管先端孔中，沿引导钢丝送入球囊导管。在透视下可见球囊两端的标志，接带压力计的注射器向球囊中注气，如球囊中部成腰，说明球囊位置正确；如果成腰偏高或偏低，应调整球囊位置再注气，一般球囊压力达到 40kPa，维持 1min，放气；再注气、放气，反复 2 ~ 3 次；扩张期间应注意患者的反应，如有异常应立即停止注气。

（5）术者将球囊导管和引导钢丝一起退出；护士接过球囊导管和引导钢丝立即用清水冲洗干净，留待进一步清洗消毒。

（6）如遇术后采用吻合器铁钉的吻合口狭窄，在做球囊扩张时，尽量不要让球囊导管前后移动，防止损伤球囊。

（7）内镜能顺利通过扩张后的狭窄段的远端，仔细观察有无肿瘤和其他病变，必要时协助取活检。如出血较多可行内镜下止血术。

2）TTS 球囊导管扩张术的配合

（1）同 OTW 球囊导管扩张术。

（2）将 TTS 球囊导管外涂润滑剂，抽空球囊内空气，递给术者，经内镜钳道管插入直到导管先端露出（在视野内）；注意阻力大时不可强行用力，应检查是否将球囊中的空气完全抽空。

（3）选较细的一条球囊导管，将导管插入狭窄部位的中央有孔处，术者缓缓向前推进导管至阻力突然消失，说明球囊导管已越过病变部位，按照术前已测定的每一球囊的注气量，用带压力计的注射器向球囊中注气，注意压力变化不能超出术前测定压力太多，否则球囊容易破裂；充气 2min、放气，再充气、再放气，反复多次后，抽空球囊中的空气，将球囊从钳道管中退出；换稍粗一级的球囊导管如上法扩张；如此一直扩张到 20 ~ 25mm 球囊。

（4）术者用水冲净使视野清晰后，进镜观察，注意扩张部位损伤，如出血多，护士配合术者行内镜下止血。

（五）术后护理

1. 患者护理

（1）术后卧床休息 24h。注意观察患者腹部体征，观察患者有无腹痛、发热、便血等不适，出现异常及时处理。

（2）术后禁食 1 ~ 2d，如无不适可进流质饮食，次日可进半流质饮食，以后逐步增加饮食中的固体含量，进少渣饮食。

（3）术后常规应用抗生素 3 ~ 5d。

（4）其他护理同结肠镜检查护理常规。

（5）指导患者定期随访疗效，为防止术后再狭窄，指导患者术后 2 周再次行扩张治疗。

2. 器械及附件处理

（1）内镜处理同结肠镜检查。

（2）球囊导管为一次性使用物品，用后弃之。

（3）引导钢丝清洗消毒后备用。

（六）并发症及防治

1. 出血　在扩张之后可发生出血，多数可自行停止，极少数出血不止者可行内镜止血。

2. 穿孔　对小的穿孔可先采取保守治疗，立即禁食，肠道外营养，给予抗生素治疗；如穿孔较大，应立即行外科手术治疗。

3. 感染　需应用抗生素治疗。

（七）注意事项

（1）按要求做好肠道准备，保证肠道清洁。

（2）术中密切观察患者的面色、呼吸、脉搏、腹胀、腹痛等情况；术后注意有无腹胀、腹痛、发热及黑便等情况，发现异常及时通告医师。

（3）术中操作应轻柔、少量注气，在插入引导钢丝和球囊导管的过程中如遇阻力过大，不可强行用力，压力泵应缓慢逐渐加压。

（4）其他同食管贲门扩张术。

（仇中叶）

第九节　内镜下消化道支架置入术的护理配合

对于良性狭窄可行内镜下球囊扩张术及切开术等治疗，但是对于恶性狭窄，扩张术及切开术疗效是短暂的。内镜下支架置入术，即在内镜的引导下置入支架，撑开阻塞的部位，依靠置入支架的刚性可以相对持久地解除梗阻症状。

一、食管、贲门支架置入术的护理配合

内镜下食管、贲门支架置入术是通过口腔－咽－食管这一自然腔道，送入支架置入器，并在 X 线透视下定位病变的位置，通过胃镜置入支架的一种无创手术。该技术在临床上治疗食管、贲门狭窄中运用广泛，能够迅速有效缓解梗阻症状、改善吞咽困难、延长生存期及提高患者的生活质量。护士应掌握其适应证及禁忌证，做好术前、术中及术后护理。

（一）适应证

1. 食管、贲门急性梗阻　恶性病变所致梗阻，如食管癌、贲门癌。

2. 食管、贲门慢性梗阻

（1）各种原因引起的食管气管瘘、食管纵隔瘘、食管癌术后吻合口瘘和食管破裂。

（2）各种良性病变所致梗阻：食管平滑肌瘤；腐蚀性食管炎、反流性食管炎、感染性食管炎、食管术后吻合口炎等炎性狭窄；食管溃疡瘢痕、食管烧伤后瘢痕、食管或贲门术后吻合口瘢痕、硬化剂注射治疗后瘢痕等瘢痕狭窄。

（3）恶性病变所致梗阻：食管癌、贲门癌等恶性肿瘤无法进行手术治疗者。

（二）禁忌证

（1）严重心肺功能不全者。

（2）严重衰竭无法耐受手术者。

（3）局部炎症、水肿严重者。

（4）食管肿瘤侵蚀或压迫气管，致气管中、重度狭窄者应慎重放置食管支架，有引起窒息的可能。

（5）估计生存时间在数周到 1 个月内者。

（6）狭窄部位过高或狭窄程度严重，引导钢丝无法通过，治疗困难者，视为相对禁忌证。

（三）术前准备

1. 器械准备

（1）胃镜：同常规胃镜检查准备。

（2）扩张器：同内镜下扩张术的准备。

（3）支架：检查支架的包装有无破损、消毒日期是否过期。支架选择极为重要，食管癌患者选择覆膜防滑式支架能延缓肿瘤长入支架腔内的时间。治疗食管气管瘘或食管纵隔瘘必须用覆膜支架。良性狭窄置入支架后易移位，故以防滑、可回收支架为宜。目前临床常用支架直径为 17~20mm，支架两端均应超出病灶 1~2cm，治疗食管瘘时适当增加支架长度。

（4）支架植入器：检查植入器性能是否良好。

（5）复位器：检查复位器的球囊是否完好，有无漏气。

（6）X 线机：型号为 AXIOM Iconos R200。

2. 患者准备

（1）向患者及家属解释手术的意义及可能出现的并发症，取得患者及家属的配合，并签署手术同意书。

（2）行必要的上消化道钡餐造影、胃镜检查及组织检查，以明确狭窄的部位、长度、特点及病因等。根据患者情况选择合适型号的支架。

（3）调整抗凝血药物治疗，做血常规、血型、凝血功能和肝、肾功能等化验检查。必要时行心肺功能检查，心肺功能较差者术前予以纠正。

（4）询问患者有无青光眼、高血压、心律失常、前列腺肥大，是否装有心脏起搏器等，如有以上情况，应及时与术者取得联系。

（5）手术当天至少禁食 12h，保证食管无食物残留，防止术中误吸。如果食管腔内有残留食物则需延长禁食时间，也可通过持续胃肠减压或胃镜吸引、冲洗使食管清洁。

（6）术前 10min 口服利多卡因胶浆 1 支行咽部麻醉，以减少操作时唾液分泌。如装有活动性义齿，嘱患者于术前取出，以免术中误吸或误咽。

（7）精神过度紧张者，术前可肌内注射或静脉缓慢推注地西泮 5~10mg 或山莨菪碱 10mg，以利于患者镇静，减少恶心不适感，配合检查。不能配合操作的患者，可在全身麻醉下进行手术，以防发生意外。

（四）术中护理配合

1. 患者护理

（1）协助患者松开腰带、领带，取左侧卧位，头稍后仰，双腿屈膝。在其背部垫一靠垫，起支撑作用，使患者更舒适。嘱其放松身体，颈部保持自然放松状态。

（2）告知患者手术过程中不能说话，如有不适，可用手示意，恶心较重时做深呼吸，口腔分泌物尽可能吐出。

（3）嘱患者张开嘴咬住牙垫，头下放一治疗巾，防止口水污染诊床及患者衣物。

（4）检查过程中，注意观察患者神志、面色、生命体征变化，如有异常，立即停止检查，并做对症处理。

2. 治疗过程中的配合

1）插入胃镜：进镜观察狭窄部位，估计狭窄段的长度、直径。进镜时，护士固定患者头部使其保持不动，勿向后仰，告知患者在操作过程中有恶心反应时用鼻子缓慢深呼吸，尽量放松，将牙垫咬紧，切不可吐出牙垫。

2）扩张：多用探条扩张术，扩张到探条可通过。注意在通过引导钢丝时，一定要在 X 线监视下进行，确认引导钢丝走向是沿食管到胃方可导入探条进行扩张，如引导钢丝方向向左、右偏离，则提示引导钢丝可能进入支气管或纵隔，应重新插入引导钢丝。

3）定位：采用内镜下定位或X线透视下定位方法，确认狭窄长度，选择合适的支架。

（1）X线透视下定位（体表定位法）：准备两条长约10cm的铅丝或钢丝，贴在稍长的胶布上。指导患者取左侧卧位，保持姿势相对固定。X线透视下内镜从胃内向口侧退至病变下缘时，护士将一条铅丝与食管纵轴垂直固定在背部中央，内镜退至病变上缘时，护士将另一条铅丝以同样方法固定在背部中央，两条铅丝之间的范围即病变范围。

（2）内镜下定位（体内定位法）：护士用注射器抽吸10mL造影剂。术者退镜至病变下缘时，护士将注射针交给术者，配合术者进行食管黏膜下注射，在X线下可见一个团状黑影，同时在病变上缘进行黏膜下注射，做一个标记，透视下两个标记之间就是病变所在。

（3）留置引导钢丝：将引导钢丝头端交给术者，经钳道管送出，配合术者边送引导钢丝边退内镜，直到把内镜全部退出。

（4）植入支架：配合术者将引导钢丝穿入支架头端的孔中，向前推进支架植入器，进入口腔时，将患者下颌稍向上抬，顺势将植入器送入食管内，在X线透视下见支架到达病变部位，调整支架位置使支架中点基本与病变中点吻合。护士撕开保险帽，缓缓退出植入器的外套管，释放支架，待支架完全张开后，将植入器连同引导钢丝一起退出，支架植入完成。

（5）复查胃镜：配合术者再次进镜复查，观察支架位置是否准确，如完全覆盖病变即可，如还有病变露在支架上缘，则需进行调整。胃镜离开患者口腔后，护士帮助患者取下牙垫，并将口腔周围的黏液擦净。

（五）术后护理

1. 患者护理

（1）术后因咽喉部麻醉作用尚未消失，嘱患者不要吞唾液，以免引起呛咳。待30~60min麻醉作用消失，无麻木感后可饮水。

（2）术后早期指导患者进温凉流质或半流质饮食，以减少粗糙食物对黏膜创面的摩擦，造成出血。选择食物不宜过热、过冷，严禁服冰冷食物及液体，防止支架回缩、移位、脱落。

（3）术后患者可有咽喉部疼痛，同时咽后壁因局部麻醉关系可有异物感，这些症状会自行消失，嘱患者不要反复用力咳痰，以免损伤咽喉部黏膜。

（4）患者如有呕吐、腹痛、腹胀等不适情形，报告医师及时处理。

（5）术后严密观察生命体征变化，注意有无呛咳、呕血、黑便、胸痛等症状及程度如何。常规给予抗生素预防性治疗，遵医嘱应用止血、抑酸、保护食管及胃黏膜等的药物；观察有无并发症发生。

（6）告知患者术后3个月复查X线胸片，了解支架位置，有无移位、脱落等，一旦出现移位、脱落、再次梗阻等异常情况及时来院就诊。

2. 器械及附件处理 检查结束后，胃镜及其附件按消毒规范进行处理。

（六）并发症及防治

1. 疼痛 患者均出现不同程度的疼痛，一般术后1周左右可消失，不必特殊处理；疼痛剧烈者可适当应用镇痛剂，同时给予心理护理，告知患者可能是支架置入术后的一个适应过程，消除患者的恐惧心理。

2. 出血 常规应用止血药，静脉加强抑酸治疗，必要时使用生长抑素，指导患者暂禁食，观察患者出血的程度及量，及时告知医师处理。

3. 穿孔 怀疑有穿孔的患者，立即行X线胸片或腹部平片检查。对较小的穿孔可通过金属止血夹夹闭裂口进行修补。对于无法修补的穿孔，应及早进行外科手术。

4. 吸入性肺炎 避免平卧位，穿着宽松衣裤，应用抑酸剂及抗生素。

5. 反流症状 嘱患者取坐位进食，饭后不宜立即躺下，应用抑酸、胃动力药辅以半卧位等措施。

6. 支架移位及脱落 术后较为严重的并发症。护士指导患者术后饮食应忌过冷、过热，因支架为钛镍记忆合金制成，遇冷、遇热易变形。进食不能过急，少量多餐，忌暴饮暴食。一旦发生移位或脱落应重新置入。

7. 食物嵌塞　嘱患者禁食粗纤维食物及难以嚼烂的食物，如芹菜、牛肉等，进食时应细嚼慢咽。每次进食后可饮 40℃温水 200mL 冲洗食管以减少食物滞留管腔。

（七）注意事项

（1）术前根据患者病变情况选择合适的支架。

（2）支架置入成功的关键是位置必须准确。护士术前应充分了解患者病情，配合术者准确定位。

（3）术中随时观察患者的面色、呼吸、脉搏等变化，术后注意有无腹痛、黑便、呕血等，术后一周内应密切观察有无消化道出血、穿孔、感染等并发症，发现异常及时报告医师处理。

（4）护士应控制造影剂推注的速度，注意推注力不宜太大，速度不宜太快，应以透视下观察部位显影满意并且患者无痛苦为准。

（5）做好健康教育，指导患者正确饮食，定期随访。

二、下消化道支架置入术的护理配合

近年来，随着人口老龄化及食品安全等问题，大肠癌发病率较前增多。8% ~29% 的大肠癌患者以急性肠梗阻为首发表现。部分晚期大肠癌患者可行姑息性肿瘤切除，保持排便通畅。绝大部分晚期大肠癌患者发生梗阻时，已无法行外科手术解决排便问题。随着内镜技术的不断发展，肠道支架置入术已成为解除不能手术的大肠癌所致的梗阻、减少或避免急诊结肠造瘘术的新技术。护士在临床配合中应掌握其适应证及禁忌证，熟悉操作步骤，为患者做好解释工作。

（一）适应证

（1）恶性肿瘤直接浸润肠腔致管腔狭窄，肿瘤转移压迫肠腔致管腔狭窄者。

（2）急慢性肠梗阻，需放置支架解除梗阻，择期手术者。

（3）放射性肠炎引起的肠腔狭窄、肿瘤复发者。

（4）病变在横结肠至距肛门齿状线 3cm 以上者。

（二）禁忌证

（1）恶性狭窄伴消化道急性穿孔，狭窄部位有活动期溃疡者。

（2）良性疾病引起的大肠狭窄梗阻，先天性巨结肠引起的大肠梗阻者。

（3）狭窄部位有严重炎症、出血者。

（4）疑有小肠广泛粘连、梗阻者。

（5）严重心肺功能衰竭、凝血功能障碍、急性心肌缺血、严重心律失常者。

（6）不能配合者。

（三）术前准备

1. 器械准备

（1）电子肠镜。

（2）主机和光源：根据内镜型号选用相匹配的类型及配置。

（3）X 线透视机。

（4）支架释放器。

（5）肠道支架：根据肿瘤狭窄的长度和程度选择合适的规格。

（6）超长超滑导丝、超强软头硬导丝。

（7）长交换导管、双腔造影导管、球囊导管等。

（8）泛影葡胺。

（9）注射器、生理盐水等同常规结肠镜检查。

2. 患者准备

（1）向患者介绍手术目的、必要性、相关风险及注意事项，消除患者的顾虑。术前签署知情同意书。

（2）术前行结肠镜检查，了解肠道梗阻程度和梗阻部位，判断狭窄的部位、程度。

（3）评估患者身体状况，包括出/凝血时间、血常规、肝肾功能等检查。

（4）了解患者用药情况，如正在服用 NSAIDs 类等抗血小板凝集药物，应至少停药 3d 后再进行手术。

（5）肠道准备：尽量使肠道清洁。无明显肠梗阻患者可按常规结肠镜检查准备。有肠梗阻者，术前用生理盐水清洁灌肠。禁用甘露糖醇。

（6）术前空腹 6～8h 甚至以上，穿着要符合摄片要求，不能穿得太厚，去除金属及影响拍片的物品。

（7）术前 30min 肌内注射地西泮 10mg、哌替啶 50mg、654 – 2 10mg。

（四）术中护理配合

1. 患者护理

（1）协助患者取常规肠镜检查体位，去除衣物，置屏风遮挡，保护患者隐私，加强安全防护。

（2）嘱患者身体放松，进镜时，护士应在术者指导下按压患者腹部，协助术者插镜，告知患者操作过程中有腹痛、腹胀等情况时缓慢深呼吸，尽量放松，也可指导患者自己根据情况按压腹部。

（3）操作过程中，注意观察患者神志、面色、生命体征变化，如有异常，立即停止检查，并做对症处理。

（4）麻醉的患者需每 5min 测量一次心电图、血压、呼吸频率、血氧饱和度。

2. 治疗过程中的配合

（1）插入导丝协助患者取左侧卧位，抬高臀部。配合术者插入结肠镜至狭窄、梗阻部位，在 X 线监视下，从活检孔中插入超长超滑导丝通过狭窄段至远端。

（2）插入交换导管：沿导丝插入交换导管，通过导丝、导管相互交替插入，进一步深入，超过狭窄上端一定长度，甚至进入升结肠。接着边退结肠镜边继续插送导管、导丝，在 X 线监视下固定导管、导丝，保留原位置，避免随结肠镜一起退出。继续完全退出结肠镜。

（3）置入特硬导丝：保留交换导管，退出超滑导丝。经交换导管将软头特硬导丝插送过狭窄段以上合适位置，退出交换导管。边退交换导管边继续插送特硬导丝，保持特硬导丝在原位置，避免特硬导丝随交换导管退出。低位肠梗阻可不需替换特硬导丝。

（4）扩张：护士拉直持稳特硬导丝，术者沿特硬导丝依次送扩张导管、球囊导管，有阻力感时，在 X 线监视下将导管或球囊扩张部分送至狭窄段进行逐步扩张，直至扩张到合适直径。如狭窄不严重，可无需扩张，直接放置支架。

（5）定位：扩张后如有粪便流出，可用生理盐水冲洗，清洁病变部位。注入泛影葡胺，观察狭窄部位，测量狭窄长度。将结肠镜插入已扩张狭窄部位上端，观察有无其他病变及组织损伤等扩张导致的并发症，在狭窄段两端用钛夹行定位标记。选择适宜尺寸的支架。

（6）置入支架：由特硬导丝引入支架释放器，将支架送至狭窄段，在 X 线下确认支架中点在狭窄上、下端标志物中间，或使支架前端超过狭窄段 1～2cm，固定推送器内管及推送管，将外套管缓慢后撤，使支架逐步释放，同时调整推送器位置使支架置入狭窄段合适位置。

（7）置入支架后：退出释放器保留导丝，插入双腔导管注入造影剂，观察支架扩张后肠腔通畅情况，也可插入结肠镜观察支架位置、扩张是否充分、有无出血穿孔等并发症。必要时可再用球囊导管调整支架位置或用温水注入球囊帮助支架扩张成形。

（五）术后护理

1. 患者护理

（1）术后卧床休息 12~24h，禁食 24h。

（2）密切观察有无出血、穿孔、感染，发现异常及时报告医师处理。常规应用抗生素治疗。

（3）术后 24h 拍腹部 X 线平片，了解支架位置、恢复形态及减压效果，观察有无膈下游离气体。

（4）术后指导患者长期避免进食粗纤维食物，保持每天 1~2 次软便，避免大便干结阻塞支架。便秘者可服用缓泻剂。

（5）做好健康教育，指导患者定期随访。

2. 器械及附件处理 检查结束后，销毁一次性物品，内镜及其附件按消毒规范进行处理。

（六）并发症及防治

1. 穿孔 怀疑有穿孔的患者，立即行腹部平片检查。对较小的穿孔可通过金属止血夹夹闭裂口进行修补。对于无法修补的穿孔，应及早进行外科手术。

2. 出血 密切监测生命体征，出血量较少者，不需特殊处理。出血量较多者，可静脉滴注止血剂或经结肠镜在出血点表面喷洒凝血酶等止血剂。

3. 疼痛及刺激症状 结肠支架置入后，因直肠下段感觉神经丰富、刺激敏感，少数患者可出现疼痛、便意、肛门下坠感等刺激症状。术前、术后应耐心向患者做好解释工作，必要时给予止痛药，若再不能耐受者则需取出支架。

4. 支架移位、脱落 结肠支架以下滑移位多见，发现后可取出重置。若未及时发现可造成支架脱落。

5. 发生再狭窄或机械性肠梗阻 常由于支架端口黏膜过度增生以及肿瘤向端口浸润或突入支架网眼向腔内生长使管腔再度狭窄。再狭窄发生后可经原有支架再套入支架。

（七）注意事项

同食管、贲门支架置入术。

（蒋秀琳）

第八章

泌尿系统疾病护理

第一节　常见症状护理

一、尿路刺激征

尿频、尿急、尿痛合称为尿路刺激征。三者常合并存在，亦可单独存在。正常人白天排尿 3~5 次，夜间 0~1 次，每次尿量 200~400mL。若排尿次数增多，而每次尿量不多，且每日尿量正常，称为尿频。若一有尿意即要排尿，并常伴有尿失禁则称为尿急。若排尿时膀胱区和尿道有疼痛或灼热感称为尿痛。

（一）评估

1. 病因评估　如下所述。

（1）泌尿及生殖系统病变：如尿路感染、结石、肿瘤、前列腺增生等疾病。

（2）神经功能障碍：如神经性膀胱。

（3）精神心理因素：心理因素或情绪障碍时，可引起大脑皮质对排尿条件反射的调节发生紊乱，从而影响排尿功能，出现排尿异常。

2. 症状评估　如下所述。

（1）排尿次数增多是在白天还是在夜间；发病时间；尿频时是否伴有血尿或排尿困难。

（2）肾区有无压痛、叩击痛，输尿管行程有无压痛点，尿道口有无红肿。

（3）患者精神、心理状态、家庭及社会支持等。因尿路刺激征反复发作带来的不适，加之部分患者可能出现肾损害，因此，部分患者可出现紧张、焦虑等心理反应。

（二）护理措施

1. 鼓励患者多饮水，勤排尿　无水肿等禁忌证时，每天饮水 2 000~3 000mL，勿憋尿，以达到冲洗尿路，减少细菌在尿路停留时间。

2. 皮肤黏膜的清洁　教会患者正确清洁外阴部的方法，每天用流动水从前向后冲洗外阴，保持外阴清洁，穿全棉内裤。

3. 正确采集尿标本　尿液培养标本应在药物治疗前采集，留取中段尿，采集清晨第 1 次尿液以保证尿液在膀胱内停留 6~8h。

4. 疼痛护理　指导患者进行膀胱区热敷或按摩，以缓解疼痛。

5. 用药护理　遵医嘱使用抗生素，注意观察药物的治疗反应、有无不良反应，嘱患者按时、按量、按疗程用药，不可随意停药以达彻底治愈目的。

6. 心理护理　嘱患者于急性发作期间注意休息，心情尽量放松，因过分紧张会加重尿频。指导患者从事一些感兴趣的活动如听轻音乐、欣赏小说、看电视、上网和室友聊天等，以分散其注意力，减轻患者焦虑，缓解尿路刺激症状。另外，各项护理、治疗及时实施，尽可能集中进行，减少对患者的干扰。

7. 健康教育　如下所述。

（1）多饮水、勤排尿是最实用和有效的方法。

（2）注意会阴部清洁。

（3）尽量避免使用尿路器械，确有必要，必须严格无菌操作。

（4）与性生活有关的反复发作的尿路感染，于性交后即排尿，并按常用量服用 1 次抗生素预防感染。

（5）膀胱输尿管反流患者，要养成"2 次排尿"的习惯，即每次排尿后几分钟，再排尿 1 次。

（6）按时服药，彻底治疗，不应随意停药。个别症状严重者，可予阿托品、普鲁苯辛等抗胆碱能药物对症治疗。

二、血尿

指新鲜清洁尿离心后尿沉渣镜检每高倍视野的红细胞超过 3 个。或尿红细胞计数超过 1 万个/mL，或 1h 尿红细胞计数超过 10 万个，或 12h 尿红细胞计数超过 50 万，称为镜下血尿。外观呈洗肉水样、血样、酱油色或有凝块时，称为肉眼血尿。1 000mL 尿中含 1mL 血液，即呈现肉眼血尿。

（一）评估

1. 病因评估　如下所述。

（1）泌尿系统本身疾病：如各型肾炎、肾基底膜病、肾盂肾炎、肾结石、畸形、结核、肿瘤及血管病变等。

（2）全身性疾病：包括血液病（如白血病）、感染性疾病（如败血症、流行性出血热）、心血管疾病（如充血性心力衰竭）、结缔组织病（如系统性红斑狼疮）。

（3）泌尿系邻近器官疾患如盆腔炎、阑尾炎波及泌尿系统血管发生充血及炎症而出现镜下血尿。

（4）物理或化学因素：如食物过敏、放射线照射、药物（如磺胺类、吲哚美辛、汞剂、环磷酰胺等）、毒物、运动后等。

2. 症状评估　如下所述。

（1）多形性血尿、均一性血尿：无痛性的多形性血尿为肾小球源性，均一性血尿为非肾小球源性如结石、肿瘤、感染、外伤等，无痛性均一性血尿多见于肿瘤。肾小球源性血尿红细胞分布曲线呈非对称曲线，而非肾小球源性血尿呈对称曲线，混合性血尿同时具备以上两种曲线特征，呈双峰。

（2）伴随症状：伴尿路刺激征为尿路感染所致，伴肾绞痛多为泌尿系结石所致，伴较大量蛋白尿和（或）管型尿（特别是红细胞管型），多提示肾小球来源。

（3）血尿色泽：因含血量、尿 pH 值及出血部位而不同。来自膀胱的血尿或尿呈碱性时，色较鲜艳。来自肾、输尿管的血尿或尿呈酸性时，色泽较暗。来自膀胱的血尿如出血较多时，可伴有大小不等的不规则状血块，肾、输尿管排出的血块呈长条状。

（二）护理措施

1. 休息　血尿严重时应卧床休息，尽量减少剧烈的活动。

2. 心理护理　血尿时患者可极度恐惧，应向患者解释、安慰。说明 1 000mL 尿中有 1～3mL 血就为肉眼血尿，失血是不严重的。必要时可服用苯巴比妥、西地泮等镇静安眠药。

3. 密切观察病情　每日测量脉搏、血压等生命体征。观察尿色变化，观察出血性质并记录尿量。肉眼血尿严重时，应按每次排尿的先后依次留取标本，以便比色，并判断出血的发展。

4. 健康教育　如下所述。

（1）帮助患者及家属掌握有关疾病的知识，如病因、诱因、预防、治疗等，以取得合作、协助治疗，避免诱因，减少再度出血的危险。

（2）发病期严禁性生活，以防止发生和加重感染。

（3）合理安排生活起居：养成规律的生活习惯，避免长期精神紧张、过度劳累，应劳逸结合，保持乐观情绪，保证身心休息。在平时工作、生活中，养成多饮水、勿憋尿的习惯。

（4）饮食指导：以清淡蔬菜为主，如青菜、卷心菜、萝卜、冬瓜、番茄等。戒烟酒，少食刺激性食物，忌服辛辣、水产品（虾、蟹）、生葱、香菜、狗肉、马肉等。长期血尿者可致贫血，应多吃含铁丰富的食物，如牛肉、肝、蛋黄、海带等。多饮水，每天饮水量应不少于 2 000mL，大量饮水可减少尿中盐类结晶，加快药物和结石排泄。肾炎明显水肿者应少饮水。

（5）积极治疗相关疾病如痔疮、糖尿病及感冒等疾病，以免诱发本病。积极治疗泌尿系统炎症、结石等疾病。病情严重者，应尽早去医院检查确诊，进行彻底治疗。

（6）慎用可致血尿的药物，尤其是已患有肾脏病者。

三、蛋白尿

每日尿蛋白量持续超过 150mg 或尿蛋白定性试验持续阳性称为蛋白尿。若每天持续超过 3.5g/1.75m^2（体表面积）或每千克体重 50mg，称为大量蛋白尿。

（一）评估

1. 病因评估　如下所述。

（1）肾小球性蛋白尿：肾小球滤过屏障破坏导致肾小球滤出蛋白过多而肾小管又不能完全重吸收所致。特点为蛋白多，分子量大，见于肾小球疾病。

（2）肾小管性蛋白尿：肾小球滤过正常，肾小管重吸收功能下降所致。特点为蛋白较多，分子量小。

（3）溢出性蛋白尿：小管、小球功能正常，血液中出现异常蛋白经肾小球滤过、肾小管不能完全重吸收。见于异常免疫球蛋白血症、血红蛋白尿、肌红蛋白尿、溶菌酶血症等。

（4）混合性蛋白尿：常见于大、中、小分子量的蛋白质。较重的肾小球疾病或肾小管疾病。

（5）组织性蛋白尿：组织、细胞分解代谢和破坏所致。

（6）生理性蛋白尿：发热、剧烈运动等所致蛋白尿。

2. 症状评估　如下所述。

（1）尿液评估：排尿频率，每次量，尿中泡沫是否增多，以及尿液性状、气味、比重等。

（2）伴随症状：若高热，则提示病毒感染性疾病存在，如腮腺炎、水痘、腺病毒感染等；伴有尿频、尿急、尿痛、排尿困难为尿路感染；伴明显水肿、低蛋白血症、血尿则为肾脏疾病。

（3）心理状态：引起蛋白尿的疾病，多为慢性病，病程长，不易根治，预后较差，患者及家属对治疗信心不足，易产生焦虑、悲观及绝望等不良心理。

3. 辅助检查结果评估　尿常规、尿本周蛋白测定、24h 尿蛋白定量、血常规、血生化、肾功能、电解质、血免疫球蛋白、血清白蛋白、血清白蛋白与球蛋白比值。

（二）护理措施

1. 保持病室空气新鲜　每天通风换气 2～3 次，每次 30min，保持安静，减少探视人员。

2. 口腔护理　除早晚口腔清洁外，应每次进食后漱口，以清除口腔内食物残渣，保持清洁，预防继发感染。

3. 注意观察　尿液量、性状、颜色、排尿频率。尿中泡沫增多且不易消散，提示蛋白尿加重。

4. 皮肤护理　保持皮肤清洁。合并水肿的患者宜穿着宽大柔软的衣服，防止擦碰；床单位应干燥无皱褶；定时翻身，必要时对受压部位皮肤进行按摩、热敷，促进血液循环，预防压疮发生。

5. 饮食护理　根据患者肾功能及血清白蛋白结果，给予低盐低蛋白膳食，注意适量补充维生素和优质蛋白（如动物蛋白和豆类），维持营养平衡。

6. 心理护理　认真倾听患者诉说，给予心理支持，缓解焦虑状态。及时了解患者心理变化，鼓励患者说出自己的感受，使其不良情绪排泄，并给予情感支持，必要时教授一些缓解焦虑的方法；讲解疾病治疗最新进展，恢复患者对治疗疾病的信心和对医护人员的信任感，积极配合治疗。

7. 健康教育　如下所述。

（1）教会患者预防感染的方法，如居住环境清洁与消毒，如何保持空气新鲜等。

（2）养成良好的个人卫生习惯，如口腔、外阴清洁。

（3）饮食指导：指导患者及家属制定合理及个体化的饮食计划，保持营养供给。

（4）注意休息与活动，适度锻炼，可提高机体抗病能力，但活动量过大，能量消耗多，不利于疾病恢复。

四、肾性水肿

水肿是指人体组织间隙内有过量液体积聚使组织肿胀。由肾脏疾病造成的水肿称为肾性水肿。

（一）评估

1. 病因评估　水肿的诱因、原因，水肿的治疗经过尤其是患者用药情况。

（1）肾炎性水肿：由肾小球滤过率下降，而肾小管重吸收功能正常，从而导致"管－球失衡"，引起水、钠潴留，毛细血管静水压增高而出现水肿。常见于各型肾小球肾炎、急及慢性肾功能衰竭。

（2）肾病性水肿：由于大量蛋白尿造成血浆蛋白过低，血浆胶体渗透压降低，导致液体从血管内进入组织间隙而产生水肿。此外，部分患者因有效血容量减少，激活了肾素－血管紧张素－醛固酮系统，抗利尿激素分泌增多，从而进一步加重水肿。

（3）肾疾病时贫血、高血压、酸碱平衡和电解质平衡失调可导致心功能不全，加重水肿发展和持续存在。

2. 症状评估　水肿特点、程度、时间、部位、伴随症状等。

1）水肿特点：肾炎性水肿常为全身性，以眼睑、头皮等组织疏松处为著；肾病性水肿一般较严重，多从下肢开始，由于增加的细胞外液量主要潴留在组织间隙，血容量常减少，故可无高血压及循环瘀血的表现。

2）水肿程度

（1）轻度水肿：水肿局限于足踝、小腿。

（2）中度水肿：水肿涉及全下肢。

（3）重度水肿：水肿涉及下肢、腹壁及外阴。

（4）极重度水肿：全身水肿，即有胸、腹腔积液或心包积液。

3）伴随症状：患者精神状况、心理状态、生命体征、尿量、体重、腹围的变化。有无头晕、乏力、呼吸困难、心跳加快、腹胀，心肺检查有无啰音、胸腔积液征、心包摩擦音，腹部有无膨隆、叩诊有无移动性浊音。

4）实验室及其他检查：尿常规检查，尿蛋白定性和定量；血电解质有无异常，肾功能指标如 Ccr、血 BUN、血肌酐、浓缩与稀释试验结果有无异常。此外，患者有无做过静脉肾盂造影、B 超、尿路平片等检查，其结果如何。

（二）护理措施

（1）休息：严重水肿需卧床休息，平卧可增加肾血流量，减少水钠潴留。轻度水肿应根据病情适当活动。

（2）饮食护理：与患者共同制定饮食计划，一般应进含钠盐少，优质蛋白饮食。具体入量根据病情、病程、临床水肿程度、化验报告血 Na^+、K^+ 结果制定和调整。每日摄入水量 = 前一天尿量 +500mL，保持出入量平衡。

（3）病情观察：准确记录 24h 出入量，定时测量体重，必要时测量腹围，观察并记录患者生命体征，尤其是血压的变化。注意有无剧烈头痛、恶心、呕吐、视物模糊，甚至神志不清、抽搐等高血压脑病的表现。发现异常及时报告医生处理。

（4）遵医嘱给予利尿药，注意尿量及血钾变化。

（5）皮肤护理：水肿较严重患者应避免穿紧身衣服，卧床休息时宜抬高下肢，增加静脉回流，以减轻水肿。嘱患者经常变换体位，对年老体弱者可协助翻身，用软垫支撑受压部位，并适当予以按摩。对阴囊水肿者，可用吊带托起。协助患者进行全身皮肤清洁，嘱患者注意保护好皮肤，如清洗时勿过分用力，避免损伤皮肤、碰撞、跌伤等。严重水肿者应避免肌内注射，可采用静脉途径保证药物正确及时输入。注意无菌操作，防止感染。

（6）疾病知识指导：向患者介绍肾脏病引起水肿的原因、疾病相关知识、饮食及日常生活起居的注意事项。

五、肾区疼痛

是指脊肋角处（肾区）单侧或双侧持续性或间歇性隐痛、钝痛、剧痛或绞痛。

（一）评估

1. 病因评估　肾区痛多见于肾脏或附近组织炎症或肿瘤、积液等引起肾体积增大，牵拉包膜而致；肾绞痛是一种特殊的肾区痛，主要是由输尿管内结石、血块等移行所致。

2. 症状评估　钝痛或隐痛为肾包膜牵拉所致，见于间质性肾炎、肾盂肾炎、肾积水等；肾区剧痛见于肾动脉栓塞、深静脉血栓形成、肾周脓肿或肾周围炎等。肾结石等可发生绞痛，并向下腹部、会阴部发射。肾区胀痛多见于肾盂积水。肾区坠痛多见于肾下垂。

（二）护理措施

（1）准确评估疼痛的部位、程度、性质及伴随症状，并做好记录。
（2）肾绞痛时注意观察血压、脉搏、面色及皮肤湿冷情况，必要时用止痛剂。
（3）疾病急性期应卧床休息。
（4）肾盂肾炎者应多饮水冲洗尿道，按时给予抗生素控制炎症后疼痛会自然消失。

六、肾性高血压

高血压是指体循环动脉压的升高，即收缩压≥140mmHg和（或）舒张压≥90mmHg。可分为原发性高血压和继发性高血压。由肾脏病所致高血压称为肾性高血压。肾性高血压是继发性高血压的常见原因之一。

（一）评估

1. 病因评估　如下所述。

1）按解剖因素评估

（1）肾血管性高血压：主要由肾动脉狭窄或堵塞引起，高血压程度较重，易进展为急进性高血压。
（2）肾实质性高血压：主要由急性或慢性肾小球肾炎、慢性肾盂肾炎、慢性肾衰竭等肾实质性疾病引起。

2）按发生机制评估

（1）容量依赖型：因水钠潴留引起，用排钠利尿剂或限制水盐摄入可明显降低血压。
（2）肾素依赖型：由肾素－血管紧张素－醛固酮系统被激活引起，过度利尿常使血压更加升高，而应用血管紧张素转换酶抑制剂、钙通道阻滞剂可使血压下降。

2. 症状评估　如下所述。

（1）伴随症状：血压升高常有头晕、头痛、疲劳、心悸、失眠、记忆力下降、贫血、水肿等症状，是否呈持续性，在紧张或劳累后是否加重，可否自行缓解。是否出现视力模糊，鼻出血等较重症状。
（2）体格检查的结果：血压、脉搏、呼吸、神志情况，体重及其指数。

3. 相关因素评估　如下所述。

（1）患者的生活及饮食习惯：如摄入钠盐过多、大量饮酒、喝咖啡、摄入过多的脂肪酸；肥胖、剧烈运动、便秘、吸烟等。

（2）透析情况：透析不充分或透析间期体重增长过多致体内容量负荷过多。

（3）职业：是否从事高压力职业，经常有精神紧张等感觉。

（4）心理状况：情绪经常不稳定，个性脆弱，工作生活受到影响时情绪焦虑。

（二）护理措施

1. 减少压力，保持心理平衡 针对患者性格特征及有关社会心理因素进行心理疏导。对易激动的患者，要调节紧张的情绪，避免过度兴奋，教会其训练自我控制能力，消除紧张压抑的心理。

2. 促进身心休息，提高机体活动能力 如下所述。

（1）注意休息：生活需规律，保证足够的睡眠，防止便秘。

（2）注意劳逸结合：但必须避免重体力活动，可安排适量的运动，1级高血压则不限制一般的体力活动，血压较高，症状过多或有并发症时需要卧床休息，嘱患者起床不宜太快，动作不可过猛。

（3）饮食要控制总热量：避免胆固醇含量高的食物，适当控制钠的摄入，戒烟，尽量少饮酒。

（4）沐浴时水温不宜过高。

3. 充分透析，控制透析间期体重 透析患者正确评估干体重，经充分透析达到干体重后，血压易于控制；2次透析间期体重增长＜原体重的3%。

4. 病情观察 如下所述。

（1）观察血压：每日测量血压1~2次，测量前静息半小时，每次测量须在固定条件下进行。

（2）观察症状：如发现血压急剧增高，并伴有头痛、头晕、恶心、呕吐、气促、面色潮红、视力模糊和肺水肿、急性脑血管病等表现，应立即通知医生并同时备好降压药物及采取相应的护理措施。

（3）观察肾功能：定时检测血肌酐、尿素氮、内生肌酐清除率。肾功能障碍可影响降压药代谢，需及时调整患者用药，以防药物蓄积中毒导致血压骤降，危及生命。

5. 潜在并发症及高血压急症的护理 如下所述。

（1）潜在并发症的护理：指导患者摄取治疗饮食，避免情绪紧张，按医嘱服药；户外活动要有人陪伴；协助沐浴，水温不宜过热或过冷，时间不宜过长；注意对并发症征象的观察，有无夜间呼吸困难、咳嗽、咳泡沫痰、心悸、突然胸骨后疼痛等心脏受损的表现；头痛的性质，精神状况，眼花，失明，暂时性失语，肢体麻木，偏瘫等急性血管症的表现；尿量变化，昼夜尿量比例，有无水肿以及肾功能检查异常。

（2）高血压急症的护理：①绝对卧床休息，半卧床，少搬动患者，改变体位时要缓慢。②避免一切不良刺激和不必要的活动，并安定情绪。③吸氧，根据病情调节吸氧流量，保持呼吸道通畅，分泌物较多且患者自净能力降低时，应用吸引器吸出。④立即建立静脉通路，应用硝普钠静脉滴注时要避光，注意滴速，严密观察血压变化，如有血管过度扩张现象，应立即停止滴注；使用甘露醇时应快速静滴；静脉使用降压药过程中每5~10min测血压1次。⑤提供保护性护理，如患者意识不清时应加床栏等。⑥避免屏气，用力呼气或用力排便。⑦观察血压、脉搏、神志、瞳孔、尿量等变化，发现异常及时报告医师处理。

6. 用药护理 如下所述。

（1）掌握常用降压药物种类、剂量、给药途径、不良反应及适应证。

（2）指导患者按医嘱服用，不可自行增减或突然撤换药物。

（3）观察药物疗效，降压不宜过快过低，尤其对老年人。

7. 活动指导 嘱患者改变体位时动作宜缓慢，如出现头昏、眩晕、眼花、恶心时，应立即平卧，抬高下肢以增加回心血量。

8. 健康指导 如下所述。

（1）指导坚持非药物治疗：合理安排饮食，超重者应调节饮食、控制体重、参加适度体育运动。

（2）坚持服药：学会观察药物不良反应及护理。

（3）避免各种诱因，懂得自我控制情绪和妥善安排工作和生活。

（4）教会患者家属测量血压的方法，出现病情变化时立即就医。

（5）透析患者控制水盐摄入，避免透析间期体重增加大于原体重的4%～5%。

（杨宜萍）

第二节　急性肾小球肾炎

急性肾小球肾炎简称急性肾炎，是以急性肾炎综合征为主要临床表现的一组疾病，起病急，以血尿、蛋白尿、水肿和高血压为主要表现，可伴有一过性氮质血症。本病常有前驱感染，多见于链球菌感染后，其他细菌、病毒和寄生虫感染后也可引起。好发于儿童，男性多见。前驱感染后常有1～3周（平均10d左右）的潜伏期，相当于致病抗原初次免疫后诱导机体产生免疫复合物所需时间。呼吸道感染的潜伏期较皮肤感染者短。本病大多预后良好，常在数月内临床自愈。

一、护理评估

1. 健康史　起病前有无上呼吸道感染如急性扁桃体炎、咽炎或皮肤感染如脓疱疮等。

2. 身体状况　如下所述。

（1）血尿：常为患者起病的首发症状和就诊原因，几乎所有患者均有血尿，40%～70%患者有肉眼血尿，尿液呈浑浊红棕色，或洗肉水样，一般数天内消失，也可持续数周转为镜下血尿。

（2）水肿：多表现为晨起眼睑水肿，面部肿胀感，呈现所谓"肾炎面容"，一般不重。少数患者水肿较重进展较快，数日内遍及全身，呈可凹陷性。严重水、钠潴留会引起急性左心衰。

（3）高血压：多为轻、中度高血压，收缩压、舒张压均增高，经利尿后血压可逐渐恢复正常。少数出现严重高血压，甚至高血压脑病。患者表现为头痛、头晕、失眠，甚至昏迷、抽搐等。血压增高往往与水肿、血尿同时发生，也有在其后发生，一般持续3～4周，多在水肿消退2周降为正常。

（4）肾功能及尿量改变：起病初期可有尿量减少，尿量一般在500～800ml，少尿时可有一过性氮质血症，大多数在起病1～2周后，尿量渐增，肾功能恢复，只有极少数可表现为急性肾功能衰竭，出现少尿。

（5）其他表现：原发感染灶的表现及全身症状，可有头痛、食欲减退、恶心、呕吐、疲乏无力、精神不振、心悸气促，甚至发生抽搐。部分患者有发热，体温一般在38℃左右。

3. 实验室及其他检查　镜下血尿、蛋白尿、发病初期血清补体C3及总补体下降。肾小球滤过率下降，血尿素氮和肌酐升高，B超示双肾形状饱满，体积增大，肾活检组织病理类型为毛细血管增生性肾炎。

二、治疗原则

以休息及对症处理为主，少数急性肾功能衰竭患者应予透析治疗。一般于发病2周内可用抗生素控制原发感染灶。

三、护理措施

1. 饮食护理　如下所述。

（1）限制钠盐摄入：有水肿、高血压或心力衰竭时严格限制钠盐摄入（＜3g/d），特别严重者禁盐，以减轻水肿和心脏负担。当病情好转，血压下降，水肿消退，尿蛋白减轻后，由低盐饮食逐渐过渡到普通饮食，防止长期低钠饮食及应用利尿剂引起水、电解质紊乱或其他并发症。

（2）控制水和钾的摄入：严格记录24h出入量。量出为入，每天摄入水量＝前一天出量＋500ml，摄入水量包括米饭、水果等食物含水量、饮水、输液等所含水的总量。注意见尿补钾。

（3）蛋白质：肾功能正常时，给予正常量的蛋白质［1g/（kg·d）］，出现氮质血症时，限制蛋白质摄入，优质动物蛋白占50%以上，如牛奶、鸡蛋、鱼等，以防止增加血中含氮代谢产物的潴留。此外，注意饮食热量充足、易于消化和吸收。

2. 休息和活动　一般起病1～2周不论病情轻重均应卧床休息，能够改善肾血流量和减少并发症发生。水肿消退，肉眼血尿消失，血压接近正常后，即可下床在室内活动或到户外散步。血沉正常时可恢复轻体力活动或上学，但应避免剧烈体力活动。一年后方可正常活动。鼓励患者及家属参与休息计划的制订。

3. 病情观察　如下所述。

1）定期测量患者体重，观察体重变化和水肿部位、分布、程度和消长情况，注意有无胸腔、腹腔、心包积液的表现；观察皮肤有无红肿、破损、化脓等情况发生。

2）监测生命体征，尤其血压变化，注意有无剧烈头痛、恶心、呕吐、视力模糊，甚至神志不清、抽搐等高血压脑病的表现，发现问题及时报告医师处理。

3）皮肤护理

（1）水肿较严重的患者应穿着宽松、柔软的棉质衣裤、鞋袜。协助患者做好全身皮肤黏膜清洁，指导患者注意保护好水肿皮肤，如清洗时注意水温适当、勿过分用力；平时避免擦伤、撞伤、跌伤、烫伤。

（2）注射时严格无菌操作，采用5～6号针头，保证药物准确及时的输入，注射拔完针后，用无菌干棉球按压穿刺部位直至无液体从针口渗漏。严重水肿者尽量避免肌内和皮下注射。

4）用药护理：遵医嘱给予利尿剂、降压药、抗生素。观察药物的疗效及可能出现的不良反应。如低钾、低氯等电解质紊乱。呋塞米等强效利尿剂有耳鸣、眩晕、听力丧失等暂时性耳毒性，也可发生永久性耳聋。密切观察血压、尿量变化，静脉给药者给药速度宜慢。

5）心理护理：血尿可让患者感到恐惧，限制患者活动可使其产生焦虑、烦躁、抑郁等心理，鼓励其说出自己的感受和心理压力，使其充分理解急性期卧床休息及恢复期限制运动的重要性。患者卧床期间，护士尽量多关心、巡视，及时询问患者的需要并给予解决。

四、健康教育

（1）预防疾病教育：教育患者及家属了解各种感染可能导致急性肾炎，因此，锻炼身体，增强体质，避免或减少上呼吸道及皮肤感染是预防的主要措施，并可降低演变为慢性肾炎的发生率。嘱咐患者及家属一旦发生细菌感染及时使用抗生素，尽量治愈某些慢性病，如慢性扁桃体炎，必要时可手术治疗。

（2）急性肾炎的恢复期可能需1～2年，当临床症状消失后，蛋白尿、血尿等可能依然存在，因此应加强定期随访。

（王秋芩）

第三节　急进性肾小球肾炎

急进性肾小球肾炎简称急进性肾炎，是指在肾炎综合征（血尿、蛋白尿、水肿、高血压）基础上短期内出现少尿、无尿，肾功能急骤减退，短期内到达尿毒症的一组临床症候群，又称急进性肾炎综合征。本病病理特征表现为新月体肾小球肾炎。分为原发性和继发性两大类。一般将有肾外表现者或明确原发病者称为继发性急进性肾炎，如继发于过敏性紫癜、系统性红斑狼疮等，偶有继发于某些原发性肾小球疾病（如系膜毛细血管性肾炎及膜性肾病）者。病因不明者则称为原发性急进性肾炎，这里着重讨论原发性急进性肾炎。

我国急进性肾炎以Ⅱ型为多见，男性居多。

一、护理评估

1. 健康史　本病起病急，常有前驱呼吸道感染。

2. 身体状况 如下所述。

（1）迅速出现水肿，可以有肉眼血尿、蛋白尿、高血压等。

（2）短期内即有肾功能的进行性下降，以少尿或无尿较迅速地（数周至半年）发展为尿毒症。

（3）常伴有中度贫血，可伴有肾病综合征，如果得不到及时治疗，晚期出现慢性肾功能衰竭。部分患者也会出现急性左心衰竭、继发感染等并发症。

3. 实验室及其他检查 如下所述。

（1）尿常规：蛋白尿，血尿，也可有管型、白细胞。

（2）血液检查：白细胞轻度增高、血红蛋白、血清白蛋白下降、血脂升高。

（3）肾功能检查：血肌酐、血 BUN 进行性升高。

（4）免疫学检查：Ⅱ型可有血循环免疫复合物阳性，血清补体 C3 降低，Ⅰ型有血清抗肾小球基底膜抗体阳性。

（5）B 超检查：双肾体积增大、饱满。

（6）肾活检组织病理检查：光学显微镜检查可见肾小囊内新月体形成是 RPGN 的特征性病理改变。

二、治疗原则

本病纤维化发展很快，故及时肾活检，早期诊断，及时以强化免疫抑制治疗，可改善患者预后。根据病情予血浆置换、肾脏替代治疗。

三、护理措施

1. 休息 一般要待病情得到初步缓解时，才开始下床活动，即使无任何临床表现，也不宜进行较重的体力活动。

2. 饮食护理 低盐优质蛋白饮食，避免进食盐腌制食品如咸菜、咸肉等，进食鸡蛋、牛奶、瘦肉、鱼等优质蛋白饮食。准确记录 24h 出入量，量出为入。每 d 入液量 = 前一 d 出液量 + 500ml，保持出入量平衡。

3. 病情观察 监测患者生命体征、尿量。尿量迅速减少，往往提示急性肾功能衰竭的发生。监测肾功能及血清电解质的变化，尤其是观察有无出现高钾血症，发现病情变化，及时报告医师处理。

4. 观察药物及血浆置换的不良反应 大剂量糖皮质激素治疗可致上消化道出血、精神症状、骨质疏松、股骨头无菌性坏死、水钠潴留、血压升高、继发感染、血糖升高等表现。环磷酰胺可致上腹部不适、恶心、呕吐、出血性膀胱炎、骨髓抑制等。血浆置换主要有出血、并发感染，特别是经血制品传播的疾病。

5. 用药护理 大剂量激素冲击治疗、使用免疫抑制剂、血浆置换等时，患者免疫力及机体防疫能力受到很大抑制，应对患者实行保护性隔离，加强口腔、皮肤护理，防止继发感染。服用糖皮质激素和细胞毒药物时应注意：口服激素应饭后服用，以减少对胃黏膜的刺激；长期用药者应补充钙剂和维生素 D，以防骨质疏松；使用 CTX 时注意多饮水，以促进药物从尿中排泄。

6. 心理护理 由于该疾病不易治愈，多数患者可能会转变为慢性肾功能衰竭。因此，患者会产生焦虑、恐惧及悲观等心理，做好心理疏导、提高患者战胜疾病的信心。

四、健康教育

（1）预防措施：本病有前驱感染的病史，预防感染是预防发病及防止病情加重的重要措施，避免受凉、感冒。

（2）对患者及家属强调遵医嘱用药的重要性，告知激素和细胞毒药物的作用、可能出现的不良反应和用药注意事项，鼓励患者配合治疗。服用激素及免疫抑制剂时，应特别注意交代患者及家属不可擅自增量、减量甚至停药。

（3）病情经治疗缓解后应注意长期追踪，防止疾病复发及恶化。

（4）预后早期诊断、及时合理治疗，可明显改善患者预后。

（郑　玲）

第四节　慢性肾小球肾炎

慢性肾小球肾炎简称慢性肾炎，是指以水肿、高血压、蛋白尿、血尿及肾功能损害为基本临床表现，起病方式不同、病情迁延、病情进展缓慢，最终将发展为慢性肾功能衰竭的一组肾小球疾病。多见于成年人，男性多于女性。仅少数患者是由急性肾炎发展而来，绝大多数患者的病因不明，起病即属慢性肾炎，与急性肾炎无关。

一、护理评估

1. 健康史　如下所述。

（1）既往史：既往有无肾炎病史，其发病时间及治疗后的情况；病前有无上呼吸道感染、皮肤感染等病史；对病情急骤的患者还应询问有无引起肾功能恶化的诱发因素；父母、兄弟、姐妹及子女的健康状况。

（2）生活习惯：询问患者生活是否规律，饮食是否合理，有无营养不良，水、钠盐摄入过多等情况，有无过度疲劳及烟酒等不良嗜好。

2. 身体状况　如下所述。

（1）水肿：由水钠潴留或低蛋白血症所致，早晨眼睑、颜面水肿明显，下午及晚上下肢明显，卧床休息后水肿减轻。重者可有胸腔或腹腔积液。

（2）蛋白尿：是慢性肾炎主要表现，患者排尿时泡沫明显增多，并且不易消失，尿蛋白越多，泡沫越多，个别患者尿中有异味。

（3）血尿：多为镜下血尿，也有肉眼血尿。

（4）高血压：由于水钠潴留使血容量增加，血中肾素、血管紧张素增加，导致阻力血管收缩而致血压升高。有时高血压症状表现较为突出。

（5）其他：患者可有贫血、电解质紊乱，病程中有应激情况（如感染）可导致慢性肾炎急性发作，类似急性肾炎表现。有些病例可自行缓解。

（6）并发症：慢性肾功能衰竭为慢性肾炎的终末期并发症，其他如继发感染、心脑血管疾病等。

3. 实验室及其他检查　如下所述。

（1）尿液检查：24h 尿蛋白多在 1～3g，不超过 3.5g。尿蛋白电泳以大中分子蛋白为主，尿红细胞形态检查为多形性。

（2）血液检查：早期血常规检查多正常或轻度贫血，晚期可有红细胞及血红蛋白明显下降，尿素氮、肌酐增高。病情较重者血脂增高，血清白蛋白下降。

（3）B 超检查：双肾可有结构紊乱，皮质回声增强及缩小等改变。

（4）肾活检组织病理学检查：以弥漫系膜增生性肾炎、局灶/节段增生性肾炎、局灶/节段性肾小球硬化、系膜毛细血管性肾炎、膜性肾病、IgA 肾病等为常见，晚期导致肾小球纤维化、硬化等，称为硬化性肾炎。

4. 心理 - 社会状况　评估患者有无焦虑、恐惧、绝望等心理状况；评估社会及家庭对患者的经济及精神支持情况及其对患者病情的了解和关心程度。

二、治疗原则

有效控制血压以防止肾功能减退或使已经受损的肾功能有所改善，防止高血压的心血管并发症，从而改善长期预后。

· 183 ·

三、护理措施

1. 一般护理　如下所述。

（1）休息：高度水肿、严重高血压伴心、肾功能不全时，应绝对卧床休息。

（2）饮食：给予低磷优质低蛋白饮食，当肾功能不全者血肌酐 >350μmol/L 时，应限制蛋白质摄入，一般为 0.5~0.6g/（kg·d），其中60%以上为优质蛋白（如鸡蛋、牛奶、瘦肉等），极低蛋白饮食者可辅以 α 酮酸或肾衰氨基酸治疗。以减轻肾小球高灌注、高压力、高滤过状态。由于每克蛋白质饮食中约含磷15mg，因此，限制蛋白质入量后即达到低磷饮食（少于 600~800mg/d）。同时注意补充多种维生素及微量元素。有明显水肿和高血压时低盐饮食。饮食应根据患者的口味烹调，以增进食欲。

（3）口腔护理：肾功能受损，口腔内有氨臭味，进行口腔护理，可增进食欲，清洁口腔，抑制细菌繁殖。一般可于每日晨起饭后睡前用复方硼酸溶液漱口，以预防口腔炎和呼吸道感染。

（4）皮肤护理：晚期由于尿素刺激，皮肤瘙痒，应注意保持患者皮肤清洁，每天用温水擦洗，不用肥皂水和酒精，严防患者抓破皮肤和发生压疮。

（5）记录出入量：晚期发生肾功能不全时，可有尿少和尿闭，应密切注意尿量变化，准确记录出入水量，控制液体入量，入液量为前一日尿量另加500ml。

2. 药物治疗的护理　如下所述。

（1）降压药：治疗目标是力争把血压控制在理想水平：尿蛋白 ≥1g/d 者，血压控制在 125/75mmHg 以下；尿蛋白 <1g/d 者，血压控制可放宽到 130/80mmHg 以下。

（2）抗血小板药：注意观察全身皮肤黏膜的出血情况。

（3）并发症的预防及护理：慢性肾炎患者易并发各种感染，对上呼吸道和尿路感染的预防更为重要。应加强环境和个人卫生预防措施，保持室内空气新鲜，每日开窗通风，紫外线消毒，或消毒剂喷雾一次，保持口腔和皮肤清洁，注意保暖，预防感冒，若有咽痛、鼻塞等症状，应卧床休息，并及时治疗。

四、健康教育

1. 休息与饮食　嘱咐患者加强休息，以延缓肾功能减退。生活要有规律，保持精神愉快，避免劳累，坚持合理饮食并解释优质低蛋白、低磷、低盐、高热量饮食的重要性，指导其根据自己的病情选择合适的食物和量。

2. 避免加重肾损害的因素　向患者及其家属讲解影响病情进展及避免加重肾损害的因素，注意适度锻炼身体，尽可能避免上呼吸道及其他部位感染；避免使用肾毒性药物如庆大霉素、磺胺药及非甾体消炎药；如有高脂血症、高血糖、高钙血症和高尿酸血症者应遵医嘱及时予以适当治疗；育龄妇女注意避孕，以免因妊娠导致肾炎复发和病情恶化。病情稳定，特别希望生育者，可在医生指导下怀孕，并定期随访。

3. 用药指导　介绍各类降压药的疗效、不良反应及使用时的注意事项。如告诉患者 ACEI 抑制剂可致血钾升高，以及高血钾的表现等。

4. 自我病情监测与随访指导　慢性肾炎病程长，需定期随访疾病的进展，包括肾功能、血压、水肿等的变化。发现尿异常（少尿、尿液浑浊、血尿）改变，及时就医治疗，定期复查尿常规和肾功能。

（张建璞）

第五节　肾病综合征

肾病综合征是指各种肾脏疾病引起的具有以下共同临床表现的一组综合征：包括大量蛋白尿（24h尿蛋白定量超过 3.5g）；低白蛋白血症（血清白蛋白 <30g/L）；水肿；高脂血症。其中大量蛋白尿及低白蛋白血症两项为诊断所必需。

一、护理评估

1. 健康史　患者有无发病诱因，病程长短，有无肾炎病史、感染、药物中毒或过敏史，有无系统性疾病、代谢性疾病、遗传性疾病、妊娠高血压综合征史，上呼吸道或其他部位的感染史及家族史等。

2. 身体状况　如下所述。

1）大量蛋白尿：长期持续大量蛋白尿可导致营养不良，患者毛发稀疏、干脆及枯黄，皮肤苍白，消瘦或指甲上有白色横行的宽带条纹。

2）低蛋白血症：长期低蛋白血症易引起感染、高凝、微量元素缺乏、内分泌紊乱和免疫功能低下等并发症。

3）水肿：是最常见的症状，水肿部位随着重力作用而移动，久卧或清晨以眼睑、头枕部或骶部水肿为著，起床活动后则以下肢明显，呈可凹陷性，水肿程度轻重不一，严重者常伴浆膜腔积液和（或）器官水肿，表现为胸腔、腹腔、心包或阴囊积液和（或）肺水肿、脑水肿以及胃肠黏膜水肿。高度水肿时局部皮肤发亮、变薄。皮肤破损时可有组织液渗漏不止。胸膜腔积液可致胸闷、气短或呼吸困难等；胃肠黏膜水肿和腹腔积液可致食欲减退和上腹部饱胀、恶心、呕吐或腹泻等。

4）高血压或低血压：血压一般为中度增高，常在 $140 \sim 160/95 \sim 110mmHg$。水肿明显者多见，部分患者随水肿消退可降至正常，部分患者存在血容量不足（由于低蛋白血症、利尿等）而产生低血压。

5）高脂血症：血中胆固醇、三酰甘油含量升高，低及极低密度脂蛋白浓度也增高。

6）并发症

（1）继发感染：常见感染部位顺序为呼吸道、泌尿道、皮肤。感染是导致 NS 复发和疗效不佳的主要原因之一，甚至导致患者死亡，应予以高度重视。

（2）血栓和栓塞：以深静脉血栓最常见；此外，肺血管血栓、栓塞，下肢静脉、冠状血管血栓和脑血管血栓也不少见。血栓、栓塞并发症是直接影响 NS 治疗效果和预后的重要因素。

（3）急性肾衰竭：低蛋白血症使血浆胶体渗透压下降，水分从血管内进入组织间隙，引起有效循环血容量减少，肾血流量不足，易致肾前性氮质血症，经扩容、利尿可恢复；少数 50 岁以上的患者（尤以微小病变型肾病者居多）出现肾实质性肾衰竭。

（4）蛋白质及脂质代谢紊乱：长期低蛋白血症可导致营养不良、小儿生长发育迟缓；免疫球蛋白减少造成机体免疫力低下，易致感染；诱发内分泌紊乱（如低 T_3 综合征等）；高脂血症增加血液黏稠度，促进血栓、栓塞并发症发生，还将增加心血管系统并发症，并可促进肾小球硬化和肾小管，间质病变的发生，促进肾病变的慢性进展。

3. 实验室及其他检查　如下所述。

（1）尿液检查：24h 尿蛋白定量超过 3.5g。尿中可查到免疫球蛋白、补体 C3 红细胞管型等。

（2）血液检查：血清白蛋白 $<30g/L$，血脂增高，以胆固醇增高为主，血 IgG 可降低。

（3）肾功能检查：可正常，也可异常。

（4）B 超检查：双肾大小正常或缩小。

（5）肾活检组织病理检查：不但可以明确肾小球病变类型，而且对指导治疗具有重要意义。

4. 心理状况　本病病程长，易反复发作，因而患者可能出现各种不良情绪如焦虑、悲观、失望等，应了解患者及家属的心理反应，评估患者及家属的应对能力及患者的社会支持情况。

二、治疗原则

根据病情使用免疫抑制剂、利尿剂及中医药治疗，利尿、降尿蛋白、升血清白蛋白，预防并发症。

三、护理措施

1. 休息与活动　全身严重水肿，合并胸水、腹水、严重呼吸困难者应绝对卧床休息，取半坐卧位，必要时予吸氧。因卧床可增加肾血流量，使尿量增加。为防止肢体血栓形成，应保持肢体适度活动。水肿消退、一般情况好转后，可起床活动，逐步增加活动量，以利于减少并发症的发生。对高血压患者，应限制活动量。老年患者改变体位时不可过快，防止体位性低血压。

2. 饮食护理　合理饮食构成能改善患者的营养状况和减轻肾脏负担，应特别注意蛋白质的合理摄入。长期高蛋白饮食会加重肾小球高灌注、高滤过、高压力，从而加重蛋白尿、加速肾脏病变进展，应予正常量 1.0g/（kg·d）的优质蛋白（富含必需氨基酸的动物蛋白）饮食。热量要保证充足，摄入能量应不少于 126～147kJ（30～35kcal）/（kg·d）。水肿时应低盐（3g/d）饮食。为减轻高脂血症，应少进富含饱和脂肪酸（动物油脂）的饮食，多吃富含不饱和脂肪酸（如植物油、鱼油）及富含可溶性纤维（如燕麦、米糠、豆类）的饮食。注意补充各种维生素和微量元素。

3. 用药护理　如下所述。

1）激素、免疫抑制剂和细胞毒药物：使用免疫抑制剂必须按医生所嘱时间及剂量用药，不可任意增减或停服。激素采取全日量顿服。

（1）糖皮质激素：可有水、钠潴留、血压升高、动脉粥样硬化、血糖升高、神经兴奋性增高、消化道出血、骨质疏松、继发感染、伤口不愈合，以及类肾上腺皮质功能亢进症的表现如满月脸、水牛背、多毛、向心性肥胖等，应密切观察患者的情况。大剂量冲击治疗时，患者免疫力及机体防御能力受到很大抑制，应对患者实行保护性隔离，防止继发感染。

（2）环孢素：注意服药期间检测血药浓度，观察有无不良反应如肝肾毒性、高血压、高尿酸血症、高钾血症、多毛及牙龈增生等。

（3）环磷酰胺：容易引起出血性膀胱炎、骨髓抑制、消化道症状、肝损害、脱发等，注意是否出现血尿，这类药物对血管和局部组织刺激性较大，使用时要充分溶解，静脉注射要确定针头在静脉内才可推注，防止药液漏出血管外，引起局部组织坏死。

2）利尿剂：观察治疗效果及有无低血钾、低钠、低氯性碱中毒等不良反应。使用大剂量呋塞米时注意有无恶心、直立性眩晕、口干、心悸等。

3）中药：如雷公藤制剂，注意其对血液系统、胃肠道、生殖系统等的不良反应。

4）抗凝剂：观察有无皮肤黏膜、口腔、胃肠道等出血倾向，发现问题及时减药并给予对症处理，必要时停药。抗凝治疗中有明显的出血症状，应停止抗凝、溶栓治疗，并注射特效对抗剂，如肝素用同剂量的鱼精蛋白对抗，用药期间应定期监测凝血时间。低分子肝素钠皮下注射部位宜在腹壁，肝素静脉滴注时，速度宜慢。

4. 病情观察　观察并记录患者生命体征尤其是血压的变化。准确记录 24h 出入量，监测患者体重变化及水肿消长情况。监测尿量变化，如经治疗尿量没有恢复正常，反而减少甚至无尿，提示严重的肾实质损害。定期测量血浆白蛋白、血红蛋白、D-二聚体、尿常规、肾小球滤过率、BUN、血电解质等指标的变化。

5. 积极预防和治疗感染　如下所述。

（1）指导患者预防感染：告知患者及家属预防感染的重要性，指导其加强营养，注意休息，保持个人卫生，指导或协助患者保持皮肤、口腔黏膜清洁，避免搔抓等导致损伤。尽量减少病区探访人次，限制上呼吸道感染者来访。寒冷季节外出注意保暖，少去公共场所等人多聚集的地方，防止外界环境中病原微生物入侵。定期做好病室的空气消毒，室内保持合适的温湿度，定时开窗通风换气。

（2）观察感染征象：注意有无体温升高、皮肤感染、咳嗽、咳痰、尿路刺激征等。出现感染征象后，遵医嘱采集血、尿、痰等标本及时送检。根据药敏实验结果使用有效抗生素并观察疗效。

6. 皮肤护理　因患者体内蛋白质长期丢失、水肿及血循环障碍，致皮肤抵抗力降低弹性差容易受损，若病重者卧床休息更应加强皮肤护理。使用便器应抬高臀部，不可拖拉，以防损伤皮肤。高度水肿患者可用气垫床，床单要保持平整、干燥，督促或帮助患者经常更换体位，每日用温水擦洗皮肤，教育患者及其家属擦洗时不要用力太大，衣着宽大柔软，勤换内衣裤，每天会阴冲洗一次。注意皮肤干燥、清洁。有阴囊水肿时可用提睾带将阴囊提起，以免摩擦破溃。注射拔针后应压迫一段时间，以避免注射部位长期向外溢液，搬动患者时注意防止皮肤擦损。

四、健康教育

1. 休息活动指导　应注意休息，避免受凉、感冒，避免劳累和剧烈体育运动。适度活动，避免肢体血栓形成等并发症发生。

2. 心理指导　乐观开朗，对疾病治疗和康复充满信心。

3. 检查指导　密切监测肾功能变化，教会患者自测尿蛋白，了解其动态，此为疾病活动可靠指标。

4. 饮食指导　告诉患者优质蛋白、高热量、低脂、高膳食纤维和低盐饮食的重要性，并合理安排每天饮食。水肿时注意限制水盐，避免进食腌制食品。

5. 用药指导　避免使用肾毒性药物，遵医嘱用药，介绍各类药物的使用方法、使用时注意事项及可能的不良反应。服用激素不可擅自增减剂量或停药。在医生指导下调整用药剂量。

6. 自我病情监测与随访指导　监测水肿、尿蛋白、肾功能等的变化，注意随访，不适时门诊随诊。

（熊　芹）

第六节　IgA 肾病

一、概述

IgA 肾病（IgA nephropathy，IgAN）指肾小球系膜区以 IgA 为主的免疫复合物沉积，是最常见的原发性肾小球疾病。临床以单纯性血尿最常见，也可表现为血尿，伴不同程度的蛋白尿、水肿、高血压和肾功能损害，发生于任何年龄，但以青少年多见。

二、治疗原则

控制感染、控制高血压、抗凝、抗血小板聚集、保护肾，必要时应用糖皮质素和免疫抑制药、中医药等治疗。

三、护理要点

1. 心理护理　病程长，患者心理负担重，可影响到疾病的转归和生存质量，应根据不同的心理表现进行个体化心理疏导，树立战胜疾病的信心，对于疾病的恢复和延缓进展起着重要作用。

2. 高血压的护理　伴有高血压者，注意戒烟戒酒，少盐饮食，养成良好的生活习惯。按医嘱服用降压药物，并监测血压变化，把血压尽量控制在目标值 130/80mmHg 以下，以延缓肾功能受损。

3. 水肿的护理　部分患者有不同程度的水肿，应注意观察水肿的部位、分布特点等，给予相应的护理，特别应控制水和盐的摄入，多卧床休息。准确记录 24h 尿量。如有胸腹腔积液时，应抬高床头，以免加重呼吸困难。水肿不明显，无明显高血压及肾功能损害时，尿蛋白 <1g/24h 可适当运动，以增强体质。

4. 并发症观察及护理　如下所述。

（1）急性肾衰竭：由于肉眼血尿期间大量红细胞管型阻塞肾小管，致肾功能急剧下降，并发急性肾衰竭。表现为血压升高，少尿或无尿，应密切观察血压及尿量变化，准确记录出入水量，做到早发现、早处置。

（2）血栓及栓塞：部分患者呈肾病综合征表现，表现为低蛋白血症、高脂血症，血液浓缩呈高凝状态，易发生血栓及栓塞。注意观察有无腰痛，肢体肿胀、疼痛、皮温高，咯血，呼吸困难等栓塞表现，及早报告医生处置。水肿卧床时，应轻按双下肢或床上肢体运动，以促进血液循环，待水肿减退，应尽早下床活动，并循序渐进，如散步、打太极拳等，防止血栓形成。

四、健康指导

（1）告知患者避免情绪波动，保持乐观心态，提高生活质量，有助于病情的改善。

（2）本病为进展性疾病，受凉、感冒、劳累、剧烈运动、肾毒性药物、不良饮食习惯、吸烟饮酒和血压不稳定都有可能诱发和加重疾病，应养成良好的生活习惯，避免诱发因素。

（3）遵医嘱服药，做好血压的自我监测，定期复查血尿常规，肝肾功能等。

（4）告知患者出院后就诊指标：水肿或水肿加重、发热、血压持续不降、尿量减少，应及时就诊。

（梁　倩）

参考文献

[1] 史淑杰．神经系统疾病护理指南 [M]．北京：人民卫生出版社，2013.
[2] 徐燕，周兰姝．现代护理学 [M]．北京：人民军医出版社，2015.
[3] 许红璐，肖萍，黄天雯 [M]．临床骨科专科护理指引．广州：广东科技出版社，2013.
[4] 李建民，孙玉倩．外科护理学 [M]．北京：清华大学出版社，2014.
[5] 辛淑迦，应兰．临床护理常规 [M]．北京：中国医药科技出版社，2013.
[6] 黄素梅，张燕京．外科护理学 [M]．北京：中国医药科技出版社，2013.
[7] 张美琴．护理专业技术实训 [M]．北京：人民卫生出版社，2008.
[8] 陶丽云．护理基本技术 [M]．北京：高等教育出版社，2009.
[9] 邵阿末．护理学基础 [M]．北京：人民卫生出版社，2008.
[10] 唐四元．生理学 [M]．第2版．北京：人民卫生出版社，2009.
[11] 叶文琴，王筱慧，张玲娟．现代临床内科护理学 [M]．北京：人民军医出版社，2009.
[12] 姜安丽．新编护理学基础 [M]．第2版．北京：人民卫生出版社，2013.
[13] 于为民．肾内科疾病诊疗路径 [M]．北京：军事医学科学出版社，2014.
[14] 蔡金辉．肾内科临床护理思维与实践 [M]．北京：人民卫生出版社，2013.
[15] 郑修霞．妇产科护理学 [M]．第5版．北京：人民卫生出版社，2012.
[16] 谢辛，苟文丽．妇产科学 [M]．第8版．北京：人民卫生出版社，2013.
[17] 丰有吉，沈铿．妇产科学 [M]．第2版．北京：人民卫生出版社，2010.
[18] 尹安春，史铁英．内科疾病临床护理路径 [M]．北京：人民卫生出版社，2014.
[19] 余剑珍．基础护理技术 [M]．第2版．北京：科学出版社，2007.
[20] 黄人健，李秀华．现代护理学高级教程 [M]．北京：人民军医出版社，2014.
[21] 王爱平．现代临床护理学 [M]．北京：人民卫生出版社，2015.
[22] 王琼莲，龙海碧．妇产科护理学 [M]．镇江：江苏大学出版社，2015.
[23] 唐少兰，杨建芬．外科护理 [M]．北京：科学出版社，2015.